生命倫理と
医療倫理

第4版

Bioethics
and
Medical
Ethics

編集

伏木 信次
京都府立医科大学
研究質管理センター長／特任教授
京都中部総合医療センター 総長

樫 則章
大阪歯科大学 教授

霜田 求
京都女子大学 教授

金芳堂

□執筆者一覧 （五十音順）

会田　薫子　　東京大学大学院人文社会系研究科死生学・応用倫理センター
　　　　　　　上廣講座特任教授（臨床倫理学・臨床死生学）

有馬　　斉　　横浜市立大学国際総合科学部准教授（倫理学）

安　　炳文　　京都第一赤十字病院第二救急科部長（救急医学）

池田　光穂　　大阪大学 CO デザインセンター長／教授（文化人類学）

位田　隆一　　滋賀大学学長（国際生命倫理・国際法）

稲葉　一人　　中京大学法務総合教育研究機構教授（民事訴訟法・医療倫理学）

大北　全俊　　東北大学大学院医学系研究科准教授（医療倫理学）

大谷いづみ　　立命館大学産業社会学部教授（生命倫理学）

岡本　慎平　　広島大学大学院文学研究科助教（倫理学）

樫　　則章　　大阪歯科大学歯学部教授（倫理学）

河瀬　雅紀　　醍醐病院診療部顧問／京都ノートルダム女子大学名誉教授（精神医学）

北宅弘太郎　　リプロダクションクリニック大阪院長

齋藤有紀子　　北里大学医学部附属医学教育研究開発センター医学原論研究部門准教授
　　　　　　　　　　　　　　　　　　　　　　　　　　　　　　（法哲学・生命倫理学）

霜田　　求　　京都女子大学現代社会学部教授（生命倫理学）

滝　　智彦　　杏林大学保健学部教授（臨床遺伝学・臨床血液学）

田代　志門　　東北大学大学院文学研究科社会学専攻分野准教授（社会学・生命倫理学）

遠矢　和希　　国立がん研究センター東病院倫理審査事務室主任研究員（生命倫理学）

中筋　美子　　兵庫県立大学看護学部講師（老人看護学）

永田まなみ　　熊本大学生命科学研究部保健学系講師（基礎看護学）

任　　和子　　京都大学大学院医学研究科人間健康科学系専攻教授（臨床看護学）

根村　直美　　日本大学経済学部教授（倫理学）

長谷川龍志　　京都府立医科大学大学院医学研究科小児科学助教（新生児学）

伏木　信次　　京都府立医科大学研究質管理センター長／特任教授
　　　　　　　京都中部総合医療センター総長（病理学）

改訂 4 版の発刊によせて

　本書の改訂第 3 版が刊行されました 2014 年 3 月から 5 年余の歳月が流れる間に，医学・医療を取り巻く状況は日本国内のみならず国際的にも大きく変貌を遂げつつあります。とりわけ日本は，高齢者人口の増加による超高齢社会を迎えるとともに，一方で出生率の低下は少子化から稀子化社会への道にわが国を導いています。またゲノム編集技術やゲノム医療の進展，さらに医療への AI の導入はさまざまな倫理的課題を提供しています。

　そのような状況に対応すべく，本書では改訂にあたり，これまで取り扱ってきたテーマの組換えや章の新設を行いました。Ⅱ部，Ⅲ部に関しましては，部の呼称も一部改訂いたしました。新設した章は，臨床倫理（第 4 章），高齢者の医療と福祉（第 10 章），脳・ロボット・AI　脳神経倫理（第 17 章）であり，生命倫理の今日的課題（第 1 章），新生児医療・小児医療における生命倫理（第 9 章），遺伝子・ゲノム医療（第 15 章）では新たな執筆者にご担当いただきました。今回の改訂に合わせ，以前からの執筆陣には内容のアップデイトをお願いいたしました。

　第 1 章のむすびで位田隆一先生が論じておられますように，「医学・生命科学の急速で驚異的な進歩を前にした社会の生と死に対する価値観の揺らぎ」こそが，私たちの現前に提示されている大きな課題であり，それ故，立ち現れる倫理的課題は多様化・複雑化しています。今回の改訂により，そのような現代的ニーズに応えうる，コンパクトながらも充実した内容のテキストになったものと編者一同，自負いたしております。これひとえに，研究・教育・診療等の多忙な日々を縫って，改訂にご尽力いただきました執筆者の

皆様のご協力の賜物と深く感謝申し上げる次第です。また，旧版でお世話になりました三島民子氏を引き継がれました金芳堂編集部 一堂芳恵氏の並々ならぬご尽力に心から謝意を表します。あわせて本書の初版以来，執筆陣として永らくご協力賜りました加茂直樹先生をはじめとする多くの皆様にこの場を借りて深謝申し上げます。

　「人間の尊厳と人権の尊重」（第1章）に軸足を置いた生命倫理を社会とともに築きあげるために，本書が生命倫理・医療倫理を学ぼうとされる幅広い読者の皆様に大いに活用されますよう願っております。

　2020年1月

編　者

序　文

　人類はその誕生以来今日まで長い歴史の中で優れた文明を築き上げるに至りました。とりわけ 20 世紀後半から今日に至る科学技術のめざましい進歩は，グローバルな IT 社会をもたらす一方で，先進諸国においては少子化・超高齢社会の到来に直面しています。

　しかしながらこのような人類文明の発展を支える人間自体の生物学的な構造は過去数千年の間不変であり，それゆえに多くの難問が発生してきています。特に医学医療の分野においてはその課題は深刻です。 たとえば 2003 年 4 月 14 日，人間の設計図とも言うべき全ゲノム配列の解読完了が高らかに宣言されましたが，個人の遺伝子情報をどのように取り扱うかについては暗中模索とも言うべき状況にあり，今後私たちは大いに知恵を絞っていかねばなりません。また，生殖医療や再生医療が長足の進歩を遂げつつある現在，体外受精，体細胞核移植技術（いわゆるクローン技術），胚性幹細胞など幹細胞の応用，遺伝子診断や遺伝子を用いた疾患治療等，一個人のレベルのみならず人類全体として“適切かつ思慮深い”対応を求められる課題が山積しています。

　さて生命倫理の 4 原則は，①自律の尊重，②無危害，③善行，④正義，です。また近年，関係学会や省庁から遺伝医学医療に関連した種々の倫理指針が示されています。しかし先端医学研究ならびに先進医療の現場においては，常にこれらの原則や指針を尊重しつつも，個々の事例ごとに専門家が徹底した議論を戦わせ選択を行っていかねばなりません。しかもしばしばその選択は苦渋に満ちたものにならざるを得ません。また，高度先進医療が展開する中にあっても，誰一人として免れることのできない死を，どのように取扱い対処していくかという問題一つ取り上げても明らかなように，先進医療の現場では検討を要する課題が新たに生まれています。

つまり，今後飛躍的な発展が期待される 21 世紀の医学医療の中で遭遇する可能性のある，生命倫理にまつわる諸問題を提示し俯瞰することによって，水先案内の役割をも果たし得るような，医学医療に特化した倫理学のテキストが今こそ大いに求められていると言えるでしょう。本書は一般的な生命倫理学概論としてではなく，医学・歯学教育の改革を目指して文部科学省より 2001（平成 13）年に示されたモデル・コア・カリキュラムに盛り込まれた「医の倫理」の内容をも踏まえた，医学医療倫理に関する新たな視点に基づくテキストとして企画しました。執筆陣は，第一線で活躍中の生命倫理学者・哲学者・法学者，医療の現場や専門領域で活躍中の医師・看護師・医学研究者から成り，簡潔ながら現在の state of the art を集約できていると考えています。医療従事者はもとより，これから医学，歯学，看護学を学ぶ学生や大学院生，医学隣接領域の自然科学を学ぶ学生，一般大学で哲学・倫理学を専攻する学生にもわかりやすいテキストとすることを目指しましたので，さまざまな場面で活用されることを願っています。

　2004 年 8 月

編　者

目　　次

Ⅱ部　　生命の始まりをめぐる倫理問題

Ⅲ部　　生命の終わりをめぐる倫理問題

I部

医療における
原理・原則

生命倫理の今日的課題

位田　隆一

1. はじめに—医学・生命科学の発展と生命倫理

　20世紀後半からの医学・生命科学の発展は，ゲノムの2重らせん構造の解明に象徴的に表れるように，人間の生命作用を探求し，分子レベルで身体の内部から生命の仕組みを再構成して，病気の原因を解明し，新しい治療法を開発し，また疾患予防も進めて，人間の健康維持に大きく貢献してきた。

　しかし同時に医学・生命科学は，研究や応用の目的，対象，手段，方法等においてさまざまな倫理的法的社会的問題（Ethical, legal and social issues: ELSI）を生ぜしめる可能性がある。そこでは，人間の価値観，生命観そして存在そのものにも揺らぎを生じさせ，人間の生存自体や個々の人間の否定にもつながるおそれがある。そのため，医学・生命科学は，個人の倫理観による判断とは別に，社会の理解を得て発展していく必要があり，医師，科学者のみではなく，患者や家族，被験者，また一般の人々が，議論と省察の上で醸成し，関係者と社会が理解し，遵守する社会規範が必要となっている。これが生命倫理である。

　生命倫理は医療倫理（medical ethics）と研究倫理（research ethics）[*1]に分けられることがある。医療倫理は，その出発点を古代ギリシャの「ヒポクラテスの誓い」とされる医師の患者に対する心得を中心として，主として医師と患者との関係の中で適切な関係を規律する規範とされてきた。医師が患者に対してその病名や病状，治療法等に関して十分に説明を行い，患者がそれに納得して医師に治療を求める，いわゆるインフォームド・コンセントがその重要な内容である。

　それに対して（医学）研究倫理は，人体の全部または一部を用いて，体外で行われる基礎研究から，患者にまだ確立していない治療法や医薬品を試みて将来の確立した医療につなげる臨床研究・治験までをカバーする，医学・生命科学の研究に関する倫理をいう。そこでは研究参加の同意は重要な要素ではあるが，同意を受けることができればどのような研究でも行ってよいというわけで

はない。例えば，人クローン研究や受精卵研究のように，人の存在や尊厳に関わる研究は，社会の基本的価値に関わる部分があり，研究の自由とはいえ，研究の目的，対象，方法，範囲等の妥当性が問われ，制約が加わることがありうる。

　現代は，基礎研究から臨床研究までを含む医学・生命科学研究と，その研究成果を患者に適用する医療とがシームレスにつながっており，医療倫理と（医学）研究倫理を合わせて生命倫理という[*2]。

2. 社会規範としての生命倫理—なぜ今，生命倫理か

　医学の倫理は，すでに古代ギリシャ時代の「ヒポクラテスの誓い」からあったが，医学は，特に 18 〜 19 世紀になって，ジェンナー，華岡青洲，パスツールなどに代表されるように，患者に治療法や薬を試しながら発展してきた。しかし，第 2 次大戦後のニュルンベルク軍事裁判所がナチスドイツのユダヤ人を使った人体実験を裁いて，人体を用いる研究に関する 10 項目の倫理原則を「ニュルンベルク綱領」（The Nürnberg Code）として示し，医学倫理認識は大きく展開した[*3]。

　直接に現在の生命倫理に結びつくのは，1972 年に米国で判明したタスキギー梅毒実験に代表される黒人や知的障害児，高齢患者などを使った様々な医学研究・実験である。米国は，これらの非人道的人体実験への反省から，1974 年に国家研究法を制定し，生物医学および行動学研究の対象者保護のための国家委員会[*4]を設けて，人格の尊重，善行，正義の 3 原則からなる研究対象者保護のための倫理原則を含む報告書を発表した。これは，ベルモント原則と呼ばれる生命倫理原則である[*5]。

　決定的に重要なのは，20 世紀後半以降の医学・生命科学が，患者のみでなく健常者も含めて「人」を生物の種としての「ヒト」として，身体全部または細胞・組織・臓器等の身体の一部（ヒト試料）または全部を用いて研究を行うようになったことである。そして，分子レベルから身体を再構成する形で，生命の仕組を解明し，疾病の原因を探り出して，治療につなげていった。「生物医学 Biomedicine」といわれる由縁である。医学は人間を，マウスやサルなどと同様の生物「種」として取り扱い，研究し，その成果を応用することとなった。生物としてのヒトやヒトの身体の一部はあたかも「物」として扱われるようになり，人の身体やその一部の研究利用の在り方が問題になってきた。

3

つまり，われわれの社会の中で医学・生命科学の在り方，とりわけ医学研究の目的，内容及び方法，その成果の人への応用が問われることになった。これが，Bio（生命・生物）の Ethics（倫理・道徳），すなわち生命倫理である。したがって，生命倫理は，個人の倫理観のレベルではなく，社会の行動基準，つまり，医学・生命科学の研究や応用が社会の中で適切に行われるための基準やルール，すなわち「社会規範」である。

それゆえ，生命倫理は，それぞれの社会における人間観，生命観，死生観，人間の尊厳，宗教等，様々な基本的な価値観に基づいて醸成される。本章冒頭で述べたように，生命倫理は，医学・生命科学の進歩を阻止するものではなく，社会の中で社会の理解と協力を得て研究が行われ成果が応用されるためのルールである。医師や研究者，医療従事者のみならず，患者とその家族，研究参加者，さらに一般の人々も含めて，その社会の生命や人間等に関する基本的価値観に基づいて議論して，作り上げる社会規範である。したがって，よく言われる「国際的基準に合わせるべき」との主張は必ずしも妥当でない。日本には日本固有の基本的価値に基づいた生命倫理がある。外国の倫理規範や議論を参照するのは良いが，それは賛否，可否等の理由や論拠を参考としつつ，わが国独自の判断とその理由を考えるためのものである。

3. 生命倫理規範の形態

社会規範としての生命倫理は様々な形態をとる。わが国ではまず法律がある。法律は，拘束力があり，違反すれば罰則が適用される。例えば，人クローン個体禁止法[*6]や臨床研究法はその例である。次に国の指針がある。これには法律に基づく指針と行政指導指針の2種類ある。前者は根拠となる法律と一体で，拘束力があり，罰則がかかる。クローン法の下の特定胚研究指針がこれである。後者は拘束力がなく，国が行政上の目的を達成するために指導する基準で，罰則はないが，違反は世論やメディアにより非難され，また国の助成金等の申請資格を失う等の不利な立場に置かれる。例えば医学系研究に関する倫理指針やヒトゲノム・遺伝子解析研究に関する倫理指針（いわゆる三省指針）がそれである。さらに国以外では，学協会のガイドラインがある。これは専門家集団の自主規制であり，罰則はあるが，最高でも除名に留まる。例えば日本産科婦人科学会の会告がそれにあたる。しかし，同じ分野の学協会が複数ある場合もあ

り，それぞれに異なった倫理基準が出されることもある。これらに加えて大学や研究所，病院など各機関や施設が独自に策定する規則がある。

　生命倫理規範は，以上のような様々なレベルの倫理規範の複合的な体系である。わが国には，従来から生命倫理全般をカバーする法律や指針はなく，国の倫理規範がない分野も少なくない。わが国はこれまで，医療は人体への侵襲を伴うから法律により，研究は人権の一つである「研究の自由」に基づいており拘束力のない指針によりそれぞれ規律するのが一般的であった。しかし，昨今の再生医療研究の進展や研究不正の発生により，特に臨床研究の分野で臨床研究法や再生医療安全確保法が策定されている。もっとも，いずれの法律も，倫理基準というより研究計画（再生医療安全確保法では提供計画）実施の手続きと倫理審査を定めたもので，倫理を手続き的に保証する体制がわが国の特徴といえる。

　生命倫理は，人の内面に存在する意識の側面もあるため，倫理規範は，拘束力を付与するよりも，規範内容を宣明することによっても遵守は期待できる。法か指針や宣言か，という形式や拘束力の問題ではなく，実質的に倫理規範がその社会の中で実効的に守られることが最も重要である。それゆえ倫理規範は，必ずしも法ではなく，非拘束的規範に留まりつつ，全体としてよく守られているという状況が重要である。ただし，例えば人クローン個体の産生禁止のように，その行為が人間の尊厳に反し，これを阻止しなければ社会を混乱させることが予想される場合には，その遵守をより確実にして社会安寧を図るために，立法されることがある。また，生命倫理が人間の尊厳や人権に関わる事項であるがために，法律で枠組みを作る国も増えている。例えばフランスは1994年に生命倫理法と呼ばれる民法，刑法，情報法の3分野に関わる一般的な法律を制定した。韓国も2003年に生命倫理及び安全に関する法律を制定した。このような生命倫理の一般法を策定する傾向は世界的に拡大しつつある。

　国際的にみれば，国家レベルの倫理的議論を巻き起こしたり，または倫理認識の醸成・向上を図るために，国際的な場で共通の基準や規範を設けたり，モデル原則やガイドラインを作成する試みが増えている。例えば，ユネスコのヒトゲノムと人権に関する世界宣言（1997）は，ヒトゲノム研究が倫理的法的社会的問題を惹起する可能性が危惧されたため，世界的ガイドラインを目指したものである。ユネスコは，その後もヒト遺伝情報に関する国際宣言（2003）や生命倫理と人権に関する世界宣言（2005）も採択している。もっとも，生命倫理はその社会の基本的価値や人間観，生命観，価値観等を基礎とするから，国

際生命倫理規範が拘束力のある条約となることは容易ではなく，拘束力のない宣言やガイドライン等の形をとることが多い。

4. 生命倫理の基本原則

　生命倫理では，しばしば米国の有力学説であるビーチャム・チルドレスの教科書に従って自律 Autonomy，善行 Beneficence，無危害 Non-maleficence，正義 Justice の 4 つの基本原則があげられる。また欧州では正義に変えて衡平 Equity や連帯 Solidarity があげられる。しかし，いずれの基本原則にせよ，具体的な事例に当てはめた場合に，互いに衝突することがある。

　例えば，人工妊娠中絶に関して，自律原則に従えば，親である女性が胎児の運命を決める。他方で胎児も生命ある存在であるから，中絶行為は無危害原則に反するし，正義に適うか，との反論も成り立つ。また生体からの臓器移植の場合，臓器摘出は人体への危害であるが，臓器提供行為は善行である。代理母は，不妊の夫婦に善行であるが，そうした出産形態がその社会の正義に適うか，疑問なしとしない。代理母は米国では州によっては当事者たちの自律行為であり合法だが，欧州ではかかる生殖は社会の価値に反するとして一般に認めていない。このように，基本四原則があるからといって，具体的な倫理問題がすぐに解決するわけではない。倫理的な判断には，基本原則を適用しつつ，それぞれの状況に応じて原則間の優先度を判断しなければならず，そのためにはその社会の基本的価値を認識しておく必要がある。

　これら抽象的な基本原則に対して，ユネスコは 2005 年に生命倫理と人権に関する世界宣言を採択して，より具体的な医学・生命科学・医療における生命倫理の世界共通の原則を提唱した。「人間の尊厳と人権」，「利益と損害」，「自律と個人の責任」，「同意」，「同意能力のない者の取扱い」，「弱者保護」，「プライバシー」，「平等・公正・衡平」，「差別と決めつけの禁止」「多様性と多元性の尊重」，「連帯と協力」，「社会的責任と保健」，「利益配分」，「将来世代の保護」，「環境・生命権・生物多様性保護」の 15 項目[*7] である。これらの原則は上記の 4 原則よりは具体的であり，現実の倫理問題の解決に有用であろう。しかし，ユネスコ国際生命倫理委員会がこの宣言後の委員会の作業課題を各条文の解釈に置いていることからもわかるように，具体的状況への適用は単純ではない。

　この宣言で重要なのは，生命倫理を人権の枠組みの中に置いていることであ

る。同宣言前文第 3 段落は「科学の急速な進歩とその技術的な応用によって生じる倫理的な問題は，人間の尊厳を十分に尊重し，また人権と基本的自由を普遍的に尊重する中で，検討されるべき」とする。しかし，わが国では，生命倫理が人権の一部として議論されることはあまりなく，また倫理規範を法ではなく拘束力のない指針で定めようとする傾向があり，法概念としての人権と社会規範としての倫理の間に隔たりがあるように見える。生命倫理と人権をつなぐものは「人間の尊厳」の概念であろう。人間の尊厳は，人権の基盤であり，特に人が「ヒト」として扱われる現代医学においては，人間の尊厳は生命倫理の中軸として考えるべきである。

　世界医師会の「ヘルシンキ宣言—人を対象とする医学研究についての倫理原則」はさらに詳細である。同宣言は 1964 年に出され，これまで 7 度にわたり修正され，現在では「一般原則」13，「リスク，負担，利益」3，「社会的弱者グループ，個人」2，「科学的条件と研究計画」2，「研究倫理委員会」2，「プライバシーと機密保持」1，「インフォームド・コンセント」8，「研究終了後」1，「研究登録と結果の公表，普及」2，「臨床研究未了治療」1 の計 35 項目にわたる詳細な倫理規範となっている。

　このほか，例えば国際医学団体評議会（CIOMS）の同じく人を対象とした健康関連研究のガイドラインは，25 の指針に分け，それぞれに詳細な解説を施している。CIOMS ガイドラインが念頭に置いているのはとりわけ発展途上国における臨床研究であり，これをすべての国に一般化することは必ずしも妥当ではないが，その内容は参照に値する。

5. 倫理問題の具体的現況
　—今日の先端医学が投げかける倫理問題

　医学・生命科学は日々新しい発展を遂げている。生命倫理問題もそれに伴い分野ごとに新しい様相を見せている。以下に，人の生命のはじまりからおわりまで，今日の先端医学が投げかける代表的な生命倫理問題を概観する。

1）生殖補助医療

　一方または双方が不妊症の夫婦が，人工授精，体外受精，顕微授精など，様々な生殖補助医療技術を用いて，妊娠し出産に至る。これには本人たちの配偶子や受精卵のみでなく第三者提供の配偶子や受精卵，さらには代理母や卵の若返

り技術まである。果ては人クローン個体（クローン人間）の産生にまで技術は及ぶ。一方に夫婦の子を持ちたいという切実な願望があり，他方に社会においていかなる生殖の方法，子の生まれ方でもよいのか，夫婦と関与する第三者が同意すれば，それを認めるのか，もし認めないのならその理由は何か等の問いがあり，夫婦の生殖の自由の制限にまで至る可能性がある。

　生殖補助医療については，一般に先進国では法律で定めるが，わが国では，生殖は人間の通常の生の営みであり，夫婦間に合意があって，第三者が関わらなければ，いま目の前にある医療技術を用いることに国は介入しないとの立場をとる。しかし実際には第三者が関わる，例えば代理懐胎にしても，国は議論をしながら立法も指針も策定しておらず，学協会の指針にゆだねている。一国内に500か所以上もの生殖補助医療施設がある国は世界中で日本しかない。人の生命のはじまりについて，国が関与することが望まれる。

2）出生前診断

　以前は出生後に初めて子の異常や疾患が判明したが，現在では出生前に超音波，母体血，羊水，絨毛などの検査によって，胎児の健康状態が判断できる。特に最近の無侵襲的出生前遺伝学的検査（NIPT：Non-Invasive Prenatal Testing）によれば，従来は胎児を傷つける可能性のある羊水検査や絨毛検査を経なければ診断が確定しなかった染色体異常（13，18，21トリソミー）が，母体血のみで90％以上の確率で判別できる。その結果，陽性であれば容易に人工妊娠中絶につながる可能性がある。

　ここでは，人として生まれてくるべき存在でありながら，異常や疾患のためにその生命を絶つことが許されるか，が問題である。胎児という存在をどう判断するか。胎児にも生きる権利や人権がある，とする意見もある。他方で胎児は母親の一部であって出産の是非を決めるのは母親の生殖権（Reproductive rights）とする考え方もある。中絶を非難すれば済むことではない。出産を決めても，出産後の育児，生活，社会の受容など越えなければならない大きな課題がある。中絶を選ぶも，出産を選ぶも強い覚悟が要る。社会の受け入れと支援体制も不可欠である。そうした様々な要素を考慮したうえで，結局は本人たちが判断するしかない。Wrongful Birth訴訟やWrongful Life訴訟[8]があることも考え合わせて，出生前診断は重大な倫理問題を内包する。

3）遺伝子治療・ゲノム編集

　生存に不可欠なADA（アデノシンデアミナーゼ）欠損症には，今のところ

治療法は遺伝子治療しかないが，従来の遺伝子治療はまだ不確実な方法である。しかし，最近のゲノム編集技術は，より確実に ADA 欠損症どころか，様々な遺伝性疾患に対しても治療または発症回避の可能性が高い。しかし，体細胞遺伝子治療はともかく，生殖細胞や受精卵にまでゲノム編集が許されるか。中国の研究者による受精卵へのゲノム編集は，それが重篤な疾患を治療・回避する目的であっても，世代を超えて受け継がれる。将来世代にまで影響を及ぼすようなこの技術の使い方を認めるべきか，意見は分かれよう。加えてデザイナーベビーやエンハンスメントの可能性まで俎上に上り，ゲノム編集技術の倫理的限界とともに，社会における判断と規律は容易ではない。

4）個人遺伝情報の利用

いまや迅速かつ安価に個人の全ゲノム情報が解析できる。これにより，各個人の遺伝子を原因とする疾患の診断，治療や薬剤反応性も知ることができ，パターン化した医療ではなく，個人の遺伝情報に基づく個別化医療が可能になる。それはまた，適切な薬剤の選択と投薬量決定が行われることにより，医療経済的にも意義が大きい。

他方で，個人遺伝情報はその人の生命の設計図を示しているから，第三者に漏洩すると，差別を受ける可能性がある。例えば，保険加入や雇用・昇進における判断材料として使われる[*9]。遺伝情報は人種や民族等の所属集団の判定も可能にするから，社会的差別の原因ともなりうる。その他，何らかの遺伝的特異性を理由として集団から排除されることも考えられる。

個人遺伝情報に限らず様々な個人情報は，適切に利活用すれば大きな利益や恩恵を産むが，濫用により人権侵害や不利益が発生する可能性がある。わが国は 2004 年に個人情報保護法を制定し，個人情報保護に乗り出した。他方で，情報の不合理な拒否や遮断は逆に社会的な損失となりうる。個人遺伝情報は，医療等に適切に用いれば，効果的な治療や様々な利活用が可能になる。保護と利用の境界が難しい。

5）再生医療

ヒト胚性幹細胞（ヒト ES 細胞）は，パーキンソン病や脊髄損傷，心筋梗塞その他様々な難病に対して，細胞治療による再生医療を可能にしている。受精卵（胚）から樹立されるこの ES 細胞は，身体のどの細胞にでも分化しうる多能性を持つ。

しかし，ES 細胞は，受精胚を破壊して樹立するから，人の誕生を妨げる。

ヒト ES 細胞を用いる再生医療はこの重要な倫理問題を内包している。人の生命のはじまりについての考え方には国や宗教により差がある。治療目的に胚の利用を認める国もあれば，胚を破壊することは殺人と同じとして胚研究を禁止する国もあり，余剰胚なら研究可とする国もある。英国は研究目的の胚の作成さえ認めるが，ドイツはユダヤ人抹殺に至る優生政策の歴史を背景に胚保護法を定めて胚研究を禁止しつつ，幹細胞法によりヒト ES 細胞の輸入は認める。フランスも ES 細胞研究は時限的許可制をとる。米国は胚研究自体の可否は州の権限だが，連邦については大統領によって政策が異なる。

宗教を見ても，カトリックは受精の瞬間から生命が始まるから，胚の破壊は認められない。プロテスタントは，人の生命は漸進的に形成されるとの立場から，胚の利用を認める。イスラムは，胚の治療目的の利用や研究は人の魂が宿る受精後 40 日まで可能という。対して仏教も神道も生命のはじまりについて特に明らかにしていない。一説には，仏教の自己犠牲の教義は胚の利用を禁じていないという[*10]。

これに対して iPS 細胞（Induced Pluripotent Stem Cell）は，体細胞に遺伝子導入して初期化する ES 細胞様の多能性幹細胞であり，胚の破壊という極めて大きい倫理問題を回避した。しかし，ES 細胞も iPS 細胞もその多能性のゆえに，生殖細胞の作成やそこからの人の産生，また脳細胞に分化させた細胞の脳への移植は，倫理的問題を生じる。前者は人になっていない細胞からの人間の誕生であり，後者は人のアイデンティティの混乱である。それゆえ，倫理問題は iPS 細胞によってすべて解決されるわけではない。さらに iPS 細胞は遺伝子導入による初期化に伴う安全性，多能性の完全さ如何に由来する有効性，そして個別患者からの iPS 細胞作製コストの課題がある。

他方で，わが国政府は iPS 細胞等を用いる日本発の最先端の医療として再生医療を展開するため，再生医療安全確保法を制定した[*11]。同法は，再生医療に用いる細胞により 3 種に分けて，医療・研究機関に安全性の確保と生命倫理の考慮を課した。再生医療安全確保法は，臨床研究から医療までを一貫して法律で定め，かつ生命倫理に言及した初めての法律である。

6）終末期医療

人工呼吸器や人工栄養補給の技術が進むことによって，死が近くとも，長期にわたって生命を維持する延命治療が可能になった。終末期においては，医療の受け方および死に方が問題となってきた。人工呼吸器ほかの様々な機器と

コードやチューブにつながれた状態（スパゲッティ状態ともいわれる）で死を迎えることに疑問が差し挟まれ，人間らしい死に方，尊厳を持った死に方，安楽死や尊厳死を望む場合も出てきた。回復の見込みのないままに無益な治療を続けることは，医療費負担や国の医療保障における財政負担が拡大する一方であることも指摘される。

　医師には救命義務があり，死が近づいて，いかなる治療も回復の見込みがないとわかっていても，治療を独断で止めることはできない。他方で，患者本人の望む死に方をあらかじめ意思表示をしておく「事前指示」（Advance Directive：アドバンス・ディレクティブ）はわが国の法律では認められていない。本人が意識を失ってからでは本人の希望を確かめることもできないから，家族が治療の方針や方法，終了まで決めなければならないが，治療の差し控えや中止は，患者本人の死に直結するから，それを決定するのは容易ではない。これまでに厚生労働省のほかに日本救急医学会，日本医師会，日本老年医学会および全日本病院協会，日本脳卒中学会から，それぞれ終末期の治療と意思決定についてガイドラインが出されているが，このこと自体が，終末期においては，医療そのものよりも，死に方と治療の差し控え・中止の決定が困難な課題であることを示している。

6. むすびに

　いまや生と死，正常と異常，正と悪の境界があいまいになってきているといえる。これは，医学・生命科学の急速で驚異的な進歩を前にした社会の生と死に対する価値観の揺らぎである。言い換えればこれは医学の進歩が社会にもたらしている負の側面といっても過言でない。生命操作や人体の商品化，人間の道具化・手段化という表現は，現代の社会における人間の尊厳の認識に疑問を挟む状況が出てきていることを示すものである。疾病の治療や患者の救済の基礎には人間の尊厳と人権の尊重があり，それこそがまさに生命倫理の基本的役割と考えられる。人を対象とする研究や患者への診断・治療，健康保持のための疾患予防を一層効果的に進め，健康的で豊かな生活を送るためにも，生命倫理に対する専門家の認識と，患者・家族，被験者を含む社会一般の理解とが，今日最も必要とされているのである。

〔註〕

＊1 研究倫理は，研究の公正（integrity）に関わるものをさすことがあるが，ここでは医学・生物学の研究の内容に関する倫理をいう。

＊2 ここでは生命倫理の概念を狭義にとらえて，人間に関する領域のみを扱う。広義には，動物や環境に関する倫理も加えて生命倫理という立場もある。

＊3 日本の関東軍731部隊による中国人やロシア人を対象とした人体実験もあるが，東京国際軍事裁判ではその存在が明らかでなく，対象とならなかった。

＊4 National Commission for the Protection of Human Subjects of Biomedical and Behavioral Research

＊5 なお，米国では1960年代に公民権運動や患者の権利運動などの人権運動が展開され，そうした一連の動きから単なる Medical Ethics（医療倫理）を超える Bioethics の登場を見た。わが国にも研究者が米国から bioethics の理論を持ち帰り，「生命倫理」と呼ぶようになった。

＊6 ヒトに関するクローン技術等の規制に関する法律

＊7 この宣言は環境も生命倫理の範疇に入れている。

＊8 Wrongful Birth：子が障害をもって生まれてきた場合に，親が，医師が正確な情報を提供するなど十分な説明等があれば，この出生は回避できたはずであると主張して医師の過失に基づいて損害賠償を請求する訴訟。
Wrongful Life 訴訟：重篤な障害をもって生まれた本人が，自分は生まれないほうが良かったのに，医師が親に自分の出産を回避することができたはずの情報を与えなかったために生まれてしまったとして医師に損害賠償を請求する訴訟。

＊9 米国のオバマ大統領は，個人遺伝情報を連邦職員の昇進等の人事の判断に使用しないことを宣言した。

＊10 わが国では，「大本」と「生長の家」が胚研究に反対している。

＊11 「再生医療等の安全性の確保等に関する法律」

■■■■■■ 参考文献

〔生命倫理，医療倫理一般〕

1）粟屋剛編集代表：シリーズ生命倫理学　全20巻．丸善出版，2007〜2013.

2）トニー・ホープ（児玉聡・他訳）：医療倫理．岩波書店，2007.

3）赤林朗編：入門・医療倫理Ⅰ（改訂版）〜Ⅲ．勁草書房，2007〜2017.

4）甲斐克則編：医事法講座　全6巻．信山社，2009〜2015.

5）甲斐克則編：レクチャー生命倫理と法．法律文化社，2010.

6）神里彩子・他編：医学・生命科学の研究倫理ハンドブック．東京大学出版会，2015.

7）樋口範雄：MA 医の倫理マニュアル．日本医事新報社，2016.

8）日本医師会会員の倫理・資質向上委員会編：医の倫理について考える——現場で役

立つケーススタディ．日本医師会 HP（http://dl.med.or.jp/dl-med/doctor/rinri_cs.pdf），2017（2019.11.15 アクセス）．

〔生命倫理・医療倫理をより深く考えるために〕

1）レオン・R．カス編（倉持武訳）：治療を超えて──バイオテクノロジーと幸福の追求．大統領生命倫理評議会報告書，2005．
2）マイケル・J・サンデル（林芳紀・他訳）：完全な人間を目指さなくてもよい理由── 遺伝子操作とエンハンスメントの倫理．ナカニシヤ出版，2010．
3）島薗進：いのちを"つくって"もいいですか？ 生命科学のジレンマを考える哲学講義．NHK 出版，2016．
4）山中伸弥監修・京都大学 iPS 細胞研究所上廣倫理研究部門編：科学知と人文知の接点──iPS 細胞研究の倫理的課題を考える．弘文堂，2017．

第 2 章

健康，疾患，病気

樫　則章

1. はじめに

　生命と医療の倫理の基礎的かつ重要な問題に，健康，疾患，病気に関する問題がある。本章では，はじめに健康と疾患の概念や定義に関する問題，次に疾患と区別される病気の意味に関する問題について述べる。

2. 健康と疾患の概念や定義に関わる問題

　健康と疾患（disease）の定義に関する問題は，たんなる理論的問題にすぎないのではない。医療の実践的問題にも関わる問題である。健康と疾患の概念や定義がしばしば活発に議論される所以であるが，ここでは，健康と疾患に関する特定の概念や定義を擁護するのではなく，それらの概念や定義が実践的問題にどのように関わっているかについて述べる。

1）治療と改良

　健康と疾患の定義が医療の実践的問題と密接に関係していることを端的に示す例として，遺伝子操作技術をめぐる近年の論争がある。ある種の遺伝子操作が治療に分類されるなら，そのような遺伝子操作には安全性の問題を除けばあまり倫理的な問題はないかもしれない。しかし，遺伝子操作による人間の能力や資質の「改良」（enhancement ──「強化」ないしは「増強」と訳されることもある）は，積極的優生思想にほかならないという理由から，一般に倫理的に疑わしいものとみなされている。

　では，何が治療で，何が改良なのだろうか。治療と改良の違いは結局のところ，疾患の定義次第である。人のある状態が疾患に分類されて初めて，それに対する医療行為が治療と呼ばれ，正当化されうるからである[*1]。

2）遺伝的感受性

　疾患に関する遺伝子レベルでの研究が進むことによって明らかになった遺伝的感受性（genetic susceptibility）も健康と疾患の定義に関わる問題である。遺伝的感受性とは，遺伝子の変異で，特定の疾患の発症と密接に関係しているが，その疾患の発症には環境要因も深く関わっているものを言う。遺伝的感受性が疾患に分類されるなら，疾患の治療，管理，除去だけでなく，疾患に対する遺伝的感受性の治療，管理，除去も医療の目標となる。しかし，遺伝的感受性を疾患に分類して治療の対象とすることは，優生思想 ―― この場合は，消極的優生思想である ―― に向かって一歩踏み出すことになりかねない。なぜなら，優生思想の目標は健康だけでなく，ある種の遺伝的純粋性（genetic purity）の確保でもあるからである[*2]。

3）健康と疾患の概念的関係

　では，健康と疾患はどのように定義されうるだろうか。しかし，その問題について述べる前に，あらかじめみておかなければならない問題が二つある。その一つは，健康と疾患の概念的関係である。健康と疾患の概念的関係に関する一つの考え方が，健康とは疾患のない状態であり，疾患とは健康でない状態だというものである。確かに，たいていの人は「健康ですか」とたずねられれば，何か特定の疾患にかかっているのでないかぎり，「健康です」と答えるだろう。しかし，疾患にかかっていないかぎり，どのような状態でも一様に健康であると言うことができるだろうか。疾患に軽症の疾患と重症の疾患があるのなら，健康にも同じことが言えるのではないだろうか。実際のところ，健康にも程度や度合いの違いがあってはじめて医療の目的の一つとして，健康の増進が意味をもちうると言えるだろう。

　他方で，私たちは「疾患にかかっているわけではないが，健康でもない」とか，あるいは「健康ではないが，何か疾患にかかっているわけではない」と言うこともある。その場合，健康の反対は疾患ではなく「不健康」だということになるが，医療の目的の一つとして健康の増進が意味を持つのは，健康と疾患の概念的関係がむしろそのように理解されている場合であると言えるかもしれない。世界保健機関（WHO）による健康の定義，すなわち「健康とは，身体的，精神的，社会的に完全によくある状態であり，単に疾患や病弱ではないということではない」（Health is a state of complete physical, mental, and social well-being and not merely the absence of disease or infirmity ）は，そのような考えを反

映したものである。ただし，「完全に」という言葉は，人が健康であるための基準として高すぎるのではないかという批判もある[*3]。

4）健康や疾患の概念は何に対して使用できるか

　もう一つの問題は，健康や疾患という概念は通常，個人に対して使われるが —— もちろん，動物や植物，さらに，臓器や組織についても使用されることもある ——，個人を超えた集団や，細胞より下位のものについて，健康や疾患の概念を使うことができるだろうかという問題である。例えば「民族」や「人類」について，また遺伝子について，それらが健康であるとか，疾患にかかっていると言うことができるだろうか。これが医療に関わる重要な問題であるのは，「民族」や「人類」や遺伝子について，健康や疾患という概念が安易に用いられた場合，優生思想と結びつく危険性があるからである。ある特定の個人が疾患の症状や兆候を示していなくても，その人が生まれつき疾患にかかった子どもを持つ可能性が高いなら，優生主義者は，民族や人類の健康の維持のために不健康な遺伝的要因は除去されるべきだとして，適切な「治療」はそのような人に不妊処置を行うことだと言うかもしれない[*4]。

5）健康や疾患の概念は人のどのような状態に関わるか

　以下では健康や疾患の概念が個人にのみ適用されるものとして議論を進めるが，その場合，はじめに問題になるのは，健康や疾患は個人のどのような状態に関わるかということである。

　すでに引用した WHO の健康の定義では，健康とは人の身体的・精神的状態だけでなく，社会的状態にも関わるものとされている。そのために，この定義に対しては「拡張主義的」だという批判がある。この定義に従えば，人間にとって価値のあるものなら何でも健康の構成要素だということになり，また，人間にとって価値のあるあらゆることがらが医療プロフェッションの手に委ねられるべきだということになるからである[*5]。

　このような批判に対しては，WHO の健康の定義はもともと各国政府に対して，国民の身体的，精神的，社会的ニーズが可能なかぎり満たされるよう要請するものであって，「健康」という言葉は，社会的に支援されるべきさまざまな価値に重要性を付与するために用いられているにすぎないとの指摘もある[*6]。しかし，その指摘が示していることは，健康や疾患を定義する目的によって，それらの定義の適切さが決まるということであろう。そのように考えれば，WHO の健康の定義は広い意味での健康政策を進めるには適切なものであると

言えるかもしれない。しかし，医療の目的や目標を明確にするには適切ではなく，社会的状態を健康の構成要素から除外するべきだということになるだろう。貧困や差別の解消は医療の目的でも目標でもないからである。

6）健康と疾患の定義に関する規範主義と非規範主義

では，医療の対象としての健康や疾患はどのように定義されうるだろうか。健康と疾患の定義に関しては従来から次のような二つの立場がある。一つは，健康と疾患の定義には価値判断が関与しているとする立場である。すなわち，健康とは望ましい心身の状態であり，疾患とは望ましくない心身の状態である，というものである。このような考え方は一般に「規範主義」（normativism）と呼ばれる。規範主義によれば，例えば心臓の場合，心臓のある状態を疾患に分類させるのは，心臓のその状態それ自体ではなく，その状態と結びついて知覚される害悪である。つまり，心臓のある種の状態によってもたらされる能力の喪失，痛み，死の危険性などを私たちが「望ましくない」として否定的に評価してはじめて，心臓のある種の状態が疾患と呼ばれるのである[7]。

もう一つの立場は，上の立場を否定するものであり，健康と疾患の定義に価値判断は関与してはいない（すなわち，健康と疾患の定義は価値中立的である）と主張する立場である。すなわち，望ましさとは無関係に健康と疾患を定義できるという立場であり，そのような主張は「非規範主義」（non-normativism）と呼ばれる —— 「自然主義」（naturalism）と呼ばれることもある。非規範主義者は健康が望ましい状態とされ，疾患が望ましくない状態であるとされることを否定しない。しかし，その逆ではないと主張するのである。

非規範主義者の考えを正確に理解するには，疾患と病気（illness）とを区別する必要がある。非規範主義者によれば，「病気」（illness）という言葉は「望ましくない」という否定的ニュアンスを持っているが，科学としての医学，すなわち医科学（medical science）の対象としての「疾患」は価値に対して中立的である。非規範主義によれば，そのような医科学において求められているのは，客観的事実としての疾患の定義なのである[8]。

では，非規範主義では，健康と疾患はどのように定義されるのか。この問いに対する一つの答えは，「健康とは正常な状態であり，疾患とは異常な状態である。そして，正常と異常は価値観の入る余地のない純粋に客観的な状態であり，それは統計学的に決定できる」というものである（これを「正常-異常説」と呼ぶことにする）。もう一つの答えは，「すべての組織や臓器には各生物種に

固有の一定の機能があるが，それらの機能は最終的には生存と生殖という二大目標に向けられているのであるから（生存と生殖に必要な遺伝型と表現型をもたない生物は滅んでしまう），疾患とは，生存と生殖という二つの目的に向けてそれぞれの生物種に固有の組織化された諸機能が損なわれた状態であり，健康とはそのような諸機能が損なわれていない状態である」というものである（これを「機能説」と呼ぶことにする[*9]）。

規範主義に対しては，非規範主義からおよそ以下のような二つの批判がある。

(1) 規範主義では，動物や植物が健康であるか，それとも疾患にかかっているかは，当の動物や植物自身が現在の状態を肯定的に評価しているか，それとも否定的に評価しているか，たずねてみなければわからない，あるいは，動物や植物の状態が動物や植物自身にとってではなく，人間にとってどのように評価されるか次第である，ということになる。

(2) 健康と疾患の望ましさの判断が個人によってなされるなら，健康と疾患の定義が極端に主観的なものになり，それらの望ましさの判断が文化や社会によってなされれば，健康と疾患の定義が文化相対的ないしは社会相対的になる。

はじめの批判に対しては，自然の中には疾患といったものは存在しないのであり，動物や植物の状態に対して人間が与える評価があるだけだと答える人もいる[*10]。

また，二番目の批判に対しては，規範主義者の中には，健康と疾患の定義が文化相対的ないしは社会相対的になるということを積極的に承認する人もいるが，心身の状態について，分別のある人なら誰もが一致して認める望ましさの基準があると主張して，健康と疾患の定義の普遍性と客観性を保持しうるのではないかと主張する人もいる[*11]。

他方で，非規範主義に対しては，規範主義から以下のような批判がある。

(1) 正常‐異常説に対して

統計的に異常とされるものでも疾患には分類されないものがある —— 例えば，並外れた知的，身体的能力など。

(2) 機能説に対して

①非規範主義者は生存と生殖という二大目標をすべての生物が目指すべき望ましい目標としてこっそり持ち込んでいるのではないか。健康と疾患の定義を与えるさいに，あらかじめ生存と生殖が望ましいものとされているのではないか。もしもそうであるなら，これは非規範主義ではなく，規範主義にな

るのではないか。

②機能説が正しければ，

a．一般に疾患とみなされていないものが疾患に分類される —— 独身主義者や子どもが欲しくないという人は疾患にかかっているということになる。

b．一般に疾患とみなされているものが疾患ではなくなる —— 水虫は命に関わるわけではないし，生殖能力に影響を与えるわけでもないが，水虫は一般に疾患であるとされている。

c．疾患の中には生存に有利なものもある —— 鎌型赤血球はアフリカの環境下ではマラリアに対する抵抗力を高める。

　こうした批判に対して非規範主義から様々な反論があるが，それらは必ずしも納得のいくものではない。また，規範主義への批判に対する規範主義者自身からの反論も同様であり，「道徳的な望ましさ」が疾患の定義にどのように関わるかという問題も残されている[*12]。

　こうして，はじめに述べたように，健康と疾患の定義の問題はたんなる理論的問題にすぎないのではない。健康と疾患について一義的で明確な定義がなければ，医療の目的や目標，医師と患者が医療の現場に持ち込む期待や希望に関して不確実さが残ることになる。また，就学，就職から生命保険の加入，犯罪に対する責任に至るまで，医師の診療行為は私たちの社会的義務や責任の免除，適格性の判定など，私たちの社会生活全般にわたって少なからぬ影響を与えるのだから，医療の適切な範囲と責任を明確にするためにも健康と疾患の定義を明らかにする必要がある。そして，はじめに示したように，近年の遺伝（子）医学の発達によって，そのような必要性がさらに高まっていると言うことができるだろう[*13]。

3. 病　気

　疾患が医科学上の対象を表す言葉として使用されるのに対して，病気は日常語であり，疾患がたとえ価値中立的に定義できるとしても，病気には確かに否定的なニュアンスがある。では，病気とは何か。

　病人にとって病気とは，日常的な直接的経験の世界であり，病気の現実性は病人の直接的経験そのものである[*14]。病人自身の病気に関する直接的経験は，疾患という医科学上の対象のたんなる主観的説明ではなく，病気の意味それ自

身なのである。病気になれば，何気なく上っていた階段が障害になり，避けられるべきものになるかもしれない。歩く，走る，食べる，飲むといった習慣的な行為が意識的努力の対象になったり，まったく不可能になったりするかもしれない。健康であれば食欲をそそる匂いが，疾患のときには吐き気を催すかもしれない。感覚が「実在」を正しく反映しなくなるかもしれない。疾患による外見の変化が他者との関係を阻害するかもしれない。自らの脚で立つことができなくなることが，病人の自律や誇りの感覚を損なうかもしれない。病気は病人の行動範囲を狭め，未来を閉ざし，過去を否定させるかもしれない。そして，これらすべてが，病人自身の固有の生活史において意味づけられているだけではなく，病人自身が生きる社会的，文化的文脈において意味づけられているのである。

　病気がこのようなものであり，そして，病人が苦しみ，悩み，悲嘆にくれているときにも決して見捨てないという社会的実践に人々が参与することによって，はじめて医療が成立し，医師に権威が与えられるのだとすれば，医師は患者の直接的経験としての病気に目を向けなければならない[*15]。そして，患者を診るということは，患者を理解することなのである。そのために，医師は患者に語らせ，患者の言葉に耳を傾けなければならない。そして，そのことは医師‐患者関係に根本的な影響を与えるだろう。慢性病が主流になった現代では，疾患の完全な治療というものはあまり期待できないかもしれない。しかし，疾患を治療することができなくとも，医師にできることはある。少なくとも，患者の「全人的苦痛」（total pain）を真摯に受け止めることはできるはずである[*16]。

（註）

＊1　Wachbroit, R.: Concepts of health and disease, Chadwick, R. (editor-in-chief): *Encyclopedia of Applied Ethics* (Academic Press, 1998), vol.2, 533-538 参照。

＊2　Wachbroit, R., *op.cit.*

＊3　注 5 参照。

＊4　Wachbroit, R., *op.cit.*

＊5　Callahan, D.: The WHO definition of health. *Hastings Center Studies* 1(3): 77-88 参照。なお，WHO の健康の定義の改定をめぐる議論については，臼田寛，玉城英彦：WHO 憲章の健康定義が改正に至らなかった経緯。日本公衆衛生雑誌 47 (12): 1013-1017 参照。

*6　Edwards, R.B. and Graber, G.C.: Values inherent in our concepts of "health" and "disease":
　　Edwards, R.B. and Graber, G.C.（eds.）: *Bio-Ethics*, Hacourt Brace Jovanovich, 1988,
　　248 参照。

*7　規範主義の代表は H. Tristram Engelhardt, Jr., Charles M. Culver, Bernart Gert らである。
　　注 11 も参照。

*8　規範主義でも病気と疾患は区別され，疾患が医科学上の対象であることに変わり
　　はない。ただ，規範主義では，医科学の対象として疾患を同定するときに価値判
　　断がはたらいていると考えられているのである。

*9　機能説の代表は，Christopher Boorse である。"On the Distinction Between Disease and
　　Illness" in Beauchamp, T. M., et al (eds.): *Contemporary Issues in Bioethics*, third edition,
　　Wadsworth, 1989, 90-96 および Wright on Functions, *The Philosophical Review*（85）1,
　　70-86 参照。正常‐異常説は特定の誰かによって主張されているわけではないが，一
　　般に医療は正常‐異常説に立っていると言うことができるかもしれない。

*10　Sedgwick, P.: Illness: mental and otherwise, *Hastings Center Studies*, 1(3): 19-40.

*11　「相対的」規範主義については，Engelhardt, T. H.: *Foundation of Bioethics*, second
　　edition, Oxford University Press, 1996 の第 5 章参照（邦訳は参考文献 3。ただし，
　　邦訳は原著第 1 版の訳である）。「普遍的」規範主義については，Culver, C. M., et.
　　al: *Philosophy in Medicine*: *Conceptual and Ethical Issues in Medicine and Psychiatry*,
　　Oxford University Press, 1982 の第 4 章参照。（邦訳は参考文献 4）なお，健康に関
　　する規範主義については，Nordenfelt, L.: *On the Nature of Health: An Action Theoretic
　　Approach*, second revised and enlarged edition, Kluwer Academic Publishers, 1995 参照
　　（邦訳は参考文献 5）。

*12　非規範主義を積極的に擁護する近年のものとして，Ananth, M.: *In Defence of an
　　Evolutionary Concept of Health: Nature, Norms, and Human Biology*, Ashgate Publishing,
　　2008 がある。なお，健康と疾患に関する規範主義と非規範主義は，いわゆる「障害」
　　についても当てはまる。市野川容孝「障害（障がい）―生命倫理への批判的視座」，
　　香川知晶・樫　則章責任編集『シリーズ生命倫理学 2　生命倫理の基本概念』丸善
　　出版，2012 年，108-123 を参照。

*13　この項をまとめるにあたっては，Caplan, A. L.: The concepts of health and disease, in
　　Veatch, R. M.（ed.）: *Medical Ethics*, Jones and Bartlett, 1989, 49-64, Edwards, R. B., et
　　al（eds.）: *Bio-Ethics*, Hacourt Brace Jovanovich, 1988, 246-256, Beauchamp, T. M., et al
　　(eds.): *Contemporary Issues in Bioethics*, third edition, Wadsworth, 1989, 73-79 を参照
　　した。なお，規範主義が正しいなら医師はパターナリスティックになるという主
　　張がある一方で，それを否定する主張もあり，また，疾患と健康の定義が一義的
　　に定められないからこそ，患者の自己決定が尊重されるべきだという主張もある。

*14　この項については，Toombs, S.: *The Meaning of Illness: A Phenemenological Account
　　of the Different Perspectives of Physician and Patient*. Kluwer, 1992 を参照（邦訳は参
　　考文献 6）。

*15 医師の権威については，Hauerwas, S.: *Suffering Presence: Theological Reflections on Medicine, the Mentally Handicapped, and the Church*, University of Notre Dame Press, 1986, 39-62 を参照。

*16 身体的苦痛（疾患や治療によってもたらされる感覚としての苦痛），精神的苦痛（したいことができなくなる（のではないか）ということから生じる不満，不安，焦燥感，悲哀感，孤独感など），社会的苦痛（仕事上の問題，経済上の問題（治療費や入院費），家庭内の問題（家族の生活，子どもの養育・将来）など，自分が関わっている社会的な問題から生じる苦痛），スピリチュアル・ペイン（生きている意味や価値，目的について生じる痛み。実存的苦痛とも呼ばれる。なぜ自分がこんな病気になるのか。なぜ自分がこんなに苦しまねばならないのか。自分の人生の意味や価値，目的に関して問わざるをえない痛み。不公平感，無価値感，無意味感，絶望感など）の総体を言う。

▓▓ 参考文献 ▓▓

1) ミシュラー，E. G.・他（尾崎新・他訳）：医学モデルを超えて —— 医療へのメッセージ．星和書店，1988.

2) スピッカー，S.・他編（石渡隆司・他訳）：新しい医療観を求めて．時空出版，1992.

3) エンゲルハート，H. T.（加藤尚武・他監訳）：バイオエシックスの基礎づけ．朝日出版社，1989.

4) カルバー，M. C.・他（岡田雅勝監修訳）：医学における哲学の効用 —— 医学と精神医学の哲学・倫理問題．北樹出版，1984.

5) ノルデンフェルト，L.（石渡隆司・他訳）：健康の本質．時空出版，2003.

6) トゥームズ，S. K.（永見勇訳）：病いの意味 —— 看護と患者理解のための現象学．日本看護協会出版会，2001.

7) 森下直貴：健康への欲望と"安らぎ"—— ウェルビカミングの哲学．青木書店，2003.

8) 徳永幸子：「病い」の存在論．地湧社，1984.

9) ポスト，S. G.（編集代表）（生命倫理百科事典翻訳刊行委員会編集）：生命倫理百科事典．丸善，2007 年の「健康と病気」の項．

第 3 章

医療者 - 患者関係

河瀬　雅紀

1. 臨床現場でみられる医療者 - 患者関係

1) 医療者との出会い，患者との出会い

　身体的・精神的変調のために医療者に助けを求めて医療機関を訪れたときから，人は患者として医療者との特殊な関係が始まる。すなわち患者は，治療やケアを受けるために，医療者の知識や技能や人格を信頼し身を委ねなければならず，この時点で患者はすでに脆弱な状況に置かれている。また疾患が難治性の場合などでは，患者は心理的な衝撃とともに，実存的な危機を抱えながら，この先も医療に頼らねばならず，患者の脆弱性はさらに強まる。そして，不安や恐れや苦痛を体験し，身体的にも精神的にも負荷がかかっている状況で，さらに危険を伴う検査や治療に身を曝さなければならない。一方，医療者はより健康でまた安全な立場にあり，疾患についての知識や対処法などの経験も豊富に有する。そのため，医療者が患者と出会い医療やケアを提供するとき，このような不均衡を是正する責任は医療者の側により大きい[1]。

2) さまざまな医療者 - 患者関係

　そこで，特に近年においては，医療者は，このような弱い立場にある患者の人権に配慮することが求められる。例えば，1981 年に採択され，1995 年に修正された世界医師会（WMA）患者の権利に関するリスボン宣言（以下リスボン宣言）はその序文において，「…医師は，常に自らの良心に従って，また常に患者の最善の利益に従って行動するべきであると同時に，患者の自律性と正義を保証するために同等の努力を払わねばならない。以下に掲げる宣言は，医師が是認し，推進する患者の主要な権利のいくつかを述べたものである。医師，および医療従事者または医療組織は，この権利を認識し，擁護していく上で共同の責任を担っている。…」と述べ，続く原則の中で，患者の権利として，良質の医療を受ける権利，選択の自由の権利，自己決定の権利，情報を得る権利，

機密保持を得る権利，健康教育を受ける権利，尊厳を得る権利，宗教的支援を受ける権利を挙げ，また，意識のない患者への対応，法的無能力の患者への対応，そして患者の意思に反する処置について定めている[2]。このように，患者の自律性が強調されるとき，従来の医療者 - 患者関係についてしばしば批判されてきた問題はパターナリズムであろう。

「パターナリズム」は（温情的）父権主義などと訳されるが，それは，医療者が専門家の立場から，患者の意思と関わりなく，患者の利益や幸福のために最善と思われる医療行為・ケアを行うことであり，そこでは，倫理原則のうち善行が自律に優先されている。これは，医療者は患者の価値観を理解していて，患者にとって最善のことを知っており，それを行うものだという前提のうえに成り立っているものとも言える。しかし，医療者は医療については見識が高くても，患者の人生については当然患者のほうが熟知している。例えば，最期は故郷で過ごしたいという進行がん患者の強い思いを知らずに医学的適応から最善の方法として積極的ながん治療を行ったが，併発症などで退院できずに病院で亡くなる場合などは，患者の価値観に基づく希望は踏みにじられたことになる。

このような，患者の自律性が軽んじられた従来のパターナリズム的医療者 - 患者関係の批判から，Emanuel ら[3] は，「パターナリズムモデル」の他に以下の三つのモデルを提示した。

情報提供モデル：このモデルでは，患者は自身の価値観を明確に理解しており，患者にとって不足しているのは情報だけであると考える。そこで，医療者は治療に関連するあらゆる情報を提供し，患者はその中から希望する医学的介入を選んで，医療者はそれを実施する。

解釈モデル：このモデルでは，患者の価値観は患者自身によっても必ずしも明確ではないため，医療者は，患者とともに考えを整理し，患者が自身の価値観を最もよく実現し得る医学的介入が何かを決められるように支援する。

討議モデル：このモデルでは，患者に何ができるかを指し示すだけでなく，医療者は，患者を理解し，最善を望んで，患者が行うとよいことや，推奨される治療が何かなどをも示す。すなわち，医療者の意見表明を差し控える解釈モデルと比較して，医療者も意見を述べていく。そこでは，医療者は自らの価値判断をも提示するため，患者の考えが医療者の意見に従ったものに変わることもあり得る。この場合，患者が医療者に説得されたともみえるが，患者の価値観と自律性を最大限に尊重しながら共に話し合っていくという点で，批判され

てきたパターナリズムとは異なる。ちなみに，Emanuel らはこの「討議モデル」を推奨している。このように，医療者‐患者関係で大切なのは，患者と医療者がお互いの考えを述べながら共に話し合い，両者が医療に主体的に関わっていくことであろう[4]。その過程で，医療者は，患者が持っている潜在能力を引き出し，患者自身が自己決定できるように支援するという，エンパワーメントの視点を忘れてはならない。そして，このようなプロセスそのものが，次に述べるインフォームド・コンセントと密接に関係している。

2. インフォームド・コンセント

1）インフォームド・コンセントはなぜ必要なのか

　四つの倫理原則（第 1 章参照）のうち，「自律尊重の原則」がインフォームド・コンセントの基礎にある。旧来の医療者‐患者関係では，特に「善行の原則」に重きを置くあまり，強いパターナリズムをもたらし，前述の批判につながっている。そこで，インフォームド・コンセントは，自己決定を含めた患者の自律の尊重・回復の装置として患者にとっても，医療者にとっても作動し，ひいては患者の生命・健康・幸福の維持・回復につながると考えられる。

2）インフォームド・コンセントが成立するための要素

　さて，インフォームド・コンセントは，日本では「説明と同意」と訳され，Beauchamp はこれを構成する三つの要素を挙げている[5]。

　Ⅰ. 閾値の要素（前提条件 preconditions）

　1. 意思決定能力 Competence（診療上の意思決定を行う患者の能力）

　2. 自発性 Voluntariness（意思決定に際しての患者の自発性）

　Ⅱ. 情報の要素

　3. 情報の開示 Disclosure

　4. 推奨 Recommendation（治療・ケアプランについての医師による推奨）

　5. 理解 Understanding（重要な情報や治療・ケアプランについての患者による理解）

　Ⅲ. 同意の要素

　6. 決定 Decision（治療・ケアプランを支持する決定）

　7. 許可 Authorization（選択した治療・ケアプランを実行する許可）

　これらの補足として，「説明と拒否」はⅢの変更（例えば，治療・ケアプラ

ンに反対する決定）を伴うこと，研究の場合は4．が適切とは言えない場合があることなどについて説明している。さて，ここでは，（1）情報の開示，（2）決定の自発性，（3）患者の意思能力の3つを取りあげ検討を加える。

3）情報の開示について

①情報開示の内容

　患者が自己決定するためには，それに必要な内容と量の情報を提供されることが不可欠である。例えば，国連総会で採択された「精神疾患を有する者の保護及びメンタルヘルスケアの改善のための諸原則」（1991年12月）では，「インフォームド・コンセントとは，患者の理解しうる方法と言語によって，以下の情報を，十分に，かつ，患者に理解できるように伝達した後，患者の自由意思により，脅迫又は不当な誘導なしに得られた同意をいう」としたうえで，

　（1）診断上の評価

　（2）提案されている治療の目的，方法，予測される期間及び期待される効果

　（3）より侵襲性の少ない方法を含む他に考えられる治療法

　（4）提案されている治療において考えられる苦痛，不快，危険及び副作用の四項目を挙げている[6]。

　トーマス・スカレイ博士による患者のための「インフォームド・コンセントをするための質問」[7]を参考に具体例を示すと，「1.どこが悪いか。病名は何か。2.どの程度深刻な状態か。3.予定している検査は何か。4.なぜその検査をするのか。5.その処置や検査に伴う危険は何か。検査の正確性はどの程度か。6.どの治療法を勧めるか。手術か，放射線療法か，薬物療法か。7.その治療法の目的は何か。治癒か，痛みの軽減か，リハビリか。8.その治療法に伴う危険は何か。9.その治療法が患者にとって有効なのはどのような場合か。10.効果は長期間か，短期間か。11.その治療をしない場合に生じる恐れのあることは何か。12.他にどのような治療法が可能か。13.推奨している治療法と他の治療法の違いは何か。14.他の治療法の中ではどれが患者に一番よいと考えるか。15.患者の立場にあるとして，自身や家族のためにどの治療法を選択するか。」などが挙げられ，また「治療や検査法に関して自宅で読める資料の提供」なども勧められる。

②情報開示の三つの基準

　それでは，医療者は患者にどこまで情報を開示するべきなのだろうか。ここでは，専門的慣行の基準，理性的人間の基準，そして第3の基準，主観的基準について説明する[5,8,9]。

　専門的慣行の基準（専門家基準）では，開示基準を「合理的専門家が同様な状況で採用する説明」で十分と考える。しかし，(1) ある問題について十分な説明をする医学的な習慣がない場合，患者の説明を求める権利そのものが困難になる，(2) 専門家基準があまりに低く設定されている場合，十分な情報開示により治療に積極的に参加したいという患者の希望を満たすことができない，(3) 専門としての基準に照らして，どのような説明を与えるかということを医療者に決めさせることになり，必要な説明を得るという患者の権利を損なう，などの問題点が指摘されている。

　そこで，理性的人間の基準（客観的患者基準）では情報開示の基準を患者の側に移して，「理性的な患者が，判断を行う際に必要な内容と量の情報を開示する」ものである。しかし，理性的人間がそもそも仮説的な概念であり，それをもとに必要な情報を医療者が決めることには困難が伴う。また，合理人が必要とする情報と個々の患者が必要とする情報が一致するかという問題もある。

　その欠点を補うための基準が主観的な基準（主観的患者基準）である。そこでは，個々の患者の必要に照らして情報を開示するもので，個別的基準とも言える。これは自律の原則からは望ましいものであるが，患者にとっても何が必要な情報かわからないことも多く，また医療者にとっては，患者の個人的背景や価値観などを十分に深く理解する必要があるなどの問題もある。そのため，主観的患者基準では，目の前の患者の話に耳を傾け，問いかけながら，患者が必要としているものを理解し，どのような情報を伝えていくかを判断していくことになる。

③情報開示と正直義務

　患者と医療者とが協力し合うためにはその基礎に信頼関係が存在しなければならない。そしてお互い正直であるということは，この信頼関係を支えるうえでも大変重要である。また，正直であるということは，患者や家族の自律を尊重することでもある。さて，正直であれという義務には，患者に嘘をつかないことと患者を欺かないことが含まれる[8]。しかしこの正直であれという義務は絶対的なものではなく，他の義務が優先する場合もある。その結果，患者の利益のために重要な情報を限定的・選択的に開示することなどが起こり得る。にもかかわらず，医療者は可能な限り例外的な措置が行われないための努力と方策を立てることが求められる。

4）決定の自発性

　患者の治療への意思決定は，患者が自発的に行ったものでなければならない。

そもそも，インフォームド・コンセントとは，脅迫または不当な誘導なしに，患者の自由意思により行われる同意をいう[6]。

さて，医療者が影響力を行使する主な形態として，強制，説得，操作がある。強制は，患者の行動をコントロールするために意図的に危害や力による脅しを使用した場合に生じる。説得とは，合理的な主張と正確な情報により患者に働きかけること（理性的説得）を指し[10]，患者の感情に働きかける感情的説得とは区別する。操作では，強制や説得ではない方法で，医療者が意図していることを患者に行わせることである[5]。たとえば，医療で起こり得るものとして情報の操作がある。そして，強制や操作は自発的な決定を妨げる。

そこで，医療者の発言は一般に患者への影響も大きいことを踏まえ，特に医療者が最善と考える治療法を勧める場合などには，それを拒否できないような言葉や態度を含まないよう十分に注意しなければならない。一方，家族の圧力により患者が意思決定することもあり得る。この場合，医療者から家族へ何らかの圧力がかかっているかどうか，また，ここでの家族が誰を意味するか，利害関係があるものかなどによってこの問題の扱われ方が異なるだろう[9]。

5）患者の意思決定能力

インフォームド・コンセントは，患者が開示された医学的情報を理解し，何が最善かを判断して，治療の同意もしくは拒否が可能なだけの意思決定能力を備えていることが前提である。しかし，実際の臨床では，意思決定能力を十分有しているかどうか判断に困る例は多く，またそれを評価するための普遍的な基準もない。そのため，意思決定能力については，全か無かではなく，どの程度あるのか，また，いま行おうとしているインフォームド・コンセントについてはどの程度の意思決定能力があれば十分なのか，と考えるほうが現実的である。すなわち，意思決定能力の評価は，患者の決定する権利を尊重すること（自律尊重）とその選択により引き起こされる有害な結果から患者を守ること（善行）とのバランスの上に成り立っており，選択により引き起こされる害や利益の大きさによって要求される意思決定能力の程度も変化するものと考えられる[11]。例えば，記銘力障害や幻覚・妄想などがある場合でも現在直面している身体的問題については理解し意思を表明できるかもしれない。さらに，医療者から提案された医療内容について，それに同意する場合と拒否する場合で，それぞれに必要とする意思決定能力は必ずしも同等ではないことがある[11]。そこで，患者の意思決定能力を考えるうえでは，3）−①情報開示の内容の項で示した医学情

報 (1) ～ (4) などをどの程度理解し，意思決定を表明できるかどうか，その決定が幻覚や妄想などに基づいたものではなく，時間や状況によっても変化せず一定で，またその人の生き方や価値観と照らし合わせても矛盾していないか，意思決定のプロセスが合理的かどうかなどは，参考になる。そのためには，医療者が患者を理解すること，そして意思決定能力が低下していると考えられた場合には，情報の開示についてもそれに応じた内容と量を適切な時期にわかりやすく伝え，意思表明がしやすい環境をつくる努力が必要である。

　このような努力をサポートする方法として，同意能力判定ツールが開発されてきている。たとえば，MacArthur Competence Assessment Tool-Treatment（MacCAT-T）では同意に必要な①理解（病気の特徴や治療法，リスクとベネフィットなどの情報をどれくらい理解しているか），②認識（現在自分にとって，どのような健康の問題があり，どのような治療法があるかなど，自分のこととして認識しているか），③論理的思考（推奨された治療法を受ける場合と受けない場合，他の治療法との比較などを論理的に説明できているか），④選択の表明を半構造化面接により評価していく[12]。

　一方，患者が意思決定能力を欠いている場合には，同意なしに医療行為が行われることもある。明らかな意識障害が急性に生じたときなどはその例である。また，がんや神経難病，認知症などに罹患した患者で将来意思決定能力が失われる事態が予想される場合には，意思決定能力が備わっている時期に，終末期に望む医療行為を明示した「事前指示書」を作成し，終末期に至って意思決定能力が失われた時，その「事前指示書」を尊重した医療行為が行われることもある。しかし，長い経過の中で考えが変化する可能性，特定の状況についての事前指示が想定していなかった事態に応用される懸念，新たな治療法の出現など指示が実施される時点での最善の利益に反する場合があることなどの課題がある[10]。そこで，認知症などのように経過が長く，「事前指示書」の内容が現在の最善の利益と一致しない場合は，患者が示した以前の意思と現在の状況や治療による負担および利益などから総合的に判断していく柔軟な姿勢も必要になることがある[13]。

6) インフォームド・コンセントの例外

　いくつかの状況において，インフォームド・コンセントが適用されないことがある。(1) 救急の場合，(2) 患者が医療情報の開示や同意することを放棄している場合，(3) 十分な情報の開示が明らかに患者の合理的な意思決定を妨げたり害になる場合，(4) 患者に意思決定能力がない場合，などがそれに該当する。

（1）については，例えば，患者の身体や生命に重大でかつ明確な危機が迫っていて，十分な説明や同意を行うだけの時間的猶予がない場合には，インフォームド・コンセントを推し進めることでかえって患者の不利益につながることがあるためである。（2）については，その放棄の意思をいつでも撤回できること，また放棄の範囲がどこまでなのかについても十分配慮が必要である。また，（3）の患者の害になるために十分な情報開示を行わないことについては慎重に取り扱われなければならない。（4）については，前項で述べたとおりである。

3. 守秘義務について

患者の秘密，個人情報が守られることは，患者にとって医療者との信頼関係の最も基本的な要素である。したがって，古代ギリシアの「ヒポクラテスの誓い」でも，その現代版である世界医師会の「ジュネーブ宣言」（1948年。最新版は2017年）でも，患者に対する医師の守秘義務が明記されている。また，リスボン宣言[2]においても，「患者の健康状態，症状，診断，予後および治療について身元の確認し得るあらゆる情報，ならびにその他個人のすべての情報は，患者の死後も機密を守らなければならない」と述べられ，守秘が医療者の義務であるとされている。

1）守秘義務の重要性

では，なぜ守秘義務は重要なのか。何よりもまず患者の自律尊重という原則によって，医師は患者の同意なく患者の情報を他者に漏らしてはならないからである。さらに，守秘義務が守られなければ，患者は私的な情報を打ち明けるのを躊躇し，その結果，医療者は診断に有用な情報を得られず医療が誤った方向に進む恐れがある。それは，患者にとって不利益となる。また，患者の個人情報が第三者に渡ることによって，悪用されたり名誉を傷つけられたり，患者に不利益をもたらす恐れもある。したがって，善行の原則という点からも，守秘義務は重要である。

2）守秘義務の例外

しかし，守秘義務は絶対的な義務ではなく，その解除が正当化されることがある。リスボン宣言[2]では患者の秘密・個人情報について，「ただし，患者の子孫には，自らの健康上のリスクに関わる情報を得る権利もあり得る」とし，さらに「機密情報は，患者が明確な同意を与えるか，あるいは法律に明確に規定

されている場合に限り開示されることができる。情報は，患者が明らかに同意を与えていない場合は，厳密に『知る必要性』に基づいてのみ，他のヘルスケア提供者に開示することができる」と規定されている。特に現在では，患者と主治医の一対一の関係だけでなく，看護師，他科医師，薬剤師，検査技師，公認心理師・臨床心理士，ソーシャルワーカーなど多くの医療従事者が1人の患者のケアに携わるチーム医療が一般的になっている。そこで秘密保持の範囲は，患者の医療のために知る必要性から，チームにまで広げることも可能であろう[14]。一方，救急や病状の悪化で意識障害を伴っている場合などは配偶者に患者の検査データや病状を伝えることも可能であろう。しかし，医療チーム以外の外部の機関（職場，学校，警察など）から開示の要求があった場合には，患者の同意を得ることが原則である。なお，診療上の患者の利益から他の医療者と情報を共有する場合のほかに，特定の他者の安全に対する配慮と公共の福祉に対する配慮[15]も守秘義務の例外が適用される理由として挙げられる。

4. 患者と医療者の意見が対立する場合

1）意思決定能力のある患者が，「医療者が最善と考える医療」を拒否する場合

(1)患者が医療者の説明を理解し，(2)意思決定の過程が合理的で，(3)決定の内容が医学的な観点からは合理的でなくても，(4)患者の価値観からみて合理的なら，決定された拒否は原則尊重されることになる。エホバの証人の信者が救命のための輸血を拒否する場合などはこれに相当する。一方，(1)患者が医療者の説明を理解し，しかし(2)意思決定の過程が不明で，(3)＋(4)決定の内容（拒否）が医学的な観点からも患者の価値観からみても非合理的な場合があるかもしれない。その場合には，患者の側に拒否をもたらす隠された（意識されない）葛藤があるのかもしれない。それが患者の健康上重大な決定であれば，さらに慎重に評価を重ねて行く必要がある。

2）意思決定能力を欠いた患者が，「医療者が最善と考える医療」を拒否する場合

患者が意思決定能力を欠いている場合，権限を委任された代理人が患者の最善の利益を考え意思決定を行うべきである。しかし，日本にはこのような制度がない。例えば，精神障害者が重大な身体疾患の治療を拒否しているとき，意思決定能力を欠く場合でも，保護者にも後見人にも意思決定を代行する権限は与えられていない。そのため，医療者は家族から同意を得ることを慣行としてきたが，患者と

家族との価値観の相違や利害関係の有無については十分な検討が必要である。

5. インフォームド・コンセントとコミュニケーション

これまでパターナリズム，インフォームド・コンセント，守秘義務を中心に医療者－患者関係について概観してきた。そして情報開示では，開示内容を検討する際に，専門家基準や客観的患者基準に加えて，目の前にいる患者を理解しその視点から判断の根拠を求めるなら，医療者と患者との間で十分はコミュニケーションが必要である。また，意思決定に際しても，解釈モデルや討議モデルでは，ともに医療者と患者とのコミュニケーションが重視されるが，前者では患者の中に有する答えを導きだそうとし，後者では医療者と患者が対話をし相互に影響を与えながら意思決定が形成されていくと考えることもできる。そこで，医療者と患者が対話をする過程で，医療者が留意すべき事項などについて言及していきたい。

1）ケアの倫理，ナラティブ倫理の視点

自律尊重，善行，無危害，正義の四つの原則は，普遍性・客観性が追求されていることから，さまざまな倫理場面で判断の基準となっている。そのうえで，個々の患者と相対していくときには，これらの原則ではあまり言及されてこなかった観点が参考になることもある。たとえば，フェミニズム倫理学の視点からは，性，年齢，人種，階級，性的指向など，従来の医療倫理では考慮されてこなかった側面にも目を向けることを喚起する[16]。そこで，意思決定のプロセスにおいても，正義や義務などについて医療者がとらわれている恐れがある伝統的な前提に気づくことによって患者の不利益を防げるかもしれない。

またケアの倫理は，共感,思いやり（compassion),忠誠,洞察力（discernment),愛など,親密な人間関係において評価されるような特徴を強調する[17]。そして，脆弱な人，病を抱える人などとの緊密な関係性を維持すること，さらに，情緒的応答性や感情移入も重要な側面である[5]。そのためケアの倫理では，相手を思いやること，相手のおかれている状況や気持ちを理解しようとすること，そして相手が必要としているものを感じ取り,判断して応答することが求められ,この判断や応答に対する責任なども含まれる。そして時には，患者の利益を促進するために代弁者となるアドボケイトの役割を果たす可能性もある[18,19]。

ナラティブ倫理もまた関係性とコミュニケーションを重視する[16]。すなわち，

倫理的に困難な問題が生じたときや重要な問題について意思決定するとき，患者（語り手）と聞き手との間で展開する人生の物語が重視される。そして，患者の願いや治療・ケアに対する患者の決定が患者の人生の物語と合致しているかどうかについて評価される。あるいは，患者と聞き手との間で展開する人生の物語が意思決定のプロセスの重要な要素となり得る。

2) 患者の価値観を重視するために

　ここまでフェミニズム倫理学，ケアの倫理，ナラティブ倫理について触れてきたが，いずれも患者の価値観を重視しようとする共通した姿勢がみられる。そして最近の医療現場においても，治療・ケア方針の決定に際して，パターナリズム的な方法から，患者の希望や価値観を重視する方法へと移ってきている。たとえば，治療法を決める際に，複数の選択肢があり，しかし他と比べ十分に優位といえる選択肢がない場合，現時点でのエビデンスを患者に分かりやすく説明し，患者と医療者が一緒に治療方針を決めていく Shared Decision Making が用いられるようになった。すなわち，エビデンスにもとづく治療の効果だけでなく，治療中の副作用や仕事および生活への影響，費用，外形への変化や身体機能への影響など，患者の思いや価値観も重視し，患者と医療者が協同して意思決定を行っていく。そのため，Shared Decision Making では患者と医療者のコミュニケーションが重視され，それを支援するツールも開発されている。

　患者の価値観を尊重し意思決定するものとして，アドバンス・ケア・プランニングがある。これは，終末期に望む医療・ケアに焦点が当てられている点で，先に述べた「事前指示書」と共通しているが，アドバンス・ケア・プランニングではプロセスが重視される。人生の最終段階における医療・ケアの決定プロセスに関するガイドライン[20]によれば，患者の意思は，時間の経過や状況によって変化しうるものと捉え，その時々の適切な情報の提供と説明により自らの意思を示すことが出来るようになっている。また，このプロセスにおいて話し合った内容は，その都度文書にされ，患者と医療者，さらには家族とのコミュニケーションが緊密に行われる。

3) コミュニケーションにおける留意点

　インフォームド・コンセントでは，情報の提供や意思決定の支援において，患者にわかりやすくするためパンフレットなどさまざまなツールを用いることもある。そのとき，知らず知らずのうちに特定の選択肢へと誘導すること（ナッジ）になっていないか，この点について慎重であってよい。また，医療者も

患者もさまざまな認知バイアスに捕らわれやすいことも理解しておく。たとえば，データなどはその見せ方で判断が大きく変わってしまうこと（フレーミング効果），最初に提示した情報・データ・基準が判断に影響してしまうこと（アンカリング効果），特定の治療に費やしたコストが諦められず治療の変更に躊躇すること（コンコルド効果・サンクコスト効果）などがある。

　さて，医療を受ける患者はさまざまなストレスに直面し，不安や恐怖，抑うつ，怒り，猜疑，退行，否認などの反応を示す。それに対して，医療者は，反感や嫌悪を抱いたり，距離を取るなど防衛的になったり，患者と共に絶望したり怒りを抱くなど感情的に巻き込まれる可能性がある。特に，患者を思いやり，患者の人生を深く理解しようとすればするほど，医療者自身も感情的に動揺したり消耗したりする恐れがある。そこで，患者を前にして医療者にも良い感情・悪い感情のいずれも生じる（逆転移感情）ことを理解し，そのような自分を俯瞰的に見ることは有用である（メタの視点）。その結果，患者と医療者との適切な関係が維持され，医療・ケアにおける協同作業が推進されれば，良い医療・ケアをもたらすものと考える。この章では，インフォームド・コンセントを中心に医療者 - 患者関係の倫理的問題を扱ったが，患者との良い関係がこれらの問題に望ましい解決をもたらすことを期待する。

参考文献

1）ペレグリーノ，E.D.（河瀬雅紀・他訳）：緩和ケアにおける倫理的な問題．ショシノフ，H.M.・他編（内富庸介監訳）：緩和医療における精神医学ハンドブック．星和書店，pp.365-380，2001.

2）中根充文：精神医学・医療における倫理綱領．松下正明編：臨床精神医学講座S12巻　精神医学・医療における倫理とインフォームド・コンセント．中山書店，pp.53-113，2000.

3）Emanuel, E. J. et al: Four models of the physician-patient relationship. *JAMA* 267:2221-2226, 1992.

4）清水哲郎：医療現場に臨む哲学．勁草書房，pp.69-95，1997.

5）Beauchamp, T.L.: Principles of Biomedical Ethics. Oxford, Oxford University Press, pp.34-37, 124-127, 137-140, 2012.

6）齋藤正彦：精神疾患を有する者の保護及びメンタルヘルスケアの改善のための諸原則．日本精神病院協会誌 11（7）：55-64，1992.

7）池永満：患者の権利．九州大学出版会，pp.64-101，1994.

8） ビーチャム，T.L.・他（永安幸正・他訳）：生命医学倫理．成文堂，pp.100-106，pp.368-380，1997.

9） アッペルバウム，P.A.・他（杉山弘行訳）：インフォームド・コンセント　臨床の現場での法律と倫理．文光堂，pp.48-56，pp.68-71，1994.

10） ロウ，B.（北野喜良・他訳）：医療の倫理ジレンマ．西村書店，pp.26-27，pp.110-122，2003.

11） Buchanan, A.E., Brock, D.W.: Deciding for others, the ethics of surrogate decision-making. Cambridge, Cambridge University Press, pp.48-70, 1990.

12） 福田八寿絵：高齢者の同意能力評価─患者の保護と自己決定の尊重─．生命倫理 23（1）：145-153，2014.

13） 箕岡真子：認知症ケアの倫理．大森雅之・他編：高齢者・難病患者・障害者の医療福祉．丸善出版，pp.63-87，2012.

14） 浅井篤：医療現場における守秘義務と警告義務．福井次矢・他編：臨床倫理学入門．医学書院，pp.50-62，2003.

15） ジョンセン，A.R.・他（赤林朗・他監訳）：臨床倫理学 ── 臨床医学における倫理的決定のための実践的なアプローチ．新興医学出版社，pp.135-139，1997.

16） ドゥーリー，D.・他（坂川雅子・訳）：看護倫理 3．みすず書房，pp.437-458，2016.

17） Beauchamp T.L.: Principles of Biomedical Ethics. Oxford, Oxford University Press, pp.369-376, 2001.

18） ドゥーリー，D.・他（坂川雅子・訳）：看護倫理 1．みすず書房，pp.96-104，2018.

19） サラ，T.F.・他（片田範子他・訳）：看護実践の倫理【第 3 版】．日本看護協会出版会，pp.49-51，2010.

20） 厚生労働省：人生の最終段階における医療・ケアの決定プロセスに関するガイドライン　https://www.mhlw.go.jp/file/06-Seisakujouhou-10800000-Iseikyoku/0000197722.pdf，2019 年 7 月 31 日

[その他の参考文献]

1） 浅井篤・他：医療倫理．勁草書房，2002.

2） Brody H.: Stories of sickness 2nd ed. New York, Oxford University Press, 2003.

3） グリッソ，T.・他（北村總子他・訳）：治療に同意する能力を測定する：医療・看護・介護・福祉のためのガイドライン，日本評論社，2000.

4） Hughes C. et al.: Ethical issue in dementia care, making difficult decisions. Jessica Kingsley Pub, 2006.

5） 松下正明・他監修：インフォームド・コンセント　ガイダンス－精神科治療編－．先端医学社，1999.

6） Steinbock B.(ed): The Oxford handbook of bioethics. Oxford, Oxford University Press, 2013.

第 4 章

臨床倫理

田代　志門

1. 臨床倫理とは

　「臨床倫理（学）（clinical ethics）」とは，1980年代以降に誕生した生命倫理学の一分野であり，具体的な事例に即して実際的な医療上の意思決定の倫理的妥当性を吟味するものである。この名称には2つの対照があり，一つには実践的な生命倫理学の分野としてはそれ以前からある「研究倫理（research ethics）」であり，もう一つは体系性を重んじる原則主義的な生命倫理学である。すなわち，医学研究ではなく医療を対象とし，原理原則ではなく，個別事例を問題にするのが臨床倫理である，とひとまずは言える。

　実際，研究倫理ではこれから実施する予定の研究計画の倫理的妥当性が，原則主義的な生命倫理学では一般化・抽象化した議論の是非が問われるのに対し，臨床倫理では「今ここ」にある具体的な選択・意思決定の是非が問われる。それゆえ，ある研究において病名を告知されていない患者集団を研究対象者に含めるべきか，という問いや，そもそも病名の告知をしないことが倫理的に妥当か，という問いは臨床倫理的な問いではない。むしろ研究に参加してもらうためには告知をすべきであること，一般的に告知すべきことは理解しているが，特段の事情があって「この患者」に関してはそれができない，というときに立ち現れてくるのが臨床倫理的な問いである。

　いずれにせよ，こうした問いは多分に文脈依存的であり，一般化した形で何らかの「正しい答え」を導くことは困難である。その意味で，臨床倫理上の課題解決は，究極的には「その場限り」のものであり，ケースバイケースを旨とする「アート」に近い。しかしその一方で，どのようなプロセスで話し合いを進めるべきか，という事例検討の「方法」については一定の標準化が可能である。さらに言えば，こうした一定の方法に沿って事例を検討することで，医療者は倫理的判断の一貫性を担保するとともに，当該判断の根拠を説明可能なも

のにすることができる。そこで本章では，まず医療機関における臨床倫理支援体制の現状を確認したうえで，3つの事例検討法を取り上げ，臨床倫理的な検討プロセスの特徴を見ていくこととしたい。

2. 医療機関における臨床倫理支援体制

1）臨床倫理支援の 3 つの要素

　一般的に，医療機関における臨床倫理支援体制に関しては，「倫理教育」，「院内指針の整備」，「倫理コンサルテーション」の 3 要素が挙げられる[1]。このうち，教育と院内指針は，今後類似の問題が起きた際によりよい対応をとれるようにするためのもの，という意味で予防的なものである。例えば，予め病院のなかで生命維持治療の中止や差し控えについて，どのような方針をとるのか，また実際の意思決定に際してどのような手順を踏むべきかを明文化し，職員に周知しておけば，実際に問題が生じたときに，よりスムーズな対応が可能になる。これに対して，倫理コンサルテーションでは，しばしば今まさに起きている問題に対する具体的な助言や推奨が示されるため，より臨床的・実践的な性格を有している。

　倫理コンサルテーションについては，個人コンサルタントによるもの，チームによるもの，委員会によるものの 3 つの形式があり，米国ではチーム形式が一般的である。それぞれに長所と欠点があると考えられており，例えば，委員会形式は多角的な視点からの検討が可能になる一方で，官僚的・閉鎖的になりやすく，現場の状況を細やかに把握できないとされる。これに対して個人形式は，時間の調整が容易であり，公式・非公式の話し合いの場を多く設けやすいが，その一方で多角的な視点からの検討は難しい。チーム形式は両者の折衷案であり，個人形式に比べて多角的な視点を導入しやすく，委員会方式よりは柔軟かつ迅速な対応が可能であるため，一般的には合理的で妥当なモデルだと考えられている[2]。

　これまで日本では，委員会形式でのコンサルテーションが一般的だったが，近年ではチーム形式での活動も増えつつある[3]。実際，終末期の意思決定プロセスに関する厚生労働省のガイドライン[4]では，以前は委員会形式での検討を前提とする記載が存在していたが，現在ではそれを前提としない書き方に修正されている（担当医療チーム以外のメンバーを含めて実質的な話し合いが行

われるのであれば形式は問わない）。ただし，多くの医療機関ではチームの活動を委員会の活動の一部として組み入れるなど（例えば，小委員会としてチームを位置づける），両者の活動が一体となっていることが多く，現状ではチーム形式と委員会形式の二択というより，両者の混合と見た方が妥当であろう。実際，チーム形式を採用している場合でも，一定の問題（生命維持治療の中止など）についてはチームではなく，委員会での検討を要請するといった形での役割分担がされていることもある。

2）「倫理の専門家」の位置づけ

　以上のような組織的な位置づけの違いに加えて，病院での臨床倫理支援体制は，大きくは倫理の専門家による相談対応を充実させる方向と，ケースに直面している当事者間での話し合いを促進する方向とに区別ができる[5]。前者は主に米国の大病院で発展した方法で，生命倫理学の専門教育を受けた専門家を個人コンサルタント（clinical ethicist）として雇用し，対応を一任するというものである。これに対して後者は，典型的には主に欧州で広がった病棟での倫理カンファレンスを重視する方法であり，あくまでも当事者である医療スタッフ間の話し合いでの解決が目指される。この場合，倫理問題の解決は当事者が取り組むべき問題であり，「アウトソーシング」できないという前提に立つため，仮に倫理の専門家がその場に居合わせたとしても，あくまでも「ファシリテーター」としての関与に留まる。

　日本では，当初は主にボランタリーな「倫理カンファレンス」や「病院内（臨床）倫理委員会」での医療者による話し合いの場として臨床倫理の活動が広がって行った。その際，仮に倫理の専門家が加わることがあったとしても，専門的助言を行う「コンサルタント」よりも，対話を促進する「コーディネーター」的な役割が期待されていた[6]。この意味で，従来は倫理の専門家についても，ファシリテーター的な役割が重視されてきたと考えられる。しかし近年，全体的な傾向としては専門家による助言を求める流れが強まってきており，臨床倫理についての専門資格を認定する学会も誕生している。また，倫理コンサルテーションチームの普及に伴い，医療者からはチームからの専門的助言への期待も高まっている。その意味では，日本においても当事者間の対話促進という流れに加え，米国型の専門的助言に価値を置く流れが強まりつつある。

　ただしいずれにしても，多様な視点で事例を読み，解釈し，新しい問題解決の可能性を探ることが臨床倫理上の問題解決において重要であることに違いはない。そこで次節では，日本で最も広く使われている事例検討法である「4分割表」

と「臨床倫理検討シート」を取り上げたうえで，それとはまた違った力点を持つ「ディレンマメソッド」を紹介することで，事例検討法の広がりを見ていきたい。

3. 臨床倫理の事例検討法

1）4分割表

日本でもっともよく知られている臨床倫理の事例検討法は，米国の生命倫理学者アルバート・ジョンセンらが開発した「4分割表」である[7]。4分割表とは，ある事例に関するすべての問題点を4項目に割り振り，全体が見えてきたところで何を優先させるか考える，というものである。もともとは臨床医が治療選択の際に使用することを想定して作成された方法である。4つの項目は「医学的適応（medical indication）」「患者の意向（patient preference）」「QOL」「周囲の状況（contextual features）」からなり，それぞれの「ボックス」に関係する情報を入れていきながら論点を整理する（図1）。4分割表は，どこでもホワイトボードがあれば簡単に作ることができ，あまり使い方に習熟せずとも事例

医学的適応	患者の意向
与益原則・無危害原則	自律尊重原則
1. 患者の医学的問題は？ 問題は急性，慢性，重篤，可逆的，救急，終末期？ 2. 治療の目的は？ 3. 治療が成功しそうにないのはどんな場合か？ 4. 治療が失敗した場合の計画は？ 5. 要するに，患者は医療処置や看護ケアによってどのような利益を得られるのか？ またどのように危害を避けられるのか？	1. 患者は診断や治療の利益とリスクについて説明され，その情報を理解し，同意しているか？ 2. 患者には精神的・法的な意思決定能力があるか？ あるいは意思決定能力がないという証拠はあるか？ 3. 意思決定能力がある場合，治療選択に関する患者の意向は何か？ 4. 意思決定能力がない場合，患者の過去の意向はあるか？ 5. 意思決定能力がない患者のために決定を行うのに適切な代諾者は誰か？ 代諾者の意思決定を導くべき基準は何か？ 6. 患者は治療に協力的でなかったり，協力できなかったりするか？ もしそうならその理由は？
QOL	周囲の状況
与益原則・無危害原則・自律尊重原則	正義原則・公正原則
1. 治療した場合，しなかった場合それぞれの日常生活に戻れる見込みはどうか？ 治療が成功した場合，患者が経験しそうな身体的・心理的・社会的問題は何か？ 2. 自ら判断したり，意向を表明できない患者に対してQOLが低いと他者が評価する根拠にどのようなものがあるか？ 3. 患者のQOL評価の際に医療者が偏見を抱く恐れはあるか？ 4. 患者のQOLを改善することに関してどのような倫理的課題があるか？ 5. QOL評価によって治療計画の変更（生命維持治療の中止など）をもたらすような問題が提起されうるか？ 6. 生命維持治療の中止を決定した後に，苦痛緩和や快適さの維持に取り組む計画はあるか？ 7. 医療者が死の過程を幇助することは倫理的・法的に許容されるか？ 8. 自殺の法的・倫理的位置づけは？	1. 専門職側や専門職間，あるいは経営的な利害関心が患者の治療において利益相反を生じさせていないか？ 2. 医師と患者以外に治療方針決定に参加すべき関係者（家族など）はいるか？ 3. 第三者の有する正当な理由により，患者に対する守秘義務に加えられる制限は何か？ 4. 治療方針決定において利益相反を生み出す経済的な要因が存在するか？ 5. 治療方針決定に影響する資源配分の問題はあるか？ 6. 治療方針決定に影響しうる宗教的要因はあるか？ 7. 治療方針決定に影響しうる法的問題は何か？ 8. 治療方針決定に影響する臨床研究や教育に関する考慮があるか？ 9. 治療方針決定に影響する公衆衛生や安全に関する考慮があるか？ 10. 組織上の立場が治療方針決定に影響しうる利益相反を生じさせているか？

Jonsen AR, Siegler M, Winslade WJ. *Clinical Ethics: Practical Approach to Ethical Decision in Clinical Ethics, 8th ed*, McGraw-Hill; 2015
の巻末付録を著者が翻訳した（一部既存の翻訳を参照している）

図1 4分割表

検討を進めることができることもあって，すでに様々な現場で使用されている。

　ただし，実際に4分割表を使用しようとすると，いくつかの困難に直面する。一つは，どの「ボックス」にどの情報を入れたらよいのかがわからなくなり，中身の議論に行く前に情報整理で多くの時間を費やしてしまう，という問題である。もう一つは，特に医師が多く参加する場合に，「医学的適応」のところで議論が長引き，結果として倫理的側面が十分に検討されない，ということが生じることもある。もっとも，これらはいずれも何のための事例検討か，という目的が十分理解されていないことによるものであり，倫理の事例検討に医療者が慣れれば解決しうる。

　むしろ重要なのは，たとえ使い方に習熟したとしても解決されない問題の方である。その一つは4分割表では事例検討を行う時点での情報整理に主眼があり，そこに至るまでの事例の経過を知ることが難しい，という点がある。実際，医療者が直面する難しい事例には，長い経過があって現在の問題が生じており，そこに至る「物語」を理解しないと，そもそも何が問題なのかわからない，といった場合がある。この点で，4分割表はそのシンプルな平面構造ゆえに「点」での情報整理を得意としており，「線」での情報を見えにくくしている。

　もう一つの問題は，「家族」の位置づけが弱く，日本の医療現場で検討する際に重要な情報が抜けてしまいかねない，という点である。4分割表では「患者の意向」は一つのボックスとして整理されるが，「家族の意向」は「周囲の状況」の一要素として位置づけられている。しかし例えば「療養場所をどうするか」といったテーマで話し合う際に，「家族の意向」は大きな位置を占めており，本人の意向とどこが異なっており，これからどうすり合わせができるのか，ということ抜きに検討を進めることはできない。また，現実には本人と家族の意向は相互に強い影響を及ぼしていることが多く，本人の意向だけを取り出して議論することが難しい場合も少なくない。そのため日本では，4分割表を使用している場合でも，ボックスを修正し「家族の意向」を書き込む箇所を設けていることがある（例えば「患者の意向」のボックスを2つに分割して，「家族の意向」のボックスを設けるなど）。

　なお，4分割表は情報整理の手段であって，表を埋めることで何らかの倫理的な判断が自動的に出て来るものではない，という点にも注意しておきたい。実際の事例検討の中心は，情報を整理した後に，とりうる選択肢を吟味し，最終的な合意形成に至るプロセスにあり，4分割表による整理はその前提でしか

ない。この点，4分割表自体には検討プロセスが明記されていないため，実際の検討をどう進めれば良いのかが不明確になりがちである。これに対しては，例えば，ボックスの検討に順序性を持たせ，「医学的適応」を確認したうえで，「患者の意向」と「周囲の状況」について検討を行い，最終的に「QOL」のボックスで総合判断を行う，という方法が提案されているが，これは有用な工夫の1つであろう[8]。

2）臨床倫理検討シート

　次に取り上げるのは，4分割表の課題を克服すべく，哲学者の清水哲郎らによって日本で開発された「臨床倫理検討シート」である[9]。幾つかのバージョンがあり，今も進化を続けているが，原型は3つのステップからなり，「本人プロフィール，経過，分岐点」からなるステップ1と「情報の整理と共有」からなるステップ2，「検討とオリエンテーション」からなるステップ3に区別される（図2）。

　まずステップ1のシートでは，事例の概要を時系列で記述したうえで，「分岐点」を設定するように求められる。これは事例提供者が事例の一連の経過のなかからある時点を意識的に選び取ったものであり，分岐点の設定により「ここで何をすべきか」という選択・意思決定に関わる論点が明確化される。次に，ステップ2のシートでは，「選択肢の枚挙とメリット・デメリットのアセスメント」を記入し，取りうる選択肢の吟味が進められる。また同時に，患者と家族の理解や意向がそれぞれ記載され，ここまでで基本的な情報整理を終えることができる。最後に，ステップ3のシートでは，以上の整理を踏まえて「問題点の抽出」が行われ，「対応の検討」を経て，今後のコミュニケーションの方針を確定させていくことが求められる。

　臨床倫理検討シートを4分割表と比較してみると，まず特徴的なのは，「線」としての情報整理を強く意識しており，事例の経過を事例提供者の視点から「一つの物語として」描くことを要求している点である。実際，清水らは「事例記述は単に事実が書かれたものではなく，語り手・書き手が見出し，作り出した物語」であり，事例検討の場は，事例提供者の物語をブラッシュアップして共同の物語にする過程だと指摘している[9]。そのため，「経過」は可能な限り時間の流れに沿って書かれ，時期を区切ったり，特に重要な選択の場面（分岐点）を設定したりすることが求められる。このように時間の流れのなかで事例を理解し，いま事例提供者が直面している問題を「一つの物語のなかの一場面」と

臨床倫理検討シート 2013年7月版

臨床倫理検討シート

＊検討内容：前向きの検討：方針の決定／医療・介護中に起きた問題への対応
振り返る検討：既に起こったことを見直し、今後につなげる

〔ステップ1〕　記録者［　　　］　日付［　　年　　月～　　月　　］

1-1 本人プロフィール
1-2 経過
1-3 分岐点

図2　臨床倫理検討シート

〔ステップ2〕　　　情報の整理と共有【時点：　　　／選択の内容：　　　】

A　医療・介護情報と判断	
2A-1 選択肢の枚挙とメリット・デメリットのアセスメント	2A-2 社会的視点から
2A-3 説明	家族に対して

B　本人・家族の意思と生活	
2B-1 本人の理解と意向	2B-2 家族の理解と意向

2B-3 本人の生き方、価値観や人柄について（これらに関係するかもしれないエピソードなど）

して捉えようとする視点は，4分割表にはない。

　また，もう一つの4分割表の課題であった，家族の位置づけについても，臨床倫理検討シートはより細やかな扱いをしている。具体的には，家族を患者とは独立した「当事者」として位置づけ，ステップ2のシートには，患者とは別に「家族に対する説明」や「家族の理解と意向」についての情報を書き込む欄が設けられている。これにより，患者と家族の意向をそれぞれ独立したものとして把握しつつ，両者の調整を試みる際に何が今後必要なのかがわかるようになっている。また，それとは別に「本人の生き方，価値観や人柄について」という欄が設けられており，患者の意向の背景にある「生き方」の問題に目が向けられるように工夫されている。

　加えて，臨床倫理検討シートには，4分割表には存在しない，情報整理後の話し合いの進め方についても一定の道標がシートのなかに埋め込まれている。具体的には，ステップ2で行う網羅的な選択肢の吟味を前提としつつ，ステップ3で進められる「問題点の抽出」である。このプロセスで特に目立つのは，抽出された問題点に対して「倫理的性質の分析」を求めている点である。具体的には，ここで清水らの提案している臨床倫理の3原則（「人間尊重（相手を人間として尊重する）」「与益（相手の益になるように）」「社会的視点での適切さ」）という観点から，問題の規範的な吟味を求めているのがそれである。これらを踏まえて，問題点を検討し，今後の具体的なコミュニケーションの方針を定めることがステップ3の最終的なゴールとなる。

　このように，清水らのシートは4分割表の課題を踏まえたものになっており，より包括的な情報の整理と検討が可能になっている。しかしその一方で，シートの構造が4分割表に比して複雑になっており，「どこに何を書くのか」といったテクニカルな問題は4分割表以上に発生しやすい。また，情報整理の後の検討プロセスも一定程度は明示されているものの，ステップ3については抽象的な部分も多く残されており，必ずしも実際の事例検討で使いやすいものになっているとは言えない。

3）ディレンマメソッド

　最後に，上記の2つの方法とはまた違った特長を持つ方法として，ディレンマメソッドを取り上げたい。ディレンマメソッドは，MCD（moral case deliberation）と呼ばれる臨床倫理の事例検討法の一つであり，オランダを中心に幾つかの欧州諸国で普及しつつある[10]。その実際を一言でいえば，「医療者

が直面している倫理的ディレンマについて，当事者の誰か一人が事例提供者となり，訓練されたファシリテーターによって多職種での話し合いを進める」というものである。10名程度の参加者が車座になって45分から90分程度かけて特定の手順に沿って1つのディレンマを話し合うことになる。

　ディレンマメソッドが対象とするのは，その名の通り，2つの「悪い」選択肢に直面した際の「倫理的ディレンマ」に限定されている。また担当医や担当看護師などの「当事者」の誰か一人が事例提供者になること，そして「訓練されたファシリテーター」によって決まった手順で話し合うことも必須とされる。逆に言えば，この方法では当事者が「ディレンマ」を感じていない事例は扱えず，その場に当事者が誰もいない場合にも実施は困難である。また，参加者や事例提供者は実施に際して特に事前準備は必要ないものの，ファシリテーターには一定のスキルや知識が求められる。

　ディレンマメソッドが提案している話し合いの手順は「10のステップ」と呼ばれ，大きくは3つの段階に分けることができる（表1）。

表1　ディレンマメソッドの10のステップ

ステップ1	導入
ステップ2	事例の提示
ステップ3	道徳的な問いとディレンマの定式化
ステップ4	事例提供者の立場に身を置くための明確化（事例に関する質疑応答）
ステップ5	視点・価値・規範の観点からの事例分析
ステップ6	代替案の探究
ステップ7	参加者個々人による選択と意見表明
ステップ8	対話による探究
ステップ9	結論
ステップ10	評価

　最初の段階は「対話の下準備」とでも呼べる部分であり，ステップ1からステップ4までを指す。ここで行われるのは「事例提供者が直面している倫理的な悩みを参加者の間で共有し，ディレンマを明確化する」ことである。通常の倫理カンファレンスでは事例を提示し，参加者からの質疑応答を経て論点整理を行う，という部分に該当する。次の段階は「価値判断の明確化」とでも呼べ

る部分で，ステップ5からステップ7までがこれに該当する。ここでは事例関係者の多様な視点を踏まえ，参加者一人ひとりが自らの価値観を自覚しつつ，問題解決に向けた具体的なプランを提案しあう。これは一般的なカンファレンスでは今後どうすべきかについて意見を出し合う部分に該当する。最後の段階は「探究と締めくくり」で，ステップの8から10がそれである。ここでは，以上のプロセスで明らかになった参加者の意見の重なりや隔たりについての話し合いが試みられる。いわゆる合意形成と振り返りにあたる部分がこれである。

ディレンマメソッドの10のステップにはそれぞれに対話を深めていくための工夫が施されているが，ここでは特に重要な点を2つ挙げておきたい。1つ目は，全体的に話し合いが拡散しすぎず，かといって窮屈な話し合いにならないような工夫がされている点である。言ってみれば，あるステップでは話し合いのスコープを意図的に「狭め」，他のステップでは逆に「広げる」といった工夫がそれである。

例えば，一般的な事例検討ではステップ3（ディレンマの定式化）とステップ4（質疑応答）の順序は逆にするのが自然である。つまり事例を提示した後に，参加者が自由に質問を行い，その内容を踏まえて話し合うべき論点を整理する，というのが一般的な流れであろう。これに対して，ディレンマメソッドは，問題を二択のディレンマに絞り込んでから事例についての質疑応答をする。これは明らかに不自然な流れである。しかしその一方で，こうした工夫は，話し合うべき論点とは関係のない詳細な事実確認が延々と続くことを防ぎ，直ちに特定の倫理的問題に話し合いを焦点化するという点では有効である。

また，「広げる」工夫としては，例えばステップ6の「代替案の探究」では，当初設定した2つの選択肢以外の代替案の探究が試みられる。特にここでは現実的な制約は無視して，自由な発想で話し合いを進めることが推奨され，場合によっては最初に設定したディレンマ自体が無効化される。すなわち，ステップの途中で話し合いの枠を広げ，当初の前提を疑いつつ「他の手はないか」という探究を行う余地が残されているのである。

二つ目は，ステップ7で，全ての参加者が「この場面ではいずれの選択肢をとることが正しいか」という点に対して自らの立場を明確に述べる必要があるため，論点が明確化される，という点である。一般的な倫理カンファレンスに対する不満の一つに，「結局何を話し合ったのかよくわからない」というものがある。ディレンマメソッドでは具体的な2つの選択肢に着目して議論すること

により，論点が明確化され，参加者各々の立場もはっきりする。しかも，ステップ7では，価値判断を明確化するだけではなく，自分が望ましいと考える選択肢の引き起こす不都合を明確化し，その最小化を図るための方策の提案が求められる。この作業をしているうちに，いずれの選択肢にも不都合があることを認識し，自然と互いの立場に対する「対話」が生じてくるのが大きな特徴である。

　上記から明らかなように，ディレンマメソッドには，4分割表や臨床倫理検討シートのような「情報整理のツール」としての性格はない。ディレンマメソッドはあくまでも「対話の方法」に特化した方法であり，情報整理ではなく，話し合いのプロセスそのものを定めている。もちろん，既に述べたように，臨床倫理検討シートの場合には，一定の話し合いの進め方が示されている。しかしこれらも「シート」という形式の特徴上，一定の情報を整理するフォーマットになっており，話し合いの進め方そのものが詳しく示されているわけではない。これに対して，ディレンマメソッドは，情報整理ではなく，むしろ特定の型に沿って話し合いを行うことで，参加者のあいだで自然と議論が深まるような仕掛けの集合体として構想されたものである。一定の型に沿って話し合いをすることにはメリット・デメリットがあるが，倫理カンファレンスのように議論が拡散しやすく，また合意形成が容易ではない話し合いの場合には有効であろう。

　ただしその一方で，ディレンマメソッドにも幾つかの課題がある。まずそもそも倫理的ディレンマ以外の道徳的問題についての適用が限られていること，またステップの幾つかでは特徴的な作業を参加者に課すこともあって，ファシリテーターの技量が問われること，ステップを忠実に踏んでいくとカンファレンスに時間がかかり，結論に至らない可能性があることなどである。また，従来の方法に比べれば，話し合いのプロセスは格段に明確化されているものの，終盤の対話の探究に関しては，まだ十分に言語化されていない部分が残っており，引き続き検討の余地がある。

4. 対話の文化を求めて

　以上ここまで具体的な事例検討法を中心に臨床倫理と呼ばれる分野の概要を確認してきた。情報整理のためのツールという性格の強い4分割表から，話し合いの構造化を旨とするディレンマメソッドまで様々な方法が提案されているが，それぞれに長所・短所がある。そのため，実際に医療現場に導入する際に

は，状況に応じて使いやすい方法を選択したり，現場になじむように適宜修正を加えていったりすることが必要である。

ただしいずれにせよ，事例を検討する際には問題となっている選択・意思決定の場面に沿って取り得る選択肢を挙げ，そのメリット・デメリットを多角的な視点で丁寧に評価していく，という点は共通している。これはしばしば時間のかかる面倒なプロセスであり，そもそもこうした話し合い自体に価値がないと医療者が考えれば，実現することはない。その点で，どの方法を採用するにせよ，それ以前に，時間をかけて話し合う文化を組織の中に浸透させていくことがその前提となる。そのためにも，多職種による事例検討が，真に創造的な選択肢を生み出し，医療の質の向上に寄与しうるのだ，ということを実際の参加者が体感できなければならない。その点で，臨床倫理の事例検討法はあくまでもそのためのツールであり，それ自体のブラッシュアップが目的ではないことは常に意識しておくべきであろう。

■■■参考文献■■■

1) ミカ・ヘスター，D. 編（前田正一・他訳）：病院倫理委員会と倫理コンサルテーション．勁草書房，pp.1-29, 2009.
2) 長尾式子：倫理コンサルテーション．シリーズ生命倫理学編集委員会編．シリーズ生命倫理学13 臨床倫理．丸善出版，pp.22-45, 2012.
3) 田代志門：臨床倫理サポートの新しい流れ——委員会からチーム，そして対話の文化へ．看護管理29 (8) 702-708.
4) 厚生労働省：人生の最終段階における医療・ケアの決定プロセスに関するガイドライン（平成30年3月）https://www.mhlw.go.jp/file/06-Seisakujouhou-10800000-Iseikyoku/0000197721.pdf
5) 服部健司・他編著：医療倫理学のABC 第4版．メヂカルフレンド社，pp.160-167, 2018.
6) 重症疾患の診療倫理指針ワーキンググループ（浅井篤・他編）：重症疾患の診療倫理指針．医療文化社，pp.82-97, 2006.
7) 田代志門：構造化された倫理カンファレンスを目指して—ジレンマ・メソッドに学ぶ．看護管理29 (8) 710-725.
8) 川口篤也：モヤモヤよさらば！臨床倫理4分割カンファレンス——第1回 臨床倫理 4分割法とは？ 週刊医学界新聞，3059：4, 2014.
9) ジョンセン，A. R.（赤林朗・他訳）：臨床倫理学 第5版——臨床医学における倫理的意思決定のための実践的なアプローチ．新興医学出版社，pp.255-268, 2006.
10) 石垣靖子・他編著：臨床倫理ベーシックレッスン．日本看護協会出版会，pp.54-66, 2012.

第 5 章

看護とケア

永田　まなみ

1. はじめに

　21世紀は，ケアの時代と言われ，"自律的な個人同士が支えあう"という一見相反することが社会的課題となっている[1]。ケアとは，何だろうか。私たちはケアという言葉を日常用いているが，それは多義的なので，一言で表すことは難しい。

　ケアには，非専門職と専門職によるものがある。日常，誰もが人として普通に営んでいるケアの対象は，人間に限らず，ペットや絵画のようにその人が大切に関わっている事物まで及んでいる。一方，社会には，他人を何らかの形でケアすることを生業（職務）とする人々がいる。「医療そのものがケアの一部」である[2]ことを前提にすれば，医療に携わる人は，ケアのことを承知しておくべきだろう。

　医療において「看護師はケアをする専門職である」「看護の本質はケアである」と言われてみれば，何か当然のことのようにも思えるが，専門職としての看護師が行うケアは，母親や他の医療従事者が提供するケアとどこが違い，どこに共通点があるのだろうか。つまり，看護のケアを論究することは，看護，看護の専門性，看護のあるべき姿（倫理）を問うていることに他ならないのである。

　この章では，まず生命倫理領域で用いられるケアの意味とケア論の発展に言及する。次に，そのケア論より以前にケアを盛んに論究していた看護理論家達が，看護のケア（nursing care）をどう説明し，それがどうあるべきだと語っていたかを概観する。そこから看護のケアの中核的意味と，医療従事者が共通に認識しておくべきケアの（理念的）応答性について考える。最後に，看護におけるケアの課題を示しておきたい。

2. 生命倫理学におけるケアとケア倫理

1）ケアとキュア

　ケア（care）という言葉は，動詞，名詞，熟語として日常多用されている。その語源には，「心配，心遣い，治癒」を意味するラテン語の cura と「悲しみ，悔やみ，心配」を意味する古英語 caru/carian などの 2 系統の説があり，cura から病気の治癒（そのための治療）の意味を持つキュア（cure）が派生したと言われている。キュアとケアが語源的には同じ意味を共有する点を，医療に携わる人は了解しておく必要があろう[3]。

2）生命倫理におけるケア

　名詞としての care には，「世話，監督，保護，介護，保育，保管」「注意，用心」「力をいれる事柄，関心事，責任，務め」「気がかり，気遣い，気苦労，心配，不安」「悲しみ」などの多様な意味があるが，『生命倫理百科事典』の「ケア」の項[4]では，ケア概念の系譜を，古代ローマの cura の伝統まで遡ることを通して，ケアすることが，人が人であること，人が生きることと不可分で密接な関係にあることが導出されている。つまり，生命倫理の領域で語られるケアには，一定の倫理的な意味が込められているのである。

3）医療におけるケアの二つの意味

　上述した「ケア」の項の担当者 W.C. ライクは，医療におけるケアには，①技術を提供するという意味で患者の世話をすることと，②患者を思いやること，という二つの意味があると述べている。彼によれば医療史における両者の関係は，ヒポクラテスの時代から「一体化」していたのだが，近代の医学・科学技術の発展の中で，①が単なる病の治癒をめざした治療の提供としてのキュア（狭義のケア）として理解され，②が忘れ去られたという。そして，20 世紀後半（特に 1970 年代に生命倫理学の発達にともない，患者の権利が主張され，医療のあり方が問われた時期）には，キュアに特化された医療が批判され，個々の患者の固有の生に目を向ける医療を目指し"キュアからケア"への転換が叫ばれ，医療において人間の徳性としての②の重みが増し，そこに医療の焦点があたり始めたのである。

4）M. メイヤロフの述べたケアの本質

　哲学者の M. メイヤロフが『ケアの本質』（1971）[5]で論究したケアの本質は，一般社会はもとより，看護領域にも強い影響を与え続けている。この書物は，

生の構造，生の目的，生の意義そのものを平易な言葉で語った稀な書物と言われている。「一人の人格をケアすることは，最も深い意味でその人が成長すること，自己実現を助けることである」。そして「他の人々にケアすることを通して，他の人に役立つことによって，ケアする人は，自分自身の生の真の意味を生きているのである」と表現されたケアの相互関係性（互恵性）は，ケアが他者への単なる一方通行のサービスではないこと，他者へのケアを通じて，ケアする人自身もケアされ，自己の生きる意味を見出すこと，したがって，ケアされているような“弱い立場”の人も，（ケアする人を）ケアをすることが可能であることを示唆した。メイヤロフは，「心が向き合っていないケアは，そもそもケアとは呼べない」と述べ，ケアを人が生きる上で本質的な営みとして措定したのである。

5）C. ギリガンから N. ノディングズへと引き継がれ発展した「ケアの倫理」

　ケアに人々の関心が寄せられていくなか，「ケアの倫理」という言葉が，道徳発達心理学者 C. ギリガンの『もう一つの声』(1982)[6] で，道徳的推論を正義の観点からのみ行うことを批判するために初めて用いられた。それ以前，ケアの示唆する倫理性は，他から分離され独立した諸個人が（他人に危害を加えない範囲で）自由に自らの利益を追求する中で起こる利害の衝突を調整する“権利”や“正義”に関わる規範を中心とする「近代倫理学では，傍流であり続けてきた」のである。その要因は，ケアが含意する思考（つまり，悩みや苦しみを持った目の前の個人の個別具体的な状況やニーズに応答することを自己の責任と捉えようとする思考）に立って，個々人が互いを配慮しあうという関係性や，それを支える倫理が，それまで私的領域で語られる事柄に関わるものであって，女性に固有の営みの問題と見なされてきたからであろう。

　ギリガンの述べた「ケアの倫理」を道徳的価値を持ったケアの思想へと発展させたのが，教育学における N. ノディングズの『ケアリング』(1984)[7] である。彼女は「従来の正義や普遍的原理の議論では捉え切れないケアの倫理の領域に光りをあて，ケアを中心に据えた倫理学を理論化しようと試みた」。彼女は，私たちがケアする人として，愛や自然な心の傾きから応答する関係こそが，諸々の道徳的ふるまいの源泉であること（「自然なケアリング」），その「自然なケアリング」は，幼少のころに受けた母親のケアによって育まれることを述べ，それまでの原理・原則・準則を用い普遍化可能性を求める思考方法を否定したのである。

そのため，ノディングズのケア倫には異論も多い。例えば，合理主義，反自然主義の立場からは，母親から子へのケアリングを原型として（それが善なるものだという前提のもとに），人間の倫理的基盤が形成するという「自然なケアリング」の正統性が問われた。さらに，愛・感情に基づく「ケアの倫理」は，普遍化困難であるがゆえに道徳理論たりうるかという批判がある。フェミニズムの立場からは，ケアの価値を提唱することが，女性の社会的地位の低さを容認・固定化し，女性を家事労働にしばってしまうと，批判された。さらに，身近な人，あるいは親密な人間関係以外の離れた場所の見知らぬ人々へのケアの責任は，どう考えればよいのかという疑問も呈された。ギリガンによる（正義に依拠した主流の）倫理学への問題提起は，その後，経済・政治・社会学に広がりをみせ，望ましい社会のあり方をめぐる正義対ケア論争へと発展した[8]。

3. 看護のケア (nursing care) とは何か

看護領域で論究されてきたケアは，ヘアケア，マウスケアなど実践的ケアから，看護がその理念として指向する抽象的で哲学的ケアに至る連続体（continuum）を形成しているので，それが何かは定められないという論者もいる。しかし，少なくともケアは，看護の中心的テーマであり，看護実践(臨床)と，看護とは何か（理論），それをどのように行うべきか（倫理）とを架橋する言葉として語られてきたように思われる。ここでは看護理論の系譜を遡り，臨床のケアを踏まえて，看護のケアの中核的意味を考えてみたい。

1）看護のケアの源流

F. ナイチンゲールは，『看護覚え書き－看護であるものと看護でないもの』(1860)[9] において，看護を初めて言葉にしている。彼女は看護を，病気以外から生じる病人の苦痛を取り除き，その生命力の消耗を最小限にするよう整えること（それは，新鮮な空気や陽光，暖かさ，静かさ，清潔さ，食事の規則正しさと食事の世話と説明されている）によって，人間の本来もつ自然治癒力を取り戻す関わりとして語っている。看護の目的は，病人の自然治癒力の取り戻しであり，その主人公はあくまでも患者自身である。現代看護の根本的方向性は，彼女によって定まったと言いうるだろう。

彼女の死後（1910 年），看護をとりまく 20 世紀の医療は，疾患の治癒を目的とした医師のキュア中心の医療が展開される。そのような中，看護における

医師の補助的役割の占める割合が高くなり，おそらく看護はその専門性を問わざるを得なくなったのであろう。自らのアイデンティティを問うエネルギーは，米国において職業団体を形成し，1950年代には看護教育の高等化（大学・大学院教育）を果たした。そのアカデミックな環境で，看護が何であるかを説明する理論化が進められてきた。看護学は学としていまだ萌芽の時期にあるが，少なくとも1950年代以降，看護では他の領域に先んじて，"ナースが行うケア"が盛んに論究されてきたのは確かである。

2）看護の独自性としての看護ケアはどう語られてきたか

現代看護の初期（1950〜70年代）の研究者たちは，当時の看護の現状を見据えながら（つまり，帰納法的手法で）保健・予防に関わるケアや，医師の治療の補助としてのケア（キュアの役割）とは異なる看護独自の機能としての看護のケアを意図して語っていたように思われる。

F.クルーター（1957）[6]は，看護ケアを，患者とともに行う「直接的看護ケア」と，（患者から離れたところで行われるが）患者のために行われる「間接的看護ケア」（つまり，家族，ナース同士，医療従事者，管理職とのコミュニケーションや調整を指す）の二つに分類している。初期の研究者に共通した看護ケアの説明は，例えば，「そばにいて，彼をみて，入浴させて，食事をさせて，排泄をさせて，更衣をさせて，彼の言葉を聞き，移動させ，保護し，彼の気持ちを察する」といった直接的な身体的援助（physical ministrations）を具体的に列挙するのが特徴である。

理論家たちは，直接的身体的援助が患者の信頼を得る手段であるため，患者に安心・安寧をもたらすような振る舞いを看護師に求めていた。「よい看護ケアの基礎は，この身体的援助にある」とまでクルーターは主張し，看護ケアとは「触媒（catalyst）である」と定義している。触媒とは，AをBへと変化させるものであるとすれば，その働きがより鮮明となるよう，L.ホールの看護ケア哲学にも言及しておこう。

ホールは看護が専門的プロセスであることを語るために，看護の三つの局面，すなわちケア，キュア，コアの局面を用いた。看護師は，「キュアの局面」と，（援助者としての自己を母親と見誤ることなく）母親のように優しく細々と面倒をみるという「ケアの局面」で機能することで，患者との親密性を構築し信頼を得る。その関係性において看護師は，相手を一人の人間とみなし応答することで「彼（患者）が誰であるか，彼がどこにいるか，彼がどこにいきたいか，

そこで得られる援助を受け取るか，断るか」を彼自身が考えられるように関わるという「コアの局面」に，看護の専門的プロセスを進めるのである。患者の自律性を見据えたこの触媒としての機能を欠くような世話や配慮（例えば，やり過ぎ，押しつけ，人間的な心配・気遣いを伴わない形式的な支援の行為）は，真の看護のケアとはなりえないのである。

　看護の独自性の探究は，V. ヘンダーソンの定義でほぼ完結されたと言えるだろう。1958 年，国際看護師協会（ICN）の依頼で彼女が著した小冊子『看護の基本となるもの』に掲載された定義の文言は，ICN が 1987 年に採択した「看護の定義」（フルバージョン）において看護の独自性の表現に引用され，現在に至っている。その独自性とは，人々の「健康状態に対する彼らの反応を見極め（assess），彼らがもし必要な力，意志あるいは知識を持っていれば，手助けされなくても行えるであろう健康あるいは回復（あるいは尊厳死）に資する行為の遂行を援助すること，そして彼らができるだけ早期に部分的あるいは全面的な自立を得るような形でその援助を行うこと」なのである。

　初期の看護理論家たちは，ケアを日常生活の単なる世話ではなく，キュア・ケアを通して患者の自律を補完し，自立を促す（本来の自然治癒力を引き出す）という専門的プロセスを進めることを意図して供されるものと見なしていたがゆえに，患者との 1 対 1 の関係性（看護のプロトタイプ）に着目し，そこでのケアがもたらす相互作用に価値をおいてきたと考えられる。

　一方，生命倫理学領域でケア論が展開された 1980 年代に看護学では，ケアを本質とみなし，それを演繹的手法で論究するようになった。中でも 1990 年に J.M. モースらが，35 名の看護理論家のケアリングの概念を検討し，その意味を「①人間の特性，②情感，③道徳的に重要な課題，④患者−看護師間の相互作用，⑤治療的介入」に整理したことで[11]，看護のケアが，どのような要素から成り立っているかという全体像の見通しがついたのではなかろうか。

3）看護のケアの中核的意味とケアが示す理念的応答性

　今日における看護ケア活動といえば，チーム医療の中で他職種と連携を図り，「対象者の健康状態をアセスメントし，健康の増進，健康障害からの回復，または安らかな状態で死を迎えられること，を目指して行う援助行為全般を指す」[12]。看護の対象は，個人や家族から社会までとその射程は広く，対象の健康・不健康は問われない。

　さらに，「保健師助産師看護師法」に定められた看護師の責任（業務）は，

二つある。医師の「診療の補助」業務は，名称独占として看護師が看護師であることの根拠を定めており，そのケア（キュア）は，人の命を守るという使命に即して，専門職に値する知識と技術が当然求められる。その業務と同時進行で行われる「療養上の世話」業務とは，病によって侵食された患者の人間としての24時間の生活の流れを整え，維持するケアである。

　最近では，ケアとキュアの役割を深化・融合させた高度実践看護師が活躍しつつある。そうして2015年10月1日にはキュアの役割（特定の医行為）により踏み込む「特定行為に係る看護師の研修制度」が創設された。このように看護の社会的役割が拡大され"外堀"が広がる中，看護の"本丸"が不明瞭，との指摘がある。看護の最も看護らしいその"本丸"（看護のケアの中核的意味）をどこに定めるべきなのだろうか。

　看護のケアは，キュア（その基盤にある伶俐な知）なしに成立しえないのだが，看護のケアは単なる技術提供にとどまらず，人間的で，誠意のある，丁寧な，過不足のない，さりげない心配や気遣いを伴った実践としてのケアであること，それが患者にもたらす安寧，人として大事に扱われているという患者の感覚を呼び覚ますという効果は，初めて実習にでた看護学生でさえ，些細な日常の場面で容易に理解しうる。

　例えば，蒸しタオルだけで毎日顔を拭かれていた意識不明瞭である初対面の患者の顔，その皮膚特有の濁ったテカリ，どす黒い血色，顔を触った手についた体脂の臭い。瞬間に患者のおかれた状況に思いをはせて，学生に石鹸清拭を促す。温かいタオルに「はぁーっ」と思わず出た患者のため息，触った皮膚の感触の違い，体臭の消失，血行回復による艶・色調の著しい変化，何よりも患者の穏やかな人間らしい顔つき，それをみている家族の表情が，学生に大切なことを確実に伝えていくのである。臨床のケアは，日常の些細なことの積み重ねである。多忙な臨床の中で，この"普通"のことを"普通"に行うことが実は難しく，患者の尊厳を守ることにとって価値あることであり，目の前の人の人間としての生活を護ろうとして，日々行われる細やかで温かで慈愛に満ちた具体的なケアなくして，看護師は患者の全体を支え，その自然治癒力を引き出すことができないのである。

　個々の看護師の行為の基盤には，個々の文脈や状況を抱える傷つきやすい生身の人間の苦悩・ニーズ・反応に，人間としての関心を寄せ，配慮し，対話とプロセスを通して応答すべし，というケアという言葉の持つ（理念的）応答の

あり方があると思われる。医療のケアに携わる専門職ならば，まず人としてケア的ふるまいを共有して患者に関わるべきであろう。

4. おわりに：看護におけるケアの課題

1）ケアに基づく独自の看護倫理は，ありうるか

　1980 年代以降，看護領域では，2 で言及したケア論の影響を受け，「ケアの倫理」を看護倫理の中心に捉えようと試み始めた [13]。J. ワトソン，S. ギャドー，S. フライと M.J. ジョンストンらによって，患者 − 看護師関係に存在する互恵性や，看護が 1 人の人間の全体をとらえるという点，看護にヒューマニスティックな側面がある点などが，ケアという言葉を通して強調され，ケアに依拠した看護独自の看護倫理の構築が図られてきた。

　しかし，生命倫理学者の H. クーゼは，看護における「気質としてのケア（dispositional care）」（例えば，個人に向き合い，そのニーズを正しく細やかに察し，ふるまうような行動特性）の重要性を承認しつつも，ケアという言葉から自動的に倫理性を引き出せないという P. オールマークの主張を援用し，原則に基づく倫理的アプローチの重要性を説いて，ノディングズの「ケアの倫理」に依拠する看護倫理を批判している [14]。

　こうした看護倫理への批判に対して，C. ガストマンは，ケアを動機的・感情的・認知的要素を備えた一つの徳（つまり，ケアは感情や愛に基づいたものではない）とみなすことで，「ケアの倫理」は倫理たりえないという批判をかわそうとしている。さらに最近では，ノディングズへの批判は，誤読に由来するもので，「ケアの倫理」の普遍化可能性はある，という主張もある。果たして，ケアに依拠する独自の看護倫理はありうるのか，医療倫理と看護倫理はどのような関係にあるのか，看護は応答を求められている [15]。

2）隠喩としてのケアが覆い隠した負の側面

　看護領域にはその時代を反映した望ましさ（道徳性）を一言で表現するさまざまな隠喩があり，それらは時代の負の側面を覆い隠したという M.E. ウルツバッハの指摘がある。例えば，19 世紀の看護師には，医師・管理者・患者に対し従順（obedient）で忠実（loyal）であることが（望ましいあり方として）求められていたが，彼らに従順であることによって看護師が仕事の責任を負うことを免れていたという負の側面があった。そのような組織の状況を，彼は

army（軍隊）という隠喩で表現している。1980 年代の隠喩は，まさしく care（ケア）だったが，それが覆い隠した負の側面に関する彼の記述はない。あえてそれを類推すれば，看護師の感情移入による誤った判断や恣意的な解釈による押しつけとしての「悪しきパターナリズム」，ケアの名のもとに看護師へ強いられる過剰な自己犠牲，身近な人へのケアに関心が向くあまり，公平さを欠いてしまうなどのケア批判ということになろうか。

3) ケアする人をケアする制度の問題

　超高齢化社会では，衰え生活を他人に委ねざるをえない人が増えている。ケアする負担に耐えかねた離職や痛ましい事件，ケアを生業とする人材の不足が社会問題化している。「ケアというコストを払わずには存続しえない社会で，ケアにまつわる負担をどう分担することが公正なのか」という制度の枠組みの公正さに関する新たな議論が行われつつある[16]。看護ケアの中核には，患者の基本的ニーズの充足を支援する局面があると 3. で述べてきたが，例えば排泄の支援のような「行為としてのケア」に，社会的"敬意"はどの程度払われてきたのだろう。

　社会学者 S. ゴードンは調査を踏まえ，看護師が人の生活に欠かせない日々のケアを細やかな配慮を添えて提供する中で，"タペストリーを編むように"，患者との倫理的なケアの関係を紡ぎ出すという看護ケアのありかたを言語化し注目された[17]。後に彼女は，医師の領域の仕事を行う上級実践看護師の正当性が模索されていた全米で「I'm just a nurse（私はごく普通のナースです）」というキャンペーン[18] を展開し，ジェネラル（general）なナースが行う仕事の重要性を社会に発信したのである。

　ケアしケアされる関係におけるケアのありかたは，看護のプロトタイプ（prototype）として重要だが，看護師はチームでケアを提供している。社会学者 D. チャンブリスは実態調査を踏まえて，看護師がプロトタイプで語られるイデオロギー的なケアの理想（理念）を掲げ，そのありかたを臨床で維持しようとすることの困難性を抽出した。さらに看護における倫理的問題の多くは，看護師個人の倫理的ディレンマというより，社会組織上の構造問題（医療における意思決定の権限を含む支配構造，経済問題も含む制度的問題）に因るのではないかと鋭い指摘をしたのである[19]。

　約 20 年にわたるケアリング研究を総括した看護学者 筒井真優美は，2011 年のアクションリサーチ（action research）の結果である「自分が支援されている

環境にいなければケアリングは難しく，癒されていなければ人を癒すことはできない」をふまえて，今後のケアリング研究の課題はケアする人を支援する“環境”であることを示唆した[20]。臨床で患者に幸福な体験を提供しうるような看護ケアを見据えて，ケアする人の尊厳・支援にも目配りがなされつつある。

■■■ 参考文献 ■■■

1) 森岡正博：「ささえあい」の人間学 ── 私たちすべてが「老人」+「障害者」+「末期患者」となる時代の社会原理の探究 ── . 法蔵館，東京，1994.

2) 清水哲郎，川本隆史編：ケアとしての医療とその倫理. ケアの社会倫理学 ── 医療・看護・介護・教育をつなぐ ── . 有斐閣選書，東京，pp.105-130，2005.

3) 日野原重明：＜ケア＞の新しい考えと展開. 春秋社，東京，1999.

4) W.C.ライク：care. S.G.ポスト編：生命倫理百科事典. 丸善，東京，pp,862-874，2007.

5) M.メイヤロフ（田村真・他訳）：ケアの本質 ── 生きることの意味 ── . 第4刷，ゆみる出版，東京，1993.

6) C.ギリガン（岩男寿美子訳）：もう一つの声 ── 男女の道徳観の違いと女性のアイデンティティ ── . 川島書店，東京，1986.

7) N.ノディングズ（立山善康・他訳）：ケアリング ── 倫理と道徳の教育 ── 女性の観点から. 晃洋書房，京都，1997.

8) 中村直美：正義の思考とケアの思考 ── 正義とケア研究覚書 ── . 中村直美・他編：時代転換期の思想. 成文堂，東京，pp.71-95，2002.

9) F.ナイチンゲール（薄井坦子訳）：看護覚え書. 改訂第6版，現代社，東京，2002.

10) F.R.クルーター（池田明子・他訳）：よい看護ケアとは.「綜合看護」編集部編：看護学翻訳論文集1 新版・看護の本質. 新版第6刷，現代社，東京，pp.107-123，2001.

11) 操華子（シスター.M.S.ローチ，鈴木智之・他訳）：解説 ── 米国におけるケアリング理論の探究. アクト・オブ・ケアリング ── ケアする存在としての人間 ── . 第3刷，ゆみる出版，東京，pp.206-224，2002.

12) 和田攻他（総編）：看護大辞典. 医学書院，東京，p.515，2002.

13) D.ドゥーリー・他（坂川雅子訳）：看護倫理3. みすず書房，東京，2006.

14) H.クーゼ（竹内徹・他監訳）：ケアリング ── 看護婦・女性・倫理 ── . メディカ出版，大阪，2000.

15) 永田まなみ著：看護教育における医療倫理 ──「ケアの倫理」に焦点を当てて ── . 伴信太郎・他編：シリーズ生命倫理学19「医療倫理教育」. 東京，pp.201-219，2012.

16) 日本法哲学会：法哲学年報 2016「ケアの法 ケアからの法」．有斐閣，東京，2017.

17) S. ゴードン（勝原裕美子ほか訳）：ライフサポート．日本看護協会出版会，東京，1998.

18) S. ゴードン（早野真佐子訳）：「第 53 回スザンヌ・ゴードンのアメリカ医療・看護最新事情」，『Nursing Today』，日本看護協会出版会，22（10），pp.74-75，2007.

19) D. チャンブリス（浅野祐子訳）：ケアの向こう側 ── 看護婦が直面する道徳的・倫理的矛盾 ──．日本看護協会出版会，東京，2002.

20) 筒井真優美：「看護学におけるケアリングの現在 ── 概説と展望」．『看護研究』，医学書院，44（2），pp.125-128，2011.

［その他の参考図書］

1) 中野啓明・他編：ケアリングの現在 ── 倫理・教育・看護・福祉の協会を越えて ──．晃洋書房，京都，2006.

2) 高橋隆雄・他編：ケア論の射程．熊本大学生命倫理研究会論集 2，九州大学出版会，2001.

3) 広井良典：ケアのゆくえ 科学のゆくえ．岩波書店，東京，2005.

II 部

生命の始まりをめぐる倫理問題

第 6 章

着床前診断と胚選別

北宅　弘太郎

1. はじめに

　着床前診断（preimplantation diagnosis：PGD）は，1989 年に英国から初めて報告された，ヒトの胚の一部を用いた出生前診断法である[1]。体外受精や顕微授精などの生殖補助医療技術によって得られた胚から 1 ～ 2 個の細胞を生検採取し，遺伝子診断技術を用いて，特定の遺伝子疾患を診断する方法である。その結果に基づいて，より発病の確率の少ない胚を選別し子宮内へ移植することにより，生まれてきた児の疾患の発症率を下げることが期待されている。着床前診断の対象とされているカップルは，遺伝子疾患が原因と考えられる（受精卵の遺伝子異常と推測される）流産を反復する場合，過去に重篤な遺伝子疾患児が出生した既往があり，次の児にもその発症の危険性が考えられる場合などである。これまでに着床前診断がなされた遺伝子疾患の一部を表 1 に示す。

　従来は，培養 3 日目初期胚の割球を採取して遺伝子解析する方法がとられていたが，生検後の初期胚では移植後の妊娠成績が低下するという研究が多かった。一方，培養 5 日目の胚盤胞の栄養外胚葉を生検採取（trophectoderm biopsy）することで，より多くの細胞が遺伝子解析用に回収でき，培養に耐えた生存の可能性のある胚のみを選択して検査を行うことが可能となってきた。胚へのダメージが少なく，妊娠成績の改善も報告され始めており，今後はこの方法が中心になってゆくと思われる。遺伝子診断には PCR（polymerase chain reaction）や FISH（fluorescence in situ hybridization）法が用いられてきたが，最近では aCGH（array-comparative genomic hybridization）法や rapid quantitative real-time PCR 法が導入され，高速診断が可能となり，翌日・培養 6 日目での胚盤胞移植で良好な妊娠成績の報告も出てきている[2]。この分野の技術革新は目覚しく，今後も優れた方法が出てくる可能性が十分にある。

　2012 年 5 月のヨーロッパ生殖医学会（the European Society of Human Re-

表 1　着床前診断によりこれまでに診断された遺伝子疾患

囊胞性線維症	Duchenne 型筋ジストロフィー	Becker 型筋ジストロフィー
筋緊張型ジストロフィー	血友病	鎌状赤血球症
脆弱X症候群	Tay-Sachs 病	β-サラセミア
Fanconi 貧血	Li-Fraumeni 症候群	Huntington 病
Kell 病	脊髄小脳失調症 3（SCA3）	Kennedy 病
Charcot-Marie-Tooth 病	セントラルコア病	Crouzon病
Marfan 症候群	神経線維腫症	先天性骨形成不全
Stickler 症候群	Gaucher 病	表皮水疱症
先天性γ-グロブリン欠損症	Alport 症候群	高インスリン血症性低血糖
Hunter 症候群　など		

production and Embryology：ESHRE）で，着床前診断コンソーシアムの報告があった。1997 年から 2007 年の間に 57 の施設で行われた 27,000 周期以上の着床前診断の内訳は，21 トリソミーなどの染色体異数性スクリーニング（61%），単一遺伝子異常の検索（17%），染色体異常検査（16%），X 染色体連鎖遺伝子疾患（4%），社会的理由による性別診断（2%）であった。また臨床妊娠数 5,187 件のうち，分娩に至った数は 4,140 件，新生児数は 5,135 人であった[3]。2000 年 2 月の ESHRE のレポートでは，1,561 周期に行われ，臨床妊娠数 378 件，新生児数 279 人であったことからも，世界ではこの 10 年間で着床前診断が急速に普及していることがわかる。

2. 海外における着床前診断

　着床前診断の容認・施行には，その国の宗教的・民族的思想が大きく影響する。欧州では着床前診断の実施に当たって，生殖補助医療に対する法律を制定し，規制された範囲内で実施している国が多い。

　イタリア共和国では，長期にわたる議論の末，2004 年に生殖補助医療法・Law 40/2004 が成立した。同法のもとでは，胚は権利の主体，すなわちヒトとして扱われ，着床前診断は事実上禁止され，胚の凍結や廃棄，選別も原則的に認められなかった。2010 年に囊胞性線維症の保因者であるカップルが，「着床前診断の禁止は，私生活及び家族生活の尊重を定めた欧州人権条約に違反する」として，イタリア政府を相手に，欧州人権裁判所（European Court of Human

Rights）に提訴した。2012 年に，同裁判所小法廷は，「他の出生前診断が認められているなかで，着床前診断を禁止するのは，法的に一貫性がない」として，イタリア政府に賠償を命じた。

ドイツ連邦共和国では，1990 年に制定された胚保護法が，不妊症治療のみに限定した生殖補助医療技術の利用を認める一方で，ヒトの胚を研究目的で使用することを禁じた。同法には，着床前診断に関して直接的に規制する条項は無かったが，現実には実施されてこなかった。その背景には，ナチスによる「優生学的人種政策」への強い抵抗がある。しかし，2010 年に連邦通常裁判所が，着床前診断を条件付きで容認する判決を下したことを期に，2011 年に胚保護法が改正された。児が重篤な遺伝性疾患を発症するリスクが高い妊娠，流死産の可能性が高い場合には，カップルの書面による同意のもとで着床前診断が認められた。スイス連邦やオーストリア共和国では，着床前診断は法律で禁止されてきたが，スイスでは 2014 年 12 月に，オーストリアでは 2015 年 1 月に改正法が成立し，一定の条件の下での施行が認められている。

一方で，法的規制を設けず盛んに着床前診断が行われている国も多い。アメリカ合衆国，タイ王国，キプロス共和国など，国外から希望するカップルを受け入れている国もある。また医療ツーリズムの一環として国際的に仲介する業者も増加しており，法律がいくら制限をかけようとも，渡航により着床前診断を受けることが可能な時代になってきた。

表 2　Recommendations of Human Genetics Commission

- PGD should be limited to the detection of specific and serious conditions "serious" is difficult to define in this context
- PGD should not be used for trait selection or such that it could give rise to eugenic outcomes
- Consistency is needed between conditions considered as appropriate for PGD and for prenatal diagnosis by amniocentesis or chorionic villus sampling
- PGD to detect carrier status for an autosomal recessive condition should where possible be avoided
- Guidance regarding PGD to select and implant embryos that are affected by a genetic condition has not yet been formulated

3. 日本における着床前診断

　日本では，体外受精などの生殖補助医療技術に対しては，民法や母体保護法が一応の規制を持つとされてはいるが，規制や罰則を律した具体的な法律はなく，日本産科婦人科学会のガイドラインや会告が，唯一の指標となっている。

　1999年に日本産科婦人科学会は，着床前診断の臨床応用に際して，本法がさまざまな医学的，社会的，倫理的な問題を包含していることを配慮し，特に障害者の立場を考慮して本件の審議を行い，臨床研究の範囲で会員が実施する際のガイドラインを作成した。これの解説によれば，着床前診断の実施者および協力者が体外受精・胚移植について実績があり，胚の取り扱いに習熟しており，高い倫理意識を持つことを要求している。さらに胚生検や遺伝子診断などについて動物実験を含めて，十分な技術的水準の裏づけがあることを必要とされ，遺伝性疾患と出生前診断に関する深い知識と豊かな経験を要求している。これを現時点で認められた診断技術とはせず，当面の間，臨床研究として実施することを決議している。また着床前診断の実施者は日本産科婦人科学会認定医であることが望ましい旨を述べている。

　適応となる疾患については，具体的に取り決めを行わず，「重篤な遺伝性疾患に限り適用される」としている。現在，治療法が発見されていない疾患が対象となるが，「重篤な」という表現に関しては，実施者側と患者側によって見解が異なる可能性がある。したがって，適応疾患ごとに個々に審査する必要があり，申請に応じて学会が個々に決定することを定めている。このような手続きを行う決定をした理由として，①範囲が多岐にわたること，②適応疾患が拡大解釈される可能性があること，③治療法の進歩により一度認定された疾患が今後永久に適応となるとはかぎらないこと，④将来予想される受精卵の遺伝子スクリーニング，遺伝子操作を防止すること，などを目的としているからであると説明している。また，疾患遺伝子の診断を基本とするが，それが困難な伴性遺伝性疾患の遺伝子病型については，性判定で対応することもやむを得ないとしている。当然のことながら，目的外の男女生み分けや遺伝子操作は禁止している。

　実施者は申請にあたって，所属する医療機関の倫理委員会において実施の許可をすでに得ていることを前提とすると定めており，実施状況および結果については，毎年定期的に報告する義務を，実施者に課している。もしも認可条件

表 3 「着床前診断」に関する見解

受精卵（胚）の着床前診断に対し，ヒトの体外受精・胚移植技術の適用を認め，実施にあたり遵守すべき条件を以下に定める。

1. 位置づけ

着床前診断（以下本法）は極めて高度な技術を要する医療行為であり，臨床研究として行われる。

2. 実施者

本法の実施者は，生殖医学に関する高度の知識・技術を習得した医師であり，かつ遺伝性疾患に対して深い知識と出生前診断の豊かな経験を有していることを必要とする。また，遺伝子・染色体診断の技術に関する業績を有することを要する。

3. 施設要件

本法を実施する医療機関は，すでに体外受精・胚移植による分娩例を有し，かつ出生前診断に関して実績を有することを必要とする。実施しようとする施設は，所定の様式にしたがって施設認可申請を行い，本会における審査を経て許可を得なければならない。

4. 適応と審査対象および実施要件

1) 適応の可否は日本産科婦人科学会（以下本会）において申請された事例ごとに審査される。本法は，原則として重篤な遺伝性疾患児を出産する可能性のある，遺伝子変異ならびに染色体異常を保因する場合に限り適用される。但し，重篤な遺伝性疾患に加え，均衡型染色体構造異常に起因すると考えられる習慣流産（反復流産を含む）も対象とする＊。

2) 本法の実施にあたっては，所定の様式に従って本会に申請し，許可を得なければならない。なお，申請にあたっては，会員が所属する医療機関の倫理委員会にて許可されていることを前提とする。

3) 本法の実施は，強い希望がありかつ夫婦間で合意が得られた場合に限り認めるものとする。本法の実施にあたっては，実施者は実施前に当該夫婦に対して，本法の原理・手法，予想される成績，安全性，従来の出生前診断との異同，などを文書にて説明の上，患者の自己決定権を尊重し，文書にて同意（インフォームドコンセント）を得，これを保管する。また，被実施者夫婦およびその出生児のプライバシーを厳重に守ることとする。

4) 診断する遺伝学的情報（遺伝子・染色体）の詳細および診断法については審査対象とする。診断精度を含めクライアントに対しては，十分なカウンセリングを行う。

5. 診断情報および遺伝子情報の管理

診断する遺伝情報は，疾患の発症に関わる遺伝子・染色体の遺伝学的情報に限られ，スクリーニングを目的としない。目的以外の診断情報については原則として解析または開示しない。また，遺伝情報は最も重大な個人情報であり，その管理に関してはいわゆる厚生労働省・文部科学省・経済産業省による三省ガイドラインおよび遺伝関連医学会によるガイドラインに基づき，厳重な管理が要求される。

6. 遺伝カウンセリング

本法は遺伝情報を取り扱う遺伝医療に位置づけられるため，十分な専門的遺伝カウンセリングが必要である。ここでいう遺伝カウンセリングとは，4項3）および4）に述べる実施診療部門内における説明・カウンセリングとは異なり，臨床遺伝専門医，

認定遺伝カウンセラー等の遺伝医療の専門家が，客観的な立場から遺伝カウンセリングを行い，医学的理解，クライエントの意識の確認などを行う。遺伝カウンセリングは，着床前診断実施者が所属する診療部門以外の第三者機関もしくは診療部門において，実施者以外の臨床遺伝専門医または認定遺伝カウンセラー等の遺伝医療の専門家がこれを行う。

7．報　告

本法はなお臨床研究の範囲にあり，診断精度・児の予後などを含め研究成果を集積，検討することが望まれる。実施状況とその結果について毎年定期的に本会へ報告する。

8．倫理審査および申請手続き

実施にあたっては，本会への倫理審査申請と承認が必要である。実施しようとする施設は施設認可申請を行い許可を得た後，申請された事例ごとに着床前診断症例認可申請を行い，本学会の倫理委員会の下に設けられた審査小委員会で審査される。

9．見解等の見直し

本会は，着床前診断に関する本会の見解や資格要件，手続きなどを定期的（3〜5年毎）に見直し，技術的進歩や社会的ニーズを適切に反映していくことに努める。

＊習慣流産に対する着床前診断についての考え方

本邦における着床前診断（以下本法）は，平成10年に本会見解が示されて以来，重篤な遺伝性疾患に限って適用されてきた。しかし，生殖補助医療技術の進歩，社会的な要請の出現に伴い，染色体転座に起因する習慣流産に対する本法の適用が検討され，慎重な議論の末，平成18年に「染色体転座に起因する習慣流産（反復流産を含む）を着床前診断の審査の対象とする。」という見解を発表した。これは，流産の反復による身体的・精神的苦痛の回避を強く望む心情や，流産を回避する手段の選択肢のひとつとして本法を利用したいと願う心情に配慮したものであり，平成10年見解における審査対象「重篤な遺伝性疾患」に新たな枠組みを設けるものであった。

染色体転座に起因する習慣流産では自然妊娠による生児獲得も期待できることが多く，十分な遺伝カウンセリングのもとに，その適応は症例ごとに慎重に審査し決定されるべきである。

平成22年6月改定

着床前診断の実施に関する細則

1．申請方法

1）施設認可申請

着床前診断の実施を希望する施設は，下記の申請書類を日本産科婦人科学会理事長宛に送付する。

(1) 着床前診断に関する臨床研究施設認可申請書（様式1）
　　①施設の出生前診断に関する実施状況
　　②体外受精・胚移植に関する実施状況
　　③遺伝子診断，染色体分析技術に関する業績

(2) 実施責任者・実施者（複数の場合は全員）の履歴書

(3) 申請施設の遺伝子・染色体診断に関する論文別冊および学会発表の抄録のコピー

＊上記の内容に変更が生じた場合は速やかに本会に報告する。
　　（4）当該施設内における遺伝カウンセリング体制，内容および担当者の実績（資格，履歴など含む）報告書
　2）着床前診断症例認可申請
　　　着床前診断の実施にあたり，下記の申請書類を日本産科婦人科学会理事長宛に送付する。申請は診断する症例ごとに行う。なお，用いる診断方法をすべて記載する。
　　（1）着床前診断に関する臨床研究個別症例申請書（申請書の様式は定めないが，以下の内容を含むものとする）
　　　①着床前診断を行う疾患名（遺伝子変異，染色体核型など）
　　　②症例の概要（妊娠歴，流産歴，分娩歴，夫婦および家族歴（遺伝家系図），着床前診断を希望するに至った経緯，遺伝性疾患においては生まれてくる児の重篤性を示す臨床症状もしくは検査結果，習慣流産においては夫婦の核型，流産児（絨毛）の染色体分析結果，習慣流産関連の諸検査成績など）
　　　③遺伝子変異，染色体異常の診断法
　　　④着床前診断実施者が所属する診療部門以外の第三者機関もしくは診療部門における遺伝カウンセリングの内容および担当者の実績（資格，履歴など含む）
　　（2）申請施設内倫理委員会の許可証のコピー
　　（3）着床前診断症例認可申請チェックリスト（様式2）
2．審査小委員会
　1）本小委員会は，原則として本会理事または倫理委員，および理事長が委嘱する着床前診断に豊富な知識を有する専門家をもって構成され，施設認定に関する審査，個々の申請事例についての適応可否に関する審査等を行う。委員は合計5名とする。委員の再任は妨げない。
　2）委員長は委員の互選により選出される。
　3）委員会は本会倫理委員長の諮問あるいは必要に応じて小委員会委員長が召集する。
　4）委員会の職責遂行を補佐するため幹事若干名が陪席する。
3．施設および事例の認定
　1）審査小委員会は申請内容を書類にて審議し，必要に応じて調査を行う。
　2）審査小委員長は申請審議内容を倫理委員会に報告し，理事会は認定の可否を決定する。
　3）認定は疾患および診断方法について行い，申請者に通知する（様式3）
4．実施報告義務
　1）本件に関わる報告対象期間は毎年4月1日から翌年3月31日までとする。
　2）実施施設は，前年度の報告を毎年6月末日までに個々の実施報告書（様式4），実施報告のまとめ（様式5）を倫理委員長宛に送付する。
　3）当該年度に実施例がない場合でも，実施報告のまとめは送付する。
　4）倫理委員会は報告書を審議し，その結果を理事会に報告する。
5．見解の遵守
　1）倫理委員会は認定施設および実施者が見解を遵守しているかを検討し，違反した場合にはその旨理事会に報告する。
　2）理事会は見解に違反した施設および会員に対して本会見解の遵守に関する取り決めに従って適切な指導・処分を行う。

6. 臨床研究の評価
　1）倫理委員会は本臨床研究の有用性を当面 2 年ごとに再評価する。

平成 23 年 2 月 26 日改定
　　　　　　　　　　　　　社団法人　日本産科婦人科学会
　　　　　　　　　　　　　　　　　　　理事長　吉村　泰典
　　　　　　　　　　　　　倫理委員会委員長　嘉村　敏治

＊改定版は http://www.jsog.or.jp/modules/statement/index.php?content_id=31 を参照

に違反していたり，見解を遵守していない場合には，認可の取り消しを行う場合もあると説明している。

　最後に，着床前診断の対象となる夫婦は，着床前診断に対して夫婦間で合意が得られ，その実施を強く希望する夫婦にかぎられることを説明している。着床前診断の実施者は，着床前診断を希望する夫婦に対して，その概略，予想される成績（検出率，正診率，診断限界など），安全性，従来の出生前診断（羊水検査，絨毛検査，胎児鏡，胎児臍帯血検査，超音波検査など）との相違点などを詳細に説明し，当該夫婦の理解と選択のための十分な情報の提供が必要であると述べている。特に，体外受精・胚移植の実施と同程度の安全性であるものの，現在のところ診断精度に関して限界があること，また臨床研究の段階にある医療技術であることの十分な説明と同意を要するとしている。説明は文書で行い，同意も必ず文書にて取得し，これを診療録とともに保管することを義務づけている。なお，着床前診断の施行の際の遺伝性疾患に関するカウンセリングは，十分な遺伝医学的知識と経験を持ち，なおかつカウンセリングに習熟した者が行うこととしている。当然のことながら，着床前診断は通常の生殖医療以上に当事者のプライバシーに関わる部分が大きいため，医師をはじめとした医療関係者が被実施者夫婦および出生児のプライバシーを厳重に守ることを義務づけている。

　このガイドライン施行のもとで，2004 年に着床前診断に関する申請が認可された。2006 年に染色体転座に起因する習慣流産（反復流産を含む）を着床前診断の審査の対象とすることが加えられた。

4. 着床前診断による非医学的な理由による性別の選択

　非医学的な理由による性別の選択（non-medical sex selection）を目的とした着床前診断が，注目されてきている。血友病やデュシャンヌ型筋ジストロフィーなど，男女で発症率が異なる伴性遺伝性疾患の伝播を回避する目的ではなく，カップルの希望により行われるものである。2013 年現在，X 精子と Y 精子を完全に分ける方法はまだ確立していないが，フローサイトメトリーを用いて高純度で回収することは技術的に可能となってきた[4]。着床前診断が今後，胚の性染色体の確定診断に用いられることが考えられる。ESHRE Task Force は，カップルに男または女どちらかのみの児が一人以上おり，別の性の児を希望するfamily balancing について，現在の法規制では対応できない場合があることを懸念している[5]。

参考文献

1) Handyside AH, Pattinson JK, Penketh RJ, Delhanty JD, Winston RM, Tuddenham EG: Biopsy of human preimplantation embryos and sexing by DNA amplification. *Lancet* 1 (8634): 347-349, 1989.

2) Scott RT Jr, Upham KM, Forman EJ, Hong KH, Scott KL, Taylor D, Tao X, Treff NR: Blastocyst biopsy with comprehensive chromosome screening and fresh embryo transfer significantly increases in vitro fertilization implantation and delivery rates: a randomized controlled trial. *Fertility and Sterility* 100 (3): 697-703, 2013.

3) Harper JC, Wilton L, Traeger-Synodinos J, Goossens V, Moutou C, SenGupta SB, Pehlivan Budak T, Renwick P, De Rycke M, Geraedts JP, Harton G: The ESHRE PGD Consortium: 10 years of data collection. *Human Reproduction Update* 18 (3): 234-247, 2012.

4) Karabinus DS: Flow cytometric sorting of human sperm: MicroSort clinical trial update. *Theriogenology* 71 (1): 74-79, 2009.

5) Dondorp W, De Wert G, Pennings G, Shenfield F, Devroey P, Tarlatzis B, Barri P, Diedrich K: ESHRE Task Force on ethics and Law 20: sex selection for non-medical reasons. *Human Reproduction* 28 (6): 1448-1454, 2013.

第 7 章

人工妊娠中絶と出生前診断

齋藤　有紀子

1. 2013 年，二つのできごと

妊娠中に胎児の状態を検査する出生前検査が社会的議論を呼んでいる。

障害をもつ胎児の選択的中絶につながるため，従来から差別助長の懸念は指摘されてきたが，1990 年代に妊婦の血液で胎児の障害の有無の確率・可能性を判断する母体血清マーカー検査が登場したことで，検査の大衆化，マス・スクリーニング化，商業化の懸念が生じてきた[*1]。本稿執筆の 2019 年現在，母体血を用いた非確定検査（NIPT：無侵襲的出生前遺伝学的検査）が，産婦人科以外の施設で指針を守らず実施されていることが明らかとなり[*2]，当初の懸念はますます現実となってきた。

現状の問題を論じるために，少し時期を遡って，2013 年に話題となった二つの例から紹介したい。

一つは，2013 年 4 月，妊婦の血液だけで胎児の障害の有無をみる検査（NIPT：無侵襲的出生前遺伝学的検査）が日本でも臨床研究として始まったこと。妊婦の血液中に浮遊する DNA の断片を並べ替え，全体の量をみることで，胎児の染色体の 13 番，18 番，21 番の数が多いかどうかを判定する。「新型出生前検査」とも呼ばれ，マスコミで大きく取り上げられた。

NIPT は確定診断ができる検査ではない。陽性になった場合，後日，羊水検査などで胎児の細胞を直接調べて確定診断する必要がある。臨床研究開始の 2013 年 4 月 ～ 2018 年 9 月までのデータ 6 万 5,265 件のうち，陽性となった人は 1,181 人。うち偽陽性は 105 人。妊娠継続は 36 人，妊娠中断した人は 819 人（妊娠中断率 78.6%）であることが公表されている[*3]。

もう一つ，2013 年に話題になったできごとに，長野県の根津八紘医師が 1986 年以来行ってきた 1,001 例以上の減数手術のうち，障害があるとわかった胎児を選んで減らしたケースが 36 例あったと公表したことがある。

　減数手術（減胎手術ともいう）は，不妊治療などで双子以上の胎児を妊娠した場合に，一部の胎児の生命を母体内で終了させ，双子以下に減らす処置のこと。母体保護法における中絶の定義は，「人工的に，胎児およびその附属物を母体外に排出する」ことであるため，厳密には中絶に該当する術式でなく，法的位置づけが空白であるが，厚労省報告書は「認められ得る（場合がある）」と述べている[*4]。

　根津医師は，「障害児を育てられる社会の支援態勢が不十分なままでは，私は『産んで育てなさい』とは言えない」と，その正当性を訴えた[*5]。

　一方，徳島大学産婦人科の苛原稔教授は，「減数手術は不妊治療で3胎，4胎という多胎になったとき，母体の健康を維持し，未熟児として生まれた子たちが大きな不利益を被ることを回避するため，緊急的な措置として行われてきた。ポイントは母体を守るためであって，異常児だからということで選んで減数手術するということではない。」と，障害胎児の選択的減数に懸念を表明した[*6]。

2. 障害者運動と出生前診断

　2013年のできごとは，いずれも，障害をもつ胎児を出生前に選別することの是非を問うている。まず，日本の議論の歴史を振り返っておこう。近過去から学び，教訓を生かしながら，問題を考え続けることが，生命倫理の営みの一つだからである。

　1966年，兵庫県は「不幸な子どもの生まれない施策」を展開し，羊水検査の公的補助を打ち出した。当時の県知事が，障害者施設を訪問したことがきっかけと言われている。1971年の県の文書[1]には，「施策の対象となる不幸な子ども」として，①生まれてくることを誰からも希望されない児（人工妊娠中絶胎児），②生まれてくることを希望されながら不幸にして周産期に死亡する児（流死産児，新生児死亡，乳児死亡），③不幸な状態を背負った児（遺伝性疾患を持つ児，精神障害児，身体障害児），④社会的にめぐまれない児（保育に欠ける児），が列挙された。

　同じ時期，日本医師会も「優生保護対策委員会」を設置，1971年の厚生白書でも，「先天異常を防ぐ」ことがテーマとして掲げられ，1972年には，政府が当時の優生保護法に「胎児条項（胎児が障害を持っている場合の中絶を認める条項）」を導入するよう国会上程を行う（のち廃案）など，障害児が生まれ

てこないようにすることを肯定する社会の風潮は大きく後押しされていた。

　この流れに異議を唱えたのが，脳性麻痺者の団体「青い芝の会」である。青い芝の会は，1970 年代，母親による障害児殺しの事件に危機感を覚えていた。殺された子どももよりも殺した親の側に同情が集まっていたからである。障害を持つ子どもの生命は，そうでない子どもの生命より軽いのか。行政や医師が「先天異常の発生予防」を推し進めることも，障害がある命は "あってはならない" という価値観そのものであり，障害者の存在の排除であると，強く社会に抗議した。彼らの思いは，「母よ！　殺すな」という著作[2] にも象徴されている（障害を持つ子どもを思いあまって殺めた親の周囲の人間が，減刑嘆願運動を起こす状況は 21 世紀の現在も続いている[3]）。

　強い反対運動を受けて，兵庫県の事業は 1974 年に終了した。国公立の機関の中に，現在も羊水検査を行わないところがあるのは，このときの影響があるとされる。

　その後，「先天異常の胎児診断」については，1988 年に日本産科婦人科学会が「先天異常の胎児診断，特に妊娠絨毛検査に関する見解」で，「胎児診断は，倫理的にも社会的にも多くの問題を包含していることに留意」するよう呼びかけ，検査前の説明と十分なカウンセリング，安全かつ確実な技術の提供，伴性（X 連鎖）劣性遺伝性疾患のための検査を除き性別の告知をしないこと，などを規定した[4]。

　胎児の生命をめぐる妊婦と障害者の人権の微妙な均衡の中で，羊水検査（出生前検査）は実施され続けているのである。

3. 女性の人権と出生前検査

　女性の人権と検査についても，歴史を振り返っておこう。

　1994 年，カイロで行われた国連国際人口開発会議でリプロダクティブ・ヘルス／ライツの概念が提唱された。会議の中心課題は，「いつ何人の子どもを産むか産まないかを選ぶ自由，安全で満足のいく性生活，安全な妊娠・出産，子どもが健康に生まれ育つこと」など[5]。そのための生涯を通じた女性の健康支援の必要性が確認された。翌年北京で開催された世界女性会議でも，「違法な妊娠中絶を受けた女性に対する懲罰措置を含む法律の再検討を考慮すること」などが行動綱領に明記された[6]。連続した二つの会議により，生殖をめぐる問

題が，国による管理・支配の問題ではなく，個人の人権の問題であることが確認されたのである。

　日本政府はこれらの流れを受け，総理府男女共同参画審議会が「男女共同参画ビジョン」を作成するなど，国レベルでリプロダクティブ・ヘルス／ライツに取り組む兆しもみえていた。

　しかし時期を同じくして，出生前検査や生殖補助医療技術も大きく進展を遂げており，いわゆる先進国の女性にとって，リプロダクティブ・ヘルス／ライツは，胎児を選んで中絶することや，生殖補助技術（ART）を使って子どもをつくることも含み得るものとなっていた。性と生殖の自律が個人の人権であるということや，産むか産まないかを他者から強制されずに自己決定できることの大切さが公認された矢先，障害を理由にした中絶も個人の権利なのかという困難な問いが我々の社会，とりわけ女性に突きつけられたのである。

　日本の女性団体は，前項の問題が起きた 1970 年代以降，青い芝の会などの障害者団体と，きびしい議論を重ねてきた経緯[7] があり，障害胎児のいのちの選別を女性の当然の権利とすることには慎重になった。胎児の生命と，女性の人権，障害者の権利。この「折り合いのつけられなさ」こそが，出生前検査や中絶の問題の本質でもあることを思えば，日本のフェミニストは，むしろ問題に正面から向き合い続けているゆえに，その権利主張が先鋭的でなくなっているとも言えるかもしれない。

4. 法による優生思想の裏づけ：優生保護法

　時代が前後するが，法律の状況もみておきたい。

　1948 年，人工妊娠中絶を合法化する優生保護法が，議員立法で成立した。

　法の目的（第 1 条）は「不良な子孫の出生防止」と「母性の生命健康の保護」。当時遺伝性と考えられていた精神疾患・身体疾患を本人や配偶者，血縁者が有している場合に，本人の同意を得て優生手術をしたり，本人と配偶者の同意を得て人工妊娠中絶を行うことを可能とするものであった[*7]。

　また，医師が「遺伝防止のため，優生手術を行うことが公益上必要であると思われるとき」は，本人の同意なしに都道府県の優生保護審査会に付議する仕組みも有していた。1952 年には，遺伝性疾患以外の精神疾患にも優生手術（精管／卵管結紮等）の適応が拡大され，医師の申請が義務化された。

　戦後憲法の下で行われるこれら同意なき（強制的な）手術について，当時の厚生省は，法務府（法務省の前身）に次のような照会をしている。「手術を受ける者が手術を拒否した場合であっても，基本的人権の尊重という点より見て本人の意思に反してあくまで手術を強行することができるか否か」，「できるとした場合において具体的な強制の方法としてどの程度までの強制が許容され得るものであるか」[8]。

　法務府は，「手術を受ける本人の同意を要件としていないことから見れば，当然に本人の意思に反しても，手術を行うことができるものと解しなければならない」，「許される強制の方法は，手術の実施に際し必要な最少限度であるべきはいうまでもないことであるから，なるべく有形力の行使は慎むべきであって，それぞれ具体的場合に応じ，真に必要やむを得ない限度において身体の拘束，麻酔薬施用又は欺罔等の手段を用いることが許されるものと解すべきである」と回答した[9]。

　これは主として優生手術に関する記述であるが，2018 年に神戸地裁に優生保護法国家賠償請求訴訟を起こした女性の声を聞くと，法務府の通達は，優生保護法下の人工妊娠中絶のあり方にも確実に影響を及ぼしていることがわかる。女性は，妊娠を喜んだものの，母親から「赤ちゃんが腐っている」と言われて中絶手術を受け，のちに妊娠することはなかった。妊娠しないことを不思議に思っていたが，中絶と同時に優生手術もされたことに，のちに同じ状況の人の声を聞き，気づいたという[*8]。

　法務府はさらに，優生保護法の運用と，憲法との関係に言及している。少し長いが引用する。

　「以上の解釈が基本的人権の制限を伴うものであることはいうまでもないが，そもそも優生保護法自体に「優生上の見地から不良な子孫の出生を防止する」という公益上の目的が掲げられている上に，強制優生手術を行うには，医師により「公益上必要である」と認められることを前提とするものであるから，決して憲法の精神に背くものであるということはできない。（中略）医師の申請により，優生手術を行うことが適当である旨の都道府県優生保護審査会の決定がなければ，これを行うことができない。しかも，この決定に異議があるときは，中央優生保護審査会に対して，その再審査を申請することができるばかりでなく，その再審査に基く決定に対しては，さらに訴を提起し判決を求めることもできるようになっているのであって，その手続きは極めて慎重であり，人権の

保障について法は十分の配慮をしているというべきである。（中略）前示のような方法により，手術を受ける者の意思に反してこれを実施することも，なんら憲法の保障を裏切るものということはできない」[9]。

戦後，民主化された社会の中で，「不良な子孫の出生防止」が法の目的とされ，医師が「公益のため必要」と判断すれば，本人の同意なく不妊手術を行えた社会が，こうして50年近く続くことになる[10]。

5. 母体保護法，残された課題

1996年，優生保護法が改正され，母体保護法となった。その文言が障害者差別になっていることを厚生省（当時）が認め[11]，法律から優生的な条項がようやくすべて削除されたのである。

改正にあたっては，先に紹介した国連カイロ国際人口開発会議で，日本の女性障害者，安積遊歩さんがNGOブースから世界に向けて，日本に，ナチスの断種法を想起させる「優生保護法」がいまだに存在すること，その法律下で障害をもつ人が子どもを持つことや生まれてくることを否定されていることなど，日本の現状を訴えたことも契機となった[*9]。

戦後に制定された優生保護法は，半世紀近くを経てようやく優生思想と決別し，名前も変えたが，しかし積み残された問題もある。

①母体保護法の理念として，中絶や不妊手術は個人の権利の問題（リプロダクティブ・ヘルス／ライツ）であることを導入するか，②経済的理由による中絶を廃止もしくは縮小するか，③胎児の障害を理由とした中絶を認める「胎児条項」を新たに盛り込むか，など。

それぞれ，フェミニスト，生命尊重派，産婦人科医団体が，かねてから主張してきた問題だが，それぞれに反対の世論もあり，いずれも実現してこなかった。1996年優生保護法の改正時に，これらの論点が俎上にのれば議論が紛糾し，まとまらないこと必至であったが，「優生条項削除」という，誰もが了解できることに絞って，優生保護法が改正された経緯がある。

改正時，優生保護法改正案は，衆議院・参議院をわずか5日間で通過し，十分な議論がないまま可決成立したが，参議院では次の附帯決議として次のことが確認された。「政府は，次の事項について，適切な措置を講ずべきである。一，国連の国際人口開発会議で採択された行動計画を踏まえ，リプロダクティブヘ

ルス・ライツ（性と生殖に関する健康・権利）について，その正しい知識の普及に努めるとともに，きめ細かな相談・指導体制の整備を図ること。また，その調査研究をさらに推進すること。（以下略）」[12]。

母体保護法が次にどの方向に改定されるのか。附帯決議は①の課題（リプロダクティブ・ヘルス／ライツ）を肯定するが，そこに③胎児条項（障害をもつ胎児を選択的に中絶する機会の保障）も入るのか，②あらゆる中絶の調整弁のように位置づけられている母体の健康条項（経済条項）をどう考えるか。

これら困難な課題に，向き合わないまますでに20年以上経過している。

6. もう一つの課題，堕胎罪

2019年現在，日本の刑法には堕胎罪が存在している。

堕胎罪の保護法益は，法律のテキストによれば，①胎児の生命・身体，②母体の生命・身体，③人口維持に対する国家の利益，④生まれる子に対する父母の利益，⑤善良な性風俗の維持[13]。堕胎罪によって守られるものが何かについては，さまざまな意見があると思うが，確実に言えることは，「日本では現在，堕胎は犯罪行為であり，母体保護法（かつては優生保護法）が，堕胎罪に触れる可能性のある行為を"正当行為"にする（違法性を阻却する）役割を果たしている」ということである。これは日本で暮らしていれば，一見，当然にみえる「法の建て付け」かもしれない。

しかし，カイロ国際人口開発会議の行動計画は次のように述べている。「望まれない妊娠をした女性は，信頼できる情報や，思いやりのあるカウンセリングを直ちに受けられるようにしなければならない。（中略）。中絶が違法でない状況においては，かかる中絶は安全でなければならない。いかなる場合も，中絶に起因する合併症を管理するための質の高いサービスを女性が受けられるようにしなければならない。また，中絶後のカウンセリング，教育，家族計画サービスは即座に提供されなければならず，これは中絶の繰り返しを防ぐことにも役立つであろう」[5]。

翌年北京で開催された世界女性会議では，カイロ会議行動計画を勘案し，「違法な妊娠中絶を受けた女性に対する懲罰措置を含んでいる法律の見直しを考慮すること」という行動綱領が採択されている[6]。

世界の潮流は，これらに基づき，刑罰ではなくケア，個人の人権と選択（自由）

の尊重をもって望まない妊娠を減らし，国の人口施策を立案し，安全な中絶のための環境整備に努めるべきという方向にある。最近も，韓国の憲法裁判所は，堕胎罪を憲法違反とし，刑法改正（堕胎罪廃止）を命じたと報じられた[*10]。

カイロ会議から4半世紀経って日本に残る堕胎罪。法律上は，「堕胎は犯罪，人工妊娠中絶は合法」であるはずだが，堕胎罪の存在が，人工妊娠中絶が社会的に許されない行為である印象を抱かせていることは容易に想像できる。

そのような社会では，中絶をめぐる十分な情報提供，安全で身体に優しい中絶，中絶をした女性の心身ケアなどは，中絶を正面から肯定することとして社会施策となりにくい。立件されることはほとんどない堕胎罪だが，存在することで，社会のあり方に静かに影響を及ぼし続けている。

7. 出生前検査：知る権利，知らせる義務

最初の問題に話を戻そう。

母体血による胎児の非確定検査（NIPT：無侵襲的出生前遺伝学的検査）が内包する問題である。

NIPTは，2012年から「母体血を用いた新しい出生前遺伝学的検査に関する指針」[14]に基づいて実施されてきた。遺伝カウンセリングを必須とし，検査を行なえる施設要件や，受けられる妊婦，検査対象とする障害を限定し，さらに，「医師が妊婦に積極的に知らせる必要はない。ただし，妊婦が本検査に関する説明を求めた場合には，医師は本検査の原理をできる限り説明し，登録施設で受けることが可能であることを情報として提供することを要する」，「医師は，母体血を用いた新しい出生前遺伝学的検査を妊婦に対して安易に勧めるべきではない。また，検査会社等がこの検査を勧める文書などを作成し不特定多数の妊婦に配布することは望ましくない」とすることで，慎重な運用が図られてきた。これは1999年の母体血清マーカー検査の厚労省見解[15]を，基本的に踏襲している。

背景には，血液検査のみで行える出生前検査は方法が簡便であることから，不十分な情報・ケアのもとで妊婦が混乱する可能性があること，また，NIPTは自費診療で20万円前後となることから，ビジネスとして広く普及する恐れも存在することから，それを防ぐ目的があった。指針が公表と同時に，日本医師会，日本医学会，日本産婦人科医会，日本人類遺伝学会が，日本産科婦人科

学会と連名で共同声明[16]を出し，指針を遵守するよう，医学界全体に広く呼びかけたのはこのためもある。

しかし近年，公然と指針を無視して検査を提供する施設が現れるなど，学会指針での制御が年々困難になってきた。先の5学会が「由々しき事態」と緊急共同声明を出したり[17]，日本産科婦人科学会が2019年6月，施設要件を緩和する指針改定で問題の解消を図ろうとしたが，指針案について人類遺伝学会，小児科学会から懸念の声が相次ぎ，厚労省がストップをかけるという異例の事態となった[*11]。学会の改定指針は凍結となり，2019年秋から，厚労省が委員会を設置し，検討するという。

注目すべきは，次の指針が，検査や遺伝カウンセリングの情報を妊婦にどのように提供するのかということである。

1999年，母体血清マーカー検査に関する見解作成を行っていた厚生科学審議会先端医療技術評価部会「出生前診断に関する専門委員会」で最大の論点になっていたのは，検査についての情報を妊婦に積極的に知らせるべきか，知らせる必要はないか，ということであった[18]。

「知る権利」を前面に出して考えれば，妊婦が利用できる選択肢として，医師は検査について「知らせる義務」があり，妊婦にも「知る権利」があるのは当然ということになる。リプロダクティブ・ヘルス／ライツの考えからも，それは裏付けられるようにみえる。しかし，医師が知らせる義務を負うと，全妊婦が，好むと好まざるとにかかわらず，検査の情報を知らされ，受けようと思えば受けられる体制となり，実質，集団へのマス・スクリーニングが促進される。"治療法のない障害をもつ胎児を中絶可能時期に早期発見する"検査をマス・スクリーニング化することは，はたして適切なことなのか。

マス・スクリーニングが正当化されるのは，一般には，治療法がある病気に対してである。早期発見することで発症予防・早期治療に取り組むことができるからだ。NIPTは（今のところ）治療法がある疾患の胎児を発見しているわけではない。個別の申し出に応じて検査をすることはあっても，公衆衛生上マス・スクリーニングすべき疾患ということはできないだろう。

2019年，厚労省委員会が，このどのように問題を取り上げるか。優生思想を排斥しつつ，リプロダクティブ・ヘルス／ライツを実現することのできる言葉が，私たちの社会に求められている。

[註]

*1 NHK 教育「ともに生きる明日：生命を選べますか？新たな胎児診断システムの波紋（1996.4.25）」で，臨床検査会社の社員が当時普及し始めた母体血清マーカー検査について，「高額な費用がかかるため，産婦人科の先生にとっては手っ取り早い飯のタネになるという期待がある」と発言し，波紋を呼んだ。

*2 朝日新聞 2019 年 8 月 16 日，毎日新聞 2019 年 8 月 18 日ほか。

*3 NIPT コンソーシアム，ウエブサイトより http://www.nipt.jp/nipt_04.html

*4 「減数手術については，母体保護法の人工妊娠中絶の定義規定に該当する術式ではないとの指摘があるが，（中略）その指摘は適当であると考える」，「しかしながら，多胎妊娠の予防措置を講じたのにも関わらず，やむを得ず多胎（四胎以上，やむを得ない場合にあっては三胎以上）となった場合には，母子の生命健康の保護の観点から，実施されるものについては，認められ得るものと考える」平成 12 年 12 月厚生科学審議会先端医療技術評価部会生殖補助医療技術に関する専門委員会「精子・卵子・胚の提供等による生殖補助医療のあり方についての報告書」より。

*5 信濃毎日新聞 2013 年 8 月 9 日

*6 中日新聞 2013 年 8 月 6 日

*7 優生保護法に先立つ 1940 年に成立した国民優生法は，「悪質なる遺伝性疾患の素質を有する者の増加を防遏すると共に健全なる素質を有する者の増加を図り以て国民素質の向上を期すること」を目的として優生手術を合法化したが，優生保護法は，第二次世界大戦後の日本社会の情勢を受けて，国民優生法が認めた優生手術に加え，それまで禁じられてきた人工妊娠中絶を合法化した。

*8 毎日新聞 2018 年 9 月 29 日

*9 毎日新聞 2019 年 1 月 28 日

*10 朝日新聞 2019 年 4 月 11 日ほか

*11 毎日新聞 2019 年 6 月 22 日，読売新聞 2019 年 6 月 22 日，朝日新聞 2019 年 6 月 23 日

参考文献

1) 兵庫県：不幸な子どもの生まれない施策―5 か年のあゆみ」．p.4，1971 年 10 月

2) 横塚晃一：母よ！殺すな．生活書院，2007.

3) 奈良「ともに生きる」シンポジウム実行委員会編：減刑バンザイに異議あり―「障害」児殺し事件をどう受けとめるか．障害者問題資料センターりぼん社，2004.

4) 日本産科婦人科学会：1998 年「先天異常の胎児診断，特に妊娠絨毛検査に関する見解」は，のちに，2004 年「出生前に行われる検査および診断に関する見解」，2017 年「出生前に行われる遺伝学的検査および診断に関する見解」に統合改定されている。

5) 外務省監訳：「国際人口・開発会議「行動計画」，カイロ国際人口・開発会議（1994

年9月5〜13日）採択文書—」世界の動き社，1996.

6) 内閣府男女共同参画局：第4回世界女性会議行動綱領（総理府仮訳）http://www. gender.go.jp/international/int_norm/int_4th_kodo/index.html

7) 米津知子：女性と障害者—女で障害者の私が，女の運動から考えること．齋藤有紀子編著：母体保護法とわたしたち．明石書店，pp.225-239，2002.

8) 厚生省公衆衛生局長（照会），優生保護法に関する疑義について，衛発第968号，1949年9月20日

9) 法制意見第一局長（回答），強制優生手術実施の手段について，法務府法意1発第62号，1949年10月11日

10) 齋藤有紀子：優生保護法下での強制不妊手術問題，年報医事法学34，日本評論社，pp.247-255，2019.

11) 厚生事務次官，優生保護法の一部を改正する法律等の施行について（依命通知），厚生省発児第123号，1996年9月25日

12) 参議院第136回国会厚生委員会第20号，優生保護法の一部を改正する法律案に対する附帯決議，1996年6月17日

13) 大塚仁：刑法概説各論3版増補，有斐閣，p.50，2007.

14) 日本産科婦人科学会「母体血を用いた新しい出生前遺伝学的検査に関する指針」http://www.jsog.or.jp/news/pdf/guidelineForNIPT_20130309.pdf

15) 厚生科学審議会先端医療技術評価部会・出生前診断に関する専門委員会「母体血清マーカー検査に関する見解」（報告），2009年6月23日
https://www.mhlw.go.jp/www1/houdou/1107/h0721-1_18.html

16) 日本医師会，日本医学会，日本産科婦人科学会，日本産婦人科医会，日本人類遺伝学会：母体血を用いた新しい出生前遺伝学的の検査についての共同声明」2013年3月9日
http://jams.med.or.jp/rinshobukai_ghs/statement.pdf

17) 日本医師会，日本医学会，日本産科婦人科学会，日本産婦人科医会，日本人類遺伝学会「母体血を用いた新しい出生前遺伝学的検査」についての共同声明，2016年11月2日
http://dl.med.or.jp/dl-med/teireikaiken/20161102_1.pdf

18) 坂井律子：いのちを選ぶ社会．NHK出版，2013.

第 8 章

生殖補助医療技術

遠矢　和希

1. はじめに

　生殖年齢の男女が妊娠・出産を希望し，一定期間（日本産科婦人科学会の定義では 1 年）性生活を行っているにもかかわらず妊娠しない状態を不妊という。WHO（世界保健機関）によると，不妊の原因は男性のみ 24%，男女両方 24%，女性のみ 41%，不明 11%である。

　このようなカップルに行われる医療は「不妊治療」と呼ばれ，中でも，不妊の原因治療ではなく迂回治療として子どもを得ることを目的とするものを生殖補助医療技術（assisted reproductive technology：ART）という[*1]。体外受精（後述）関連技術で一年間に生まれた子どもは 2010 年は 2 万 8 千人だったが，2016 年には 5 万 4 千人と年々増加している。また 2016 年には排卵誘発を含む不妊治療による妊娠が全出産数のうち 16%を超えている（日本産科婦人科学会調べ）。

　しかしながら日本では ART に関する法規制はなく，日本産科婦人科学会の会告（強制力なし，違反しても医師免許等に影響せず）がガイドラインとなっている。法整備を目指し，2003 年に厚生科学審議会生殖補助医療部会の報告書，2008 年に日本学術会議の報告書などが出されたが，いずれも立法に至っていない。

　ART における当事者は不妊カップルだけではない。生まれくる子どもの立場を考えることも重要である。

2. 生殖補助医療技術（ART）の歴史と分類

1) 人工授精（artificial insemination）

　1780 年に犬での実験が成功し，以降，畜産分野でも広く利用されている最も古い生殖補助技術である。人間への適用は 1799 年に始まった。女性の排卵

周期にタイミングを合わせ，採取された男性の精液を洗浄濃縮（雑菌除去し，運動性の良い精子を選別）処理し，女性の子宮に注入する。

人工授精には，夫の精子を用いる配偶者間人工授精（artificial insemination by husband：AIH）（図の a）と，AIH では妊娠が望めない男性不妊の対策として 1884 年から行われ始めた非配偶者間人工授精（artificial insemination by donor：AID）[*2]（図の b）がある。

AID では第三者の男性ドナー（提供者）の精子を用いる。日本では第二次世界大戦後に元兵士の男性不妊が問題になり，1948 年から慶應大学病院を中心として AID が開始された。国内では 2016 年の時点で 12 施設が AID の実施施設として日本産科婦人科学会に登録し，AID 利用者は法的婚姻カップルに限定されている。毎年 100 ～ 200 人がドナー精子による AID で生まれ，累計で 1 万 5 千人に達するともいわれる[*3]。

2）体外受精（*in vitro* fertilization：IVF），顕微授精

1978 年に世界初の体外受精児ルイーズ・ブラウンが生まれた。当初，体外受精児は「試験管ベビー」とも呼ばれ，熱狂的に報道された。2010 年のノーベル医学生理学賞は，これを成功させた科学者の一人であるロバート・エドワ

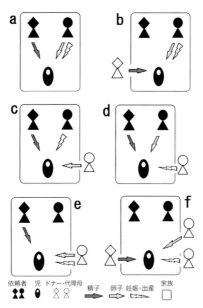

図　生殖補助医療技術で生まれる子どもをめぐる関係

ーズに贈られた。この技術の大きな特徴は，人工授精と違ってヒトの受精の瞬間から発生を詳細にみることができ，受精卵の操作にもつながる点である。

　女性の身体は月経の周期ごとに通常 1 つの卵子しか排卵しないが，体外受精の手順ではまず排卵誘発剤の投与によって複数の卵子を採取できるようにする。排卵直前に卵子を採取する時は清潔環境で準手術として行われ，多くの施設では麻酔を施す。採取された卵子を体外（シャーレの培養液の中）で精子と混ぜて受精させ，受精卵が 4 〜 8 細胞に分裂した後（「胚」と呼ばれる），子宮に移植する。

　精子の運動率が低く体外受精が成功しない場合などには，顕微授精が行われる。1992 年に成功した卵細胞質内精子注入法（intracytoplasmic sperm injection：ICSI）では，顕微鏡下で 1 つの卵子の細胞質内に 1 つの精子を送り込んで受精させ，胚を子宮に移植する。現在 IVF や ICSI でできた胚の移植は原則 1 個とされ，余った胚は半永久的な凍結保存が可能である。

　日本産科婦人科学会会告では IVF や ICSI を事実婚を含めた夫婦に適用している。また提供精子・卵子での IVF や ICSI は禁止されている。

3）第三者が関わる ART

① 配偶子提供

　体外受精技術により，精子提供（図の b）と同様に卵子提供（図の c）が可能となった。しかし 1958 年に成功した精子凍結技術と違い，卵子凍結はまだ一般的ではない。卵子提供は精子提供と比べると手間がかかり，ドナーの医学的リスクも高い。

② 代理出産（surrogacy, surrogate birth）

　依頼者カップルの女性が子宮摘出などの理由で妊娠できない場合，上記 1），2）のいずれかを用いて第三者の女性に依頼して妊娠・出産してもらう形態で，以下の二つのタイプがある。

　サロゲート（surrogate）型代理出産（図の e）は，1970 年代後半から米国で行われ始めた。依頼者夫の精子を妻以外の第三者の女性に人工授精する。代理母は産みの親であるとともに，生まれた子と遺伝的つながりがある。サロゲート型は代理母が児に執着を持つ可能性があることを警戒され，現在では殆ど行われない。

　ホスト（host）型代理出産（図の d）は，体外受精を用い 1985 年に米国で初めて実施された。代理母は子宮に依頼者カップルの胚を移植され妊娠・出産

する役割を担い,「貸し腹」「借り腹」とも呼ばれる。代理母は産みの親であるが,生まれた子と遺伝的つながりはない。

また依頼者カップルが精子・卵子不全の場合,第三者ドナーから提供を受けて行われる(図のf)。

日本産科婦人科学会は会告で代理出産を禁止している。卵子提供や代理出産を禁止している国も多く,可能な地域でも制限や条件があることが多い。

③ 子宮移植

生まれつき子宮がない女性などに,ドナーからの子宮を移植し,体外受精での妊娠・出産を行うという臨床研究がある。2019年3月時点で欧米では60例ほどの施行例があり,十数人の子どもが生まれている。

国内でもいくつかの大学が臨床研究を計画しているが,子宮移植は死体ドナーからの移植成功事例が少なく救命目的の臓器移植ではないこと,免疫抑制剤の胎児への(長期的)影響が不明であること,子宮のドナーとしてトランスジェンダー男性が想定されうることなどが医学的リスクや倫理面の問題として挙げられている。

3. 生殖補助医療技術の問題点

1)法的親子関係の混乱―第三者が関わるART,死後生殖

日本の民法において父子関係は「妻が婚姻中に懐胎した子は,夫の子と推定する」(民法第772条1項)とされ,AIDで生まれた子についてもこの規定により依頼者夫を父として登録してきた。一方,母子関係については分娩した者を母とする判例[*4]がある。そのため,海外での代理出産で子どもを得たことが明らかであった事例では,裁判所の勧めにより特別養子縁組で親子関係を確定している。

前述のとおり,日本では生殖補助医療技術に関する法整備がなく,親族法は「親になる意思のある人,子どもと血縁がある人,妊娠・出産する人」が分離する事態を想定していない。図のfの場合,子どもは2人の「父」と3人の「母」を持つことになる。

また代理出産における親子関係の確定の問題では,代理母が生まれた子の引き渡しを拒否することもあり,有名な事例としてベビーM事件が挙げられる[*5]。判決では依頼者夫婦の経済面の豊かさなどを重視し,代理母には訪問権のみ認

められた。一方，妊娠期間を経て代理母から生まれた子どもが障碍児であった
場合に，依頼者が引き取り拒否をする場合もある[*6]。

さらに，時間を越えた親子関係として，配偶子や胚の凍結による「死後生殖」
の問題がある。日本でも，夫の死亡後に妻が凍結精子を用いて妊娠・出産した
が出生届が受理されず，子どもの法的父子関係をめぐって裁判になった事例が
ある。民法が「死後認知」で想定していたのは男性が生前に妊娠させた場合で
ある。この事例では最高裁で妻の敗訴が決まり，生まれた子は確かに亡き夫と
血縁があるものの非嫡出子となった。死後生殖では生前の夫の同意の有無も争
点となりうる。

日本産科婦人科学会はこの事件を受け，凍結精子の利用時点での本人の生存
と意思を確認することとした。ドイツ，フランスなどでは死後生殖を法律で禁
止している一方，イギリスでは生前の同意があれば，亡き夫を子の父とした出
生証明書を申請できる。

2) 子どもの福祉—ART の安全性，出自を知る権利

近年，ART で生まれる子どもへの影響や安全性を懸念する調査結果が明らか
になり始めている[*7]。どのような環境で ART が行われ，生まれた子がどうし
ているかについて，日本でも 2000 年代後半から少しずつ調査が始まっている。
詳しく関連性を調べるには大規模な追跡調査が必要であるが，ART では子ども
を持ちたいカップルのニーズが重要視され，技術開発からヒトへの臨床応用は
大変早く，当事者としての子どもの福祉が重んじてこられたとは言えない。

子どもの福祉に関連して，第三者の関わる ART で生まれた子の「出自を知る
権利」が問題になっている。AID で生まれた子どもに対し，精子ドナーの情報
提供を保証する制度がある国は欧州を中心に増えている。また米国の精子バン
クでは，子どもの成長後に個人情報を提供するドナーにはオプション料がつく。
卵子提供・代理出産でも同じ対応がとられるようになってきている。

第三者が関わる ART で生まれる子どもたちは，親の態度などから家族に秘
密があることを感じ取っている場合もある。AID では，母親が不倫をして自分
が生まれたのではないかと疑っていた例もあったという[*8]。心理面以外でも，
医療を受ける時に遺伝的なバックグラウンドが不明であることや，ドナーから
生まれたことを知らない場合には近親婚のリスクがあることなどを解決するた
めに，出自を知ることの重要性は大きい。

国内でも，近年，AID で生まれ大人になった子どもたちが自らの苦しみを発

信し始めている^{*9}。一方で，日本でも匿名性が保たれなくなる可能性を危惧して，精子ドナーの確保が徐々に難しくなっているという。

3) だれが ART を用いて親になれるか

① 高齢の親

ドナーの卵子を用い，ホルモン投与を行うことで，閉経後の女性が出産する例は先進国で増えている。医学的リスクが高いため米国の大半のクリニックが年齢制限を設けているが，日本から卵子提供を求めて渡米する患者は 50 代も多いという^{*10}。

② 伝統的夫婦以外

ART を用いることで，シングルの男女や性的マイノリティ（LGBT：lesbian, gay, bisexual, transgender）も子どもを持てる。カリフォルニアのある精子バンクの利用者は 3 分の 2 がレズビアンカップルであり，シングルの女性利用者も多いという。

日本でも，戸籍の性を変更した FtM（female to male）トランスジェンダーが，生得的女性と婚姻し AID を行ったものの，生まれた子どもの出生届け時に嫡出子と認められなかったため，訴訟になった^{*11}。

LGBT の親とその子どもについて，欧米では継続的に調査研究が行われている。現在ではアメリカ小児科学会を含む多くの小児心理・発達・福祉に関する学術団体が性的マイノリティの子育てに問題はないと結論付け，親の性的指向などによる挙児・子育てへの差別に反対を表明している。

4) 生殖の商業化

インターネットで「sperm bank」あるいは「egg donor」を検索すると，米国のサイトに配偶子ドナーの人種・容姿（写真），運動能力，学歴等のデータを記載した有料のカタログがある。学歴や容姿によってドナーの配偶子には明らかな値段の差があり，利益はエージェント，医療者，法的処理を担当する弁護士等で分配され，大きな市場になっている。

市場原理で価格が安いほうへ顧客が流れる例として，インドでの代理出産が挙げられる。インドの代理母が 1 回の妊娠で依頼者から受け取る報酬は相場（米国等）の 3 分の 1 から 5 分の 1 であるため，先進国から多くの顧客が向かっている。2008 年には日本人夫婦がインドで卵子提供と代理母を用いて子どもを作ろうとしたものの，出産前に離婚し，生まれた子が出国できなくなるという事例があった^{*12}。国内でできない ART を受けるために海外へ行くことを「生

殖ツーリズム」と言うが，法律や制度のみならず文化や宗教の異なる国ではトラブルが起こる可能性は高い。また，それに巻き込まれる，作られた子どもの人権を考える必要がある。

　果たして，「安かったから」という理由で自分の元になる配偶子や産みの母が選ばれたことを子はどう思うだろうか。逆に，「あんなに高い精子・卵子を使ったのだから」と期待をかけられる場合もあるだろう。一方で，親族間の配偶子提供や代理出産にも，親子関係をはじめとする人間関係の複雑化という問題点がある。

5）減胎手術，体外受精に伴う胚の問題

　一度に複数の胚を移植すると多胎（双子以上）妊娠の危険があるため，前述の通り体外受精において移植数は制限されている。多胎では早産，周産期死亡，児の後遺障害のリスクが高い。また自然周期での人工授精の妊娠率は約3〜5％と低いため排卵誘発剤を投与されることがあり，この場合も多胎の危険がある。そのため1980年代から，一部の胎児を中絶する減胎（減数）手術が広まっている。

　体外受精に関連して，使われなかった胚(余剰胚)の問題がある。余剰胚は，「引き続き凍結保存／廃棄／再生医療などの研究に利用，別の不妊カップルに提供（日本では禁止）」という選択肢がある。またカップルが離婚後・死別後の余剰胚の行方等，胚の道徳的地位の問題と共に議論になる場面がある。

6）不妊とジェンダーの問題

　ARTは女性の身体的負担が大きい。前述の通り半数近くは男性側にも不妊原因があるが，ARTを受けるのは主に女性である。IVFやICSIを受ける場合に用いる排卵誘発剤は場合によっては様々な医学的リスクがあり，辛い思いをしても成功（出産）に至るとは限らない。

　不妊は女性の問題であるとされてきたため，日本で男性不妊の臨床治療が始まったのは最近であり，専門医も非常に少ない。また男性不妊に関する情報も偏っており，不妊のスティグマから男性が治療に非協力的な場合も多い。治療体制不備の解消だけでなく，原因がどちらであるかにかかわらず，ジェンダー間の「不妊」や「子どもを持つこと」に対する考え方を調整する必要がある。

4. おわりに

　ART の価格は施設によって異なるが，自費診療で IVF・ICSI は一回 30 〜 80 万円かかる。1 回で成功することはほとんどなく，多額の費用をつぎ込んで何年も（10 年以上というケースも珍しくない）病院に通い続けるカップルもいる。

　2004 年度から開始された厚生労働省「特定不妊治療費助成事業」は少子化対策の一環として条件付きで IVF や ICSI の費用の一部助成を行ってきたが，2016 年度から対象年齢を 42 歳までに限定している。限られた予算の中で少子化対策として実効性が上がっていないのが理由の一つである。現在助成を受けているのは 40 代が 3 割以上であるが，40 歳を過ぎると ART の成功率は大幅に低下し，逆に流産率が上がる。助成があることで治療をやめにくくなるという指摘もある。

　そもそも「不妊」は病気だろうか。生殖補助医療技術は「治療」だろうか。

　本来の「治療」とは，原因を突き止め，不具合を除去，回復させることであるが，ART の「治療」はそれと異なる。「女性は妊娠・出産するもの」「夫婦は子どもを持つもの」という社会的視線が，不妊患者が「不妊」に苦しむ要因の一つでもある。また ART で子どもを持つ権利が優先されるあまり，当事者である子どもの人権が脅かされている場面も多々ある。ART は「家族を作る」目的で用いられるが，そこには「治療」を必要とする「病気」とは何か，という問題も浮上している。

〔註〕

＊1　人工授精は ART ではないとも言われるが，配偶者間，非配偶者間を問わず人工授精も ART であるとする見解により，本稿では人工授精を ART に含めて記述する。Cf. 座談会　生殖補助医療を考える。ジュリスト 1359: 5-6, 2008.

＊2　DI（donor insemination）と称されることも多い。

＊3　AID に関する統計はすべて推定である。妊娠後は連絡が取れなくなるカップルも多く，近年では海外で実施する例も多いため，生まれた児の実数は把握され得ない。

＊4　昭和 37 年 4 月 27 日判決：最高裁判所民事判例集 16 巻 7 号 1247 頁.

＊5　詳しくは，G. E. ペンス：医療倫理 1　よりよい決定のための事例分析（宮坂道夫・他訳）みすず書房, pp214-255, 2000.

＊6　大野和基：代理出産　生殖ビジネスと命の尊厳．集英社, pp56-59, 2009.

＊7　「生殖医療　子に影響？　病気との関連探る研究相次ぐ」（2013 年 4 月 30 日），「卵子提供受けた出産 7 割，母子に重い症状　厚労省研究班」（2013 年 7 月 16 日）：朝日新聞，「体外受精 培養液の種類で出生児の体重に影響」（2016 年 9 月 2 日），「顕微授精 子も精子に問題…濃度薄く不活発　ベルギー調査」（2016 年 10 月 9 日）：毎日新聞

＊8　歌代幸子：精子提供　父親を知らない子どもたち．新潮社, pp139-143, 2012.

＊9　非配偶者間人工授精で生まれた人の自助グループ．http://blog.canpan.info/dog/

＊10　前掲ジュリスト, pp19.

＊11　同様の訴訟が複数起こされ，最高裁は民法 772 条の嫡出推定が及ぶと認めた。Cf. 平成 25 年 12 月 10 日 第三小法廷決定

＊12　前掲大野, pp165-169.

参考文献

1）松川正毅：男性死亡後に保存精子を用いた人工生殖によって生まれた子の親子関係．ジュリスト 1332：pp89-90, 2007.

2）須藤みか：エンブリオロジスト　受精卵を育む人たち．小学館, 2010.

3）柘植あづみ：生殖技術　不妊治療と再生医療は社会に何をもたらすか．みすず書房, 2012.

4）村岡潔，他：不妊と男性．青弓社, 2004.

5）毎日新聞取材班：こうのとり追って 晩産化時代の妊娠・出産．毎日新聞社, 2013.

6）非配偶者間人工授精で生まれた人の自助グループ・長沖暁子（編）：AID で生まれるということ．萬書房, 2014.

7）D. L. スパー：ベビー・ビジネス．（椎野淳訳）ランダムハウス講談社, 2006.

8）日比野由利（編）：グローバル化時代における生殖技術と家族形成．日本評論社, 2013.

新生児医療・小児医療における生命倫理

長谷川龍志

1. はじめに

　日本の新生児医療水準は世界の先進諸国と比較して極めて高く，早期新生児死亡（生後1週未満に死亡）は0.7／1,000出生，新生児死亡（生後4週未満に死亡）は0.9人／1,000出生とトップクラスである[1]（図1）。2019年4月には258gで出生した赤ちゃんが元気に新生児集中治療室（Neonatal Intensive Care Unit; NICU）を退院するというニュースで話題になるほど日本の新生児医療の進歩は目覚ましい。先天性疾患を除く早産児の在胎週数別の死亡率は，いずれの週数においても減少しており，特に22～24週出生の児では33.9%か

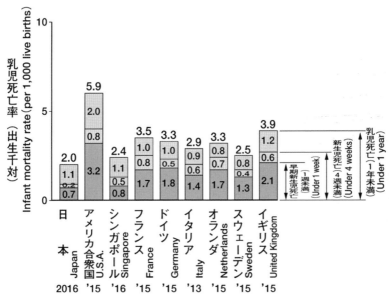

図1：新生児死亡率の国際比較[1]

ら 10 年間で 21.0% まで大きく改善している[2]（図2）。このように早産児の生命予後が改善している一方，長期的な神経学的予後については，脳性麻痺の発症頻度は低下しているものの，精神遅滞を伴う早産児は横ばいとなっている[2]。これは，超低出生体重児（出生体重 1,000g 未満の児）における呼吸・循環管理，栄養，感染症対策などの集中治療の進歩による改善と言えると同時に，過去であれば救命し得なかった児が後遺症を残す結果に至っていると考えられる。後述するが妊娠 22 〜 23 週で出生した早産児では予後に関わる重大な合併症をきたした際には，積極的治療を進めるのか，治療の制限を行うのか，緩和ケアを中心として現在行っている以上の治療は行わないのか，といった治療方針について医療スタッフ，家族との話し合いが必要となることがある。また，生命予後不良である染色体疾患を含む先天性疾患の児に対する救命や侵襲的な外科的治療などの治療方針の決定においても同様に十分な話し合いが持たれることが必要である。

　すべてのこどもには適切な医療と保護を受ける権利がある。しかし，新生児，乳幼児は治療方針について自ら意思決定ができず，その家族が児の代弁者として決定しなければならない。生命予後に関わる重篤な疾患を持つ児の治療方針の決定は「こどもの最善の利益」が何であるのかを考えることが大前提となるが，そこには家族の児に対する思いはもちろん，家族の価値観や社会的背景，施設の医療レベルや考え方，家族と医療スタッフとの間や医療スタッフ間の

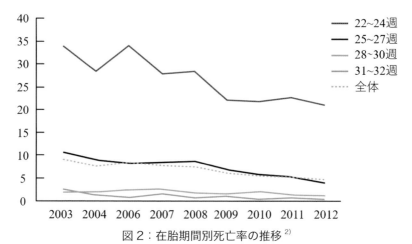

図2：在胎期間別死亡率の推移[2]

（中西秀彦：周産期医学 48：411-416，2018 より許可を得て転載）

価値観の差が，倫理的問題を大きくすることがしばしばある。

　本章では，NICU でどのような重症児において倫理的な問題が出てくるのか，そして生命予後に関わる重篤な疾患を持つ児の「こどもの最善の利益」を考える上で，家族と医療者で治療方針を決定していく倫理的な課題について述べる。

2. NICU に入院する重症新生児

1）妊娠 22 週　出生児[*1]

　早産児においては，1992 年に優生保護法第 2 条第 2 項「胎児が母体外において生命を保持することのできない時期」が妊娠 24 週未満から妊娠 22 週未満へ変更された。22 週以上の児は個人として認められ，妊娠 22 週，23 週出生の児の蘇生が検討されるようになった。しかし，優生保護法の改正後の 1990 年代においては，この 22，23 週出生の児の生命予後は不良であり，未熟性が強く脳室内出血や慢性肺疾患といった合併症を起こし重大な後遺症を残すリスクが高いため，積極的な治療を行わない選択を取ることも多かった。近年の周産期医療，ケアの進歩により 2016 年の妊娠 23 週出生の児の死亡退院は約 20% にまで低下し[3]，重大な合併症なく NICU を退院する児が増え，積極的な治療を進める施設がかなり多くなっている。妊娠 22 週の児でも同様のことがいえるが，死亡退院は約 40% とされ[3]，生存退院した児でも合併症のリスクは依然として高い現状である。特に 22 週出生の児に対する治療・成績は，どの医療施設でも同じではなく，その施設の生存率や合併症，発達予後などの情報を出生前に家族へ説明される必要がある。その際に，その家族の児への思いや受け入れ，後遺症のリスクへの考え方，家庭環境なども考慮して対応しなければならない。分娩方法においては，出生時の児の安全性から帝王切開が望ましいとされるが，母体への侵襲の大きい帝王切開が必ずしも母児にとって最善の結果をもたらすとは言えず，出生後の児の治療方針を検討して分娩方法を決定する必要がある。児側，母側の両方の立場から公平な判断ができるように，小児科，産科，その他の医療スタッフと協働し家族への情報提供をするように努めないといけない。妊娠 22 週出生児の経験が豊富な治療施設では，妊娠 22 週台でも積極的に帝王切開を選択する施設もある。児への積極的な治療を望む場合には，そのような経験豊富な治療施設での分娩を考慮すべきである。近い将来，妊娠 22 週出生児も現在の 23 週出生児と同様にほぼ標準的に治療を進められる時代

になるかもしれない。

2）染色体疾患について

　近年，超音波技術の向上により胎児の詳細な観察が可能となり，形態的な出生前診断が可能となっている。先天性の心疾患，消化管疾患，中枢神経系疾患など，2か所以上の臓器に異常を認めた場合には，染色体疾患の可能性が高くなる。また，妊娠初期でも胎児超音波検査で検出される後頚部肥厚が染色体疾患を含む遺伝性疾患の可能性を示唆する。胎児の染色体検査は羊水や絨毛を採取して行う必要があり母体にとっても侵襲的な検査であったが，2013年に日本産婦人科学会から「母体血を用いた新しい出生前遺伝学的検査に関する指針」が公表され，この無侵襲的出生前遺伝学的検査（Non-Invasive Prenatal Genetic Testing; NIPT）により胎児の21トリソミー，18トリソミー，13トリソミーの出生前診断が非侵襲的で簡便に可能となった（詳細は第7章を参照）。

　21トリソミーはダウン症候群として知られ，1,000出生に約1人でみられる染色体疾患である。先天性心疾患，消化管疾患を伴うことが多く，成長過程で甲状腺機能低下症やてんかん，白内障，難聴などの合併症をきたすことがある。発達の遅れは必発であるが，平均寿命は約50歳と言われている。一生の間，医療的サポートを受けていくことになるが，一般的に人懐っこい性格であり，社会の一員として過ごす人もいる疾患である。しかし，近年のNIPTによる出生前診断により，児や家族の将来を案じて人工中絶を選択することも少なくない状況となっている。十分な時間の遺伝カウンセリングなくNIPTで診断された場合，中絶をするか否かの生命倫理的問題で家族が苦しむことになる。この命の選別について，医療者を含め家族と真剣に向き合う必要があると考える。

　一方NIPTで診断される疾患に18トリソミーや13トリソミーがあり，生命予後は非常に不良である。ここでは18トリソミーについて述べる。18トリソミー(エドワード症候群)は18番染色体が3本(通常2本)となる染色体疾患で，その多くは先天性心疾患，食道閉鎖などの消化管疾患，中枢神経系疾患，胎児発育遅滞などを合併する疾患である。1歳までの生存率は約10%で，生存期間の中央値は14日とされる重篤な疾患とされる。かつては，重篤な疾患であるがゆえに人工呼吸器管理や外科的治療などの積極的な治療を行わない方針とされていた。しかし近年は「すべての新生児には，適切な医療と保護を受ける権利がある」との考えから，家族へ治療の選択肢，その効果やリスクなどの情報を提示し，児のQOL，最善の利益を家族と十分に話し合い同意を得た上で

治療を進める方針とすることが増えてきている。さらに在宅医療の進歩から自宅に退院して家族の時間を過ごすことができる 18 トリソミーの児が増えている状況である。その一方，積極的治療を行い自宅に退院できたとしても長期生存が見込めない現実もあり，出生前診断された場合には，出生前に小児科から出生後の緩和ケアのみを行う選択肢も併せて提示することも多い。後述するが生命予後不良の染色体疾患の場合には，児に関する医療的情報をもとに「こどもの最善の利益」とは何かを医療者，家族と様々な価値観，倫理観の中で真剣に話し合い，出生後の治療方針を決定することが求められる。

3）重症新生児仮死について

　母体，胎児ともに妊娠経過中に明らかな問題がなくても，予期せぬ不測の事態のため，出生時に啼泣せず体動がみられないというような重症新生児仮死で出生する新生児がいる。統計学的には正常成熟児の 1,000 人に 1 人は重症仮死で出生し，気管挿管や薬剤投与などの積極的治療を行わなければ死亡するとされる[4]。新生児蘇生法テキストには，蘇生を行っても 10 分間心拍を認めない状態が続いた場合は蘇生の中止を考慮してもよいが，近年低体温療法の実施により，10 分間心拍を認めなかった児での障害のない生存児が報告[5]されており，その判断は個別化される必要がある，と記されている[6]。このような重症新生児仮死児の蘇生継続の決定は，心停止の原因，在胎週数，後遺症・障害に対する両親の考えを考慮すべきである。低体温療法は生後 6 時間内に開始すれば神経学的後遺症を軽減できる治療法であるが，たとえ 10 分以上の蘇生で心拍が回復し低体温療法を開始できたとしても，重度の精神発達遅滞や脳性麻痺，てんかんなどの後遺症をきたす可能性は高い。予期せぬ事態に直面して蘇生継続に関する情報に対応できる家族はおそらくいない。しかし，突然の状況であるからこそ医療者は児の状況を家族へ明確に説明し，医療者，両親ともに納得できる治療方針を選ばなければならない。

3. 治療方針決定のためのガイドライン　　—「こどもの最善の利益」を考える

　そもそも前述した在胎 22 週出生の児や 13 トリソミー，18 トリソミーの児，重症新生児仮死児が，すべてのこどもに受ける権利がある治療とは別に，積極的な治療は行わず緩和ケアを中心とした医療という治療方針を検討されうる疾

患として挙げられているのか。そこには，生命予後不良と考えられる重篤な疾患を持つ新生児に対して，生命を維持するための集中治療を施すことが「こどもの最善の利益」となり得るのか，という NICU の現場で医療者，家族が悩み続けた倫理的問題を考えないといけない。

1）NICU の現場から作られた治療方針のクラス分け

　周産期医療の進歩とともに，在胎 22 週で出生した児でも，大きな合併症なく救命，退院できたり，人工呼吸器から離脱が困難であっても，様々な医療的ケアが必要となるが自宅で過ごすことができたり，という時代となった。しかし，新生児の命を救う NICU という現場の中で，生命予後不良と考えられる児の集中治療をどこまで行うのか，については「こどもの最善の利益」という観点に立つと非常に悩ましい問題である。1979 年，Duff は重症患者に対する治療・ケアの方針決定に関するガイドラインを小児科領域で権威のある学術雑誌である Pediatrics に発表した[7]。この中で生命予後不良である重症患者の治療方針を決定する上で，積極的治療を行う class A，一部の治療を選択的制限する class B，生命維持治療を中止する class C の 3 つのクラス分けを行い，治療の差し控え，中止という倫理的問題について言及した。当時の日本では，この class C（治療の中止）は法的な問題と医療者が死を早める医療行為への嫌悪感から受け入れられることは困難であった。しかし，重症患者の治療方針決定に関する一定の見解はなく，個々の施設，医師により治療の制限などの判断をせざるを得ない現状にあった。そのような中 1987 年に，仁志田らが「東京女子医大 NICU における医療方針決定のクラス分け」を発表した[8]（表 1）。治療方針の段階をクラス A ～ D に分け，Duff の論文にはない「現在行っている以上の治療は行わず一般的養護に徹する」をクラス C とした。仁志田らが発表したクラス C となる疾患の例として，18 トリソミー，13 トリソミー，無脳児，重症仮死で出生した 500g 未満の超未熟児，人工換気中に高度の頭蓋内出血を伴い神経学的反応がみられなくなった児などが挙げられている。この発表によってこれらの重篤な疾患の児を看取ることが考慮されてもよい，という内容は臨床現場での医療者の倫理的な悩みを軽減させる一つのツールとなったと考える。実際にこのクラス分けは NICU の現場に浸透し用いられてきたが，クラス分けで例として記載されている疾患を医療者が機械的に分類し治療方針を決定してしまう風潮がみられた。仁志田らは，一般の人になじみのない疾患については知識がなく，医師より話を聞いても最終的には医師の意向に沿った決定を

表 1　東京女子医大 NICU における医療方針決定のクラス分け[8]

クラス A	あらゆる治療を行う：対象はほとんどの患児
クラス B	一定限度の以上の治療は行わない（心臓手術や血液透析など）：epidermolysis bullosa（表皮水疱症）や congenital myopathy（先天性ミオパチー）のように短い生命予後が明らかな場合
クラス C	現在行っている以上の治療は行わず一般的養護（保護，栄養，清拭および愛情）に徹する：trisomy13, trisomy18, 無脳症，重症仮死で出生した 500g 未満の超未熟児，人工換気中に高度の頭蓋内出血を伴い神経学的反応がみられなくなった児など
クラス D	すべての治療を中止する（消極的安楽死）

(仁志田博司・他：日新生児会誌 23：337-341，1987 より許可を得て転載)

することになり，家族が治療中止もしくは差し控えと判断するには公平ではない，と述べている。このクラス分けを利用した医療者中心の治療方針決定という問題に対して，インフォームド・コンセントに重きを置いたのが 1998 年に船戸らが作成した，生命予後不良児の治療方針の選択に関する「淀川キリスト教病院における倫理的，医学的意思決定のガイドライン」[9] である。ここでは 18 トリソミーは緩和的医療，看取りの医療の対象であると記されているが，これを決定する条件として，客観的な，科学的な「予後の見通し」と「児の最善の利益」に基づき，医療チームでの話し合いとその意思の統一，両親への十分な説明と同意（インフォームド・コンセント）が得られた場合のみ，としている。このように医療者からの一方的な治療方針の決定が多かった時代からインフォームド・コンセントが重視されるようになり，倫理的な問題が医療者間だけでなく，医療者と家族との話し合いによって解決される時代と変わっていくようになった。

2）重篤な疾患を持つ新生児の家族と医療スタッフの話し合いのガイドライン

　前述した課題を踏まえて，2004 年「こどもの最善の利益」を中心として，医療者と家族が情報を共有し，最も良い医療選択と意思決定を行うための原則を示した「重篤な疾患を持つ新生児の家族と医療スタッフの話し合いのガイドライン」が作成された[10]（表 2）。これは，生命予後不良の新生児の治療方針決定は極めて個別性と倫理性の高い事項であるため，生命維持に必要な治療の差し控えや中止の基準の明示といった治療指針的なガイドラインではなく，親がこどもの最善の利益の観点から意思決定できるように支援することを目的と

したガイドラインである。ガイドライン作成にあたっては新生児医療に従事する医師，看護師だけでなく，心理士，法律学や社会学，宗教学などの幅広い分野の専門家，18トリソミーの患者会の代表者も参加していて，様々な方面からの意見が反映されている。

　このガイドラインを利用できる一つの場面として出生前面談が挙げられる。染色体疾患においては羊水検査により出生前診断されることがあり，出生前面談の場で，家族とNICU医師，NICU看護師，産科医師，助産師などの医療者とで，出生後の治療方針について話し合う。18トリソミーといった重篤な疾患である場合，面談では家族へ児の生命予後が不良であることや出生後に必要と考えられる治療（気管挿管やその代替治療など），その効果やリスクなど医学的情報を提供するわけであるが，同時に家族の児への想いを表出してもらうことも重要である。このことにより家族の児への想いを尊重した情報提供ができ，家族や医療者がスムーズに受け入れができる治療方針が決定できるのではないかと考えられる。面談の結果，出生後の治療の制限や看取りを選択されることがあるが，その場合であっても家族と医療者が一緒に「こどもの最善の利益」とは何かを考え，赤ちゃんの誕生を祝福し，愛護をもって家族としてどのように過ごしたいか，赤ちゃんが何をすればうれしいと感じるか，などについて時間をかけて話し合っていく。いずれの選択をされたとしても，出生前面談の回数を重ね時間をかけるほど，こどもへの気持ち，最善の利益への考えが深まっていくように感じられる。重大な治療方針決定の話し合いにおいて，家族はもちろん，医療者の中でも多様な価値観，倫理観が存在し，またこどもの最善の利益を考える中で，家族のこどもへの気持ち，家族の社会的状況，きょうだいの存在，なども関わってくる。医療者はその多様性について理解，共感し家族と治療方針について考えなければならないと考える。

3）新生児医療から小児在宅医療へ

　NICUの現場では，かつて退院が困難な長期入院児がNICUの病床を占め新たに生まれてくる新生児の入院受け入れが困難となるという問題があったが，在宅人工呼吸器など在宅医療の進歩により，NICU長期入院を強いられていた重症児が自宅に退院できる時代となった。気管切開，在宅人工呼吸管理，経管栄養（胃瘻を含む）などの医療的ケアを必要とする小児の数はこの10年間で約2倍，在宅人工呼吸器患者は約10倍と急増していて[11]（図3），訪問看護師や訪問ヘルパーなどの多種職による多くのサポートを得ながら自宅での生活を

表2　重篤な疾患を持つ新生児の家族と医療スタッフの話し合いのガイドライン[10]

(1) すべての新生児には，適切な医療と保護を受ける権利がある。
　　注：医療スタッフは，すべての新生児に対して，その命の誕生を祝福し，慈しむ姿勢をもって，こどもと家族に接するべきである。

(2) 父母はこどもの養育に責任を負うものとして，こどもの治療方針を決定する権利と義務を有する。
　　注：父母は必要な説明をうけ，治療方針を決定する過程に参加する権利と義務を有する。医療スタッフはその実現に努めなければならない。

(3) 治療方針の決定は，「こどもの最善の利益」に基づくものでなければならない。
　　注：家族や医療スタッフの利益ではなく，こどもの利益を最優先させることを家族と医療スタッフが確認する。

(4) 治療方針の決定過程においては，父母と医療スタッフとが十分な話し合いをもたなければならない。
　　注：「こどもの最善の利益」の判断に際しては，それぞれの治療方針を選択した場合に予想される利益・不利益について慎重に考慮されなければならない。

(5) 医療スタッフは，父母[注1]と対等な立場[注2]での信頼関係の形成[注3]に努めなければならない。
　　注1：父母はこどもが受ける医療について自由に意見を述べ，気持ちを表出できる機会を保障されるべきである。
　　注2：医療スタッフは，父母の立場を理解するよう心がけ，父母の意見を尊重するよう努めるべきである。
　　注3：信頼関係の形成のためには，こどもと家族のプライバシーに対する配慮が不可欠である。

(6) 医療スタッフ[注1]は，父母[注2]にこどもの医療に関する正確な情報[注3]を速やかに提供[注4]し，分かりやすく説明しなければならない[注5]。
　　注1：医師・看護者・コメディカルスタッフは，それぞれの専門的立場から下記（注3）のような医療情報を伝える必要がある。
　　注2：説明する際は，父母同席が原則である。どちらか一方に先に説明しなければならない場合であっても，父母同席が可能となった時点で再度説明を行う必要がある。
　　注3：提供すべき情報には，診断名・病態，実施されている治療内容，代替治療方法，それぞれの治療方法を選択した場合の利益・不利益と予後，ケアに関する看護情報，療育に関する情報，社会的資源および福祉制度に関する情報などが含まれる。
　　注4：重要な情報は書面にて提供し，父母からの質問には適宜応じる。
　　注5：説明に際しては，父母に対して精神的な支援を行う。

(7) 医療スタッフは，チームの一員として，互いに意見や情報を交換し自らの感情[注1]を表出できる機会[注2]をもつべきである。
　　注1：ここでいう「感情」とは，こどもの治療にかかわる際に医療スタッフの中に引き起こされる様々な情緒的反応を指す。
　　注2：こどもと家族に対して共感的に接しスタッフ間の協力関係を維持するためには，怒りや悲しみ，無力感といった否定的な感情が生じる場合であっても，そのような感情を十分に自覚し，スタッフ間で率直な話し合いと情緒的支え合いを行っていくことが望ましい。

(8) 医師は最新の医学的情報とこどもの個別の病状に基づき，専門の異なる医師および他の職種のスタッフとも協議の上，予後を判定するべきである。
　　注：医師は限られた自分の経験や知識のみに基づいて予後判定を行ってはならない。

(9) 生命維持治療の差し控えや中止は，こどもの生命に不可逆的な結果をもたらす可能性が高いので，特に慎重に検討されなければならない。父母または医療スタッフが生命維持治療の差し控えや中止を提案する場合には，1から8の原則に従って，「こどもの最善の利益」について十分に話し合わなければならない。
　　①生命維持治療の差し控えや中止を検討する際は，こどもの治療に関わるできる限り多くの医療スタッフが意見を交換するべきである。
　　　注：限られた医療スタッフによる独断を回避し，決定プロセスを透明化するため，治療の差し控えや中止を検討する際は，当該施設の倫理委員会等にも諮ることが望ましい。
　　②生命維持治療の差し控えや中止を検討する際は，父母との十分な話し合い[注1]が必要であり，医師だけでなくその他の医療スタッフが同席したうえで[注2]父母の気持ちを聞き，意思を確認する。
　　　注1：話し合いには医師と看護者が共に参加するべきである。その他の医療スタッフおよび父母の気持ちに寄り添える立場の人物（心理士，ソーシャルワーカー，宗教家，その他父母の信頼する人）の同席も望ましい。
　　　注2：多数の医療スタッフが立ち会うことによる父母への心理的圧迫にも十分な配慮が必要である。
　　③生命維持治療の差し控えや中止を決定した場合は，それが「こどもの最善の利益」であると判断した根拠を，家族との話し合いの経過と内容とともに診療録に記載する。
　　④ひとたび治療の差し控えや中止が決定された後も，「こどもの最善の利益」にかなう医療[注1]を追求し，家族への最大限の支援[注2]がなされるべきである。
　　　注1：この場合の「こどもの最善の利益」とは，こどもの尊厳を保ち，愛情を持って接することである。
　　　注2：家族とこどもの絆に配慮し，出来る限りこどもに接する環境を提供すべきである。

(10) 治療方針は，こどもの病状や父母の気持ちの変化に応じて（基づいて）見直されるべきである。医療スタッフはいつでも決定を見直す用意があることをあらかじめ父母に伝えておく必要がある。

成育医療委託研究「重症障害新生児医療のガイドラインとハイリスク新生児の診断システムに関する研究」班（主任研究者：田村正徳，分担研究者：仁志田博司，船戸正久，玉井真理子，池田一成，中村友彦，海野信也，久原とみ子）作成.

送っている。これは NICU から退院する重症児だけではなく，乳幼児期に発症した神経筋疾患の重症児も含まれている。医療的ケア児の全員は当てはまらないが，その中の NICU や小児科を退院できた生命予後不良と考えられる重症児にとって，退院後も「こどもの最善の利益」を追求する治療方針を考える必要がある。2012 年に日本小児科学会から「重篤な疾患を持つ子どもの医療をめぐる話し合いのガイドライン」[12] が公表された。このガイドラインの特徴として，医療者が適切な意思決定手続きがなされているかを評価するチェックリストが用意されていることである。医療的ケアを要する重症心身障害児では急変のリスクを伴うため，急変時の対応などについて事前に考えることが求められる。このガイドラインにより保護者との話し合いが適切に進み，こどもの最善の利益を探り出すための一助になると考えられる。

4. おわりに

NICU という集中治療の現場の中で「こどもの最善の利益」とは何か？という倫理的問題への対応は議論が尽きない。話し合いのガイドラインは，自ら意思決定できない胎児，新生児の人権と尊厳を重んじた治療方針を，医療者と家族が手を取りあって選択できるための重要なツールであると考える。また，「こどもの最善の利益」を考えるには最新の医療について周知し，家族に正確な情報提供をすることが大前提であると考えられる。かつては救命が困難であった早産児が救命でき，18 トリソミーの児は自宅に退院できるようになってきた。さらに，今まで治療法がなく予後不良と考えられた神経疾患に治療法が開発さ

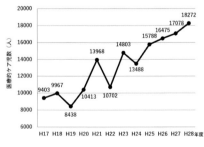
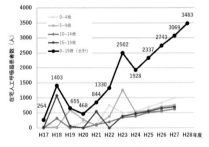

図 3：医療的ケア児・小児在宅人工呼吸器患者数の推移[11]

れるなど，新生児医療・小児医療における生命倫理を考える上で，劇的に進歩する医療を正確に把握し，変化に対応していくことが求められる。

〔註〕

＊1　妊娠週数は，最後の生理の初日を 0 日として数える。

━━ 参考文献 ━━━━━━━━━━━━

1) 厚生労働省総括統括官（統計・情報政策担当）：平成 30 年我が国の人口動態—平成 28 年までの動向— 25，2018.

2) 中西秀彦：周産期医学 48：411-416，2018.

3) NPO 新生児臨床研究ネットワーク：周産期母子医療センターネットワークデータベース，2019.

4) 細野茂春：日本版救急蘇生ガイドライン 2015 に基づく新生児蘇生法テキスト．第 3 版，12，メジカルビュー社，2016.

5) Kasdorf E, et al: Improving infant outcome with a 10 min Apgar of 0. *Arch Dis Child Fetal Neonatal Ed.* 10: F102-105, 2015.

6) 細野茂春：日本版救急蘇生ガイドライン 2015 に基づく新生児蘇生法テキスト．第 3 版，32，メジカルビュー社，2016.

7) Duff RS: Guidelines for deciding care of critically ill or dying patients. *Pediatrics* 64(1): 17-23, 1979.

8) 仁志田博司・他：新生児医療における倫理的観点からの意思決定．日新生児会誌 23：337-341，1987.

9) 船戸正久：赤ちゃんの看取りの医療　—淀川キリスト教病院における倫理的，医学的意思決定のガイドライン．日本新生児看護学会 7：2-14，2000.

10) 「重症障害新生児医療のガイドラインとハイリスク新生児の診断システムに関する研究」班　田村正徳・他：重篤な疾患を持つ新生児の家族と医療スタッフの話し合いのガイドライン．2004.

11) 田村正徳・他：「医療的ケア児に対する実態調査と医療・福祉・保健・教育等の連携に関する研究」の中間報告．2016.

12) 日本小児科学会倫理委員会小児終末期医療ガイドラインワーキンググループ：重篤な疾患を持つ子どもの医療をめぐる話し合いのガイドライン．2012.

Ⅲ部

生命の終わりをめぐる
倫理問題

第 10 章

高齢者の医療と福祉

中筋　美子

1. はじめに

　日本では 65 歳以上の人口が総人口の 28.1％に達し（2018 年 10 月 1 日現在），超高齢社会を迎えている。その割合は今後も上昇し，2036 年には 33.3％，2065 年には 38.4％に達すると見込まれている [1]。このような状況を受けて，高齢者の医療，福祉，介護については活発な議論がなされ，地域包括ケアシステムの構築等の政策が展開されている。この高齢者の医療，福祉，介護については，その特性から様々な倫理的課題が生じやすい。そのため，医療やケアのあり方に関するガイドラインが提示され，専門職の倫理教育の強化も図られている。本章では高齢者の医療，福祉，介護をめぐる現状と課題を概観し，高齢者，特に認知症を抱える高齢者の医療とケアのありようについて考えたい。

2. 高齢者の医療，福祉，介護をめぐる現状と課題

　我が国の 65 歳以上人口は 28％を超え，平均寿命は 2017 年現在，男性が 81.09 歳，女性が 87.26 歳となった [1]。平均寿命は今後も伸び続け，2065 年には男性 84.95 歳，女性が 91.35 歳に至る [1] ことが推計されている。また，健康寿命（健康上の問題で日常生活が制限されることなく生活できる期間）を見ると，こちらも伸びてきており，2016 年現在，男性が 72.14 歳，女性が 74.79 歳 [2] と報告されている。ここから，多くの人は天寿を全うするまでの約 10 年間，心身に何らかの症状や不調による日常生活の制限を抱えながら過ごすということが分かる。その間，心身の症状や不調，生活上の制限に対して何らかの医療，福祉，介護サービスが必要となる。こうした状況や急速に進む高齢化を前に，高齢者の医療，ケアのあり方について検討が重ねられてきた。そして，2003 年 6 月には厚生労働省により「2015 年の高齢者介護〜高齢者の尊厳を支えるケアの

確立に向けて〜」[3] が発表された。このとき提示されたのが地域包括ケアシステムである。団塊の世代が 75 歳以上となる 2025 年を目途に，重度な要介護状態となっても住み慣れた地域で自分らしい暮らしを人生の最後まで続けることができるよう，住まい・医療・介護・予防・生活支援を一体的に提供する地域包括ケアシステムの構築に向けて，各地で取り組みが続いている。

その後，2014 年には医療介護総合確保推進法が成立し，地域医療構想が示された。地域医療構想は，二次医療圏（地理的条件等の自然的条件や日常生活の需要の充足状況，交通事情等の社会的条件を考慮し，一体の区域として病院等における入院に係る医療を提供することが相当である単位）を基本とする構想区域ごとに，人口推計をもとに高度急性期，急性期，回復期，慢性期の 4 区分について必要な病床数の推計を行い，病床の機能分化と連携を進めるものである。さらに，同年に改定された診療報酬において地域包括ケア病棟が新設された。このような動向を受けて病床転換が進んでいるが，臨床現場では職員教育の必要性や，サービス・人材管理方法を転換する難しさをしばしば耳にする。

また，65 歳以上人口の増加とともに認知症者数にも注目しなければならない。認知症は「通常，慢性あるいは進行性の脳疾患によって生じ，記憶，思考，見当識，理解，計算，学習，言語，判断など多数の高次脳機能障害からなる症候群」[4] をいう。日本における認知症者数は，2025 年には 675 万人に達すると推定されている [5]。以降も増加が予想されており，2017 年には厚生労働省から「認知症施策推進総合戦略〜認知症高齢者等にやさしい地域づくりに向けて〜（新オレンジプラン）」が提示された。新オレンジプランでは，認知症の容態に応じた適時・適切な医療・介護等の提供が戦略の柱の一つに掲げられている。行動・心理症状や身体合併症等が見られた場合に医療・介護の連携をもって対応する循環型の仕組み（医療機関や介護施設等での対応が固定化されるのではなく，退院・退所後もそのときの容態にもっともふさわしい場所で，適切なサービスが提供される仕組み）が提示され，その構築に向けて取り組みが進んでいる。その主な政策に専門職の認知症対応力向上研修があり，かかりつけ医や歯科医師，薬剤師，病院勤務の医療従事者を対象とした研修が各地で実施されている。また，新オレンジプランを踏まえて認知症患者に対する適切な医療を推進すべく，2016 年度診療報酬改定において認知症ケア加算が新設された。この認知症ケア加算の施設基準では，身体拘束の実施基準を含めた認知症ケアに関する手順書の作成が求められる。また算定要件では，対象患者に身体

拘束を実施した日は所定点数の 100 分の 60 に減算されることが定められている。ここから，身体拘束をしない看護が評価され，高齢者の尊厳を守ることが重視されていることが分かる。逆に言うと，身体拘束や高齢者の尊厳を脅かしかねない不適切な医療・ケア，権利侵害の課題が存在するということでもある。認知症については，特に意思決定と身体拘束をめぐる課題を取り上げて 3 で考えたい。

臨床現場で医療，ケアに携わる専門職は，65 歳以上人口の増加と共に高齢者の死亡数の増加も実感しているのではないだろうか。日本は多死社会を迎えており，2017 年の死亡数は年間約 134 万人であった。その後も増加を続け，ピークを迎える 2040 年には年間約 168 万人が亡くなることが見込まれている。人が生き終える場の確保や支援体制づくりが急務と言える。

このような状況のもと，高齢者はどのように生き，暮らしているのだろうか。地域包括ケアシステムにある「重度な要介護状態となっても住み慣れた地域で自分らしい暮らしを人生の最後まで続ける」うえで，どのような課題があるのだろうか。ここで，高齢者の特性や生活・療養の特徴を踏まえて考えたい。高齢者には加齢に伴う心身の変化が起こる。高齢者に起こりやすい健康障害や症状もあり，治療やケアが必要となる。このような健康障害や症状を抱えるなかで，自立した生活を営むことが困難となり，介護・福祉サービスを利用する人や，サービス付き高齢者向け住宅，介護付き有料老人ホーム，特別養護老人ホーム等への入居・入所を決める人もいる。療養のための通院や，時に入院を要することもある。高齢者が入院すると，過剰な安静臥床や行動制限，身体拘束によって低活動，不動の状況が引き起こされた結果，合併症やフレイル（加齢に伴う予備能力低下のため，ストレスに対する回復力が低下した状態）[6]が起こり，状態悪化の悪循環に陥ることが少なくない。入院の理由となった疾患自体は治癒・回復したとしても，入院前と同じ状況では生活できなくなってしまうのである。たとえ入院するまでは自立した生活を送っていた高齢者であっても，一回の入院によって要介護状態に至る場合もある。このような経過のなかで，高齢者やその家族には様々な意思決定が求められることとなる。このとき，もし認知症や意識障害を抱えていたら，経済的な問題を抱えていたら，家族が誰もいなかったら…判断は非常に難しいものとなる。このようにして自律尊重，善行，無危害，正義の原則にかかわる課題が生じることがある。

3. 認知症をめぐる課題

1) 認知症高齢者と身体拘束

　身体拘束は「衣類または綿入り帯等を使用して，一時的に当該患者の身体を拘束し，その運動を抑制する行動の制限」[7]とされている。また，介護保険指定基準では，表1に示す11項目と定義されている。

表1　介護保険指定基準において身体拘束禁止の対象となる具体的な行為 [8]

　1. 徘徊しないように，車椅子や椅子，ベッドに体幹や四肢をひもなどで縛る
　2. 転落しないように，ベッドに体幹や四肢をひもなどで縛る
　3. 自分で降りられないように，ベッドを柵（サイドレール）で囲む
　4. 点滴，経管栄養などのチューブを抜かないように，四肢をひもなどで縛る
　5. 点滴，経管栄養などのチューブを抜かないように，または皮膚をかきむしらないように，手指の機能を制限するミトン型の手袋などをつける
　6. 車椅子や椅子からずれ落ちたり，立ち上がったりしないように，Y字型抑制帯や，腰ベルト，車椅子テーブルをつける
　7. 立ち上がる能力のある人の立ち上がりを妨げるような椅子を使用する
　8. 脱衣やおむつはずしを制限するために，介護衣（つなぎ服）を着せる
　9. 他人への迷惑行為を防ぐために，ベッドなどに体幹や四肢をひもなどで縛る
　10. 行動を落ち着かせるために，向精神薬を過剰に服用させる
　11. 自分の意思で開けることのできない居室などに隔離する

　身体拘束について考える前提として，拘束を受けず，自由を奪われないことはすべての人が平等に有する権利であることを確認しておきたい。日本国憲法において，何人もいかなる奴隷的拘束も受けないこと，また，法律の定める手続によらなければその生命もしくは自由を奪われないことが保障されている。認知症の人も等しく保障されているだろうか，認知症高齢者が療養・生活する病院や介護・福祉施設等の現状はどうだろうか。

　2016年に全日本病院協会によって行われた調査[9]によると，全国の病院，介護保険施設，特定施設及びサービス付き高齢者向け住宅712機関のうち，身体拘束を行うことがあると回答した医療保険適用病床は90%以上，介護療養型医療施設では85.0%，介護施設等では50%未満であったと報告されている。また，全国の急性期および回復期機能の病床を有し，病床数100以上の病院における，認知症を有する患者に対する身体拘束の実施状況の調査（2017年）[10]によると，調査日時点で認知症が疑われる患者23,539人のうち，44.5%にあたる10,480人が身体拘束（介護保険指定基準による身体拘束11項目のいずれか）を受け

ていたという。また，身体拘束の様態で多かったものは，ベッド柵68.6%，拘束帯・ベルト28.0%，チューブ抜去等防止のミトン25.6%，転落防止で縛る16.1%，介護衣12.6%，抜去防止のために縛る11.2%であった[10]ことが明らかとなっている。

　身体拘束廃止に向けた取り組みは，1986年頃の東京都上川病院が始まりと考えられている。これに続き，1998年に「抑制廃止福岡宣言」が発表され，福岡県では現在も「福岡県身体拘束ゼロ宣言」の取り組みが展開されている[11]。そして，2000年には介護保険の指定基準において身体拘束禁止が規定され，翌2001年に厚生労働省・身体拘束ゼロ作戦推進会議から「身体拘束ゼロへの手引き」が提示された。この手引きでは，身体拘束の弊害が示されている（表2）。

表2　身体拘束がもたらす弊害[8]

身体的弊害	・関節の拘縮，筋力の低下といった身体機能の低下，褥瘡の発生などの外的弊害 ・食欲の低下，心肺機能や感染症への抵抗力の低下などの内的弊害 ・車椅子に拘束しているケースでは無理な立ち上がりによる転倒事故，ベッド柵のケースでは乗り越えによる転落事故，拘束具による窒息等の事故
精神的弊害	・不安や怒り，屈辱，あきらめといった多大な精神的苦痛を与えるばかりか人間としての尊厳をも侵す ・認知症が進行し，せん妄の頻発をもたらす恐れがある ・家族にも大きな精神的苦痛を与える ・看護・介護するスタッフも，自らが行うケアに対して誇りをもてなくなり，安易な拘束が士気の低下を招く
社会的弊害	・スタッフ自身の士気の低下を招くばかりか，介護保険施設等に対する社会的な不信，偏見を引き起こす恐れがある ・身体拘束による高齢者の心身機能の低下は，その人のQOLを低下させるだけでなく，さらなる医療的処置を生じさせ，経済的にも少なからぬ影響をもたらす

　このように身体拘束は大きな弊害をもたらし，人の尊厳を脅かすものである。そのため，1999年厚生省令第39号指定介護老人福祉施設の人員，設備及び運営に関する基準にて「当該入所者又は他の入所者等の生命又は身体を保護するため緊急やむを得ない場合を除き，身体的拘束その他入所者の行動を制限する行為（身体的拘束等という）を行ってはならない」[12]と定められている。この緊急やむを得ない場合とは，ケアの工夫だけでは十分に対処できないような状況であり，①切迫性（本人又は他者の生命又は身体が危険にさらされる可能性が著しく高いこと），②非代替性（身体拘束その他の行動制限を行う以外に代替する介護方法がないこと），③一時性（身体拘束その他の行動制限が一時

的であること）の3要件を全て満たす必要がある。その後，2005年に策定された高齢者虐待防止法では，身体的虐待として「殴る，ける，つねるなどの身体的暴力で外傷を負わせる，または外傷が生じる恐れがある暴力行為，身体的抑制，薬による抑制」が挙げられている。

　しかし，前述のように認知症高齢者が療養・生活する病院や介護・福祉施設等では身体拘束が行われている。例えば，病院では転倒やカテーテル抜去等の事故防止のためとして，認知症高齢者の自由な行動が制限されていることがある。また，夜間に起き上がり，歩き回る認知症高齢者に対して睡眠薬が処方された結果，副作用で眠気やふらつきが生じ，転倒しやすい状態になっていることもある。このように無危害の原則にかかわる課題が生じやすい。また，介護付き有料老人ホームでの体験について「父が入所している施設は職員が少なく夜に転ばないように部屋に鍵をかけたいと言われ，退所を決めた」[13] と語る家族もいる。身体拘束中の苦悩を語り，"絶対にしないでほしい。その代わりに入院中はずっと付き添う"と言う家族や，"職員さんに迷惑をかけるので拘束してください"と言う家族もいる。

　過剰な危険防止，安全志向のために，漫然と必要以上に身体拘束が続いている状況は少なくない。本人の意思に沿えず，人の尊厳を脅かし，家族に強い悲しみと苦悩を抱かせてまで，治療や安全の保障は優先され，正当化されるものだろうか。慎重に，緊急やむを得ない場合の3要件を満たすのかを繰り返し検討することが必要であろう。行動を問題視して抑止するのではなく，認知症高齢者のニーズに応えるケアを推進していくことが専門職各人と組織に求められている。

2）認知症高齢者と意思決定

(1) 認知症高齢者の意思決定をめぐる課題

　認知症高齢者の医療，介護，福祉の臨床現場には選択，決定を必要とする場面が日常的に数多くある。治療や栄養・水分補給といった医療における処置，サービスの利用，継続的に医療や看護，リハビリ，生活支援を受けるための転院や入所等がその一例である。また，日常生活の中にもある。いつ入浴するか，何を，どこで食べるか，どの服を着るか，レクリエーションに参加するか否かなどは，本人の自由な選択が尊重されるべき場面である。しかし，このような場面は日常的に存在し，慌ただしい業務のなかで即時，迅速な判断を求められるがゆえに，一つ一つの意思決定が重視されにくい状況があるのではないか。

　認知症高齢者が抱える認知機能障害は，多くの場合緩徐に進行する。そのため，意思決定能力が低下し，自分にかかわる事柄や自らの行動について，認知症を患う前と同じようには選択，決定できなくなってしまう。また，病状の進行に伴い，周囲の人との意思疎通も難しくなっていく。

　このような状況において，何を選択するのが本人にとってよいことなのか，その判断は容易でない。認知症高齢者は言語で分かりやすく意思表示できないことがあり，支援者にはしぐさや表情の変化を手掛かりに意思を探る努力が求められることとなる。本人の意思を把握することが難しく，ディレンマや葛藤を感じることが少なくない。他者の手を借りざるを得ない状況にある高齢者だからこそ，意思の尊重がより重要と言えるのではないか。認知症高齢者の支援に携わる専門職には，自分の判断や行動が人の尊厳や権利擁護にかかわり得ることを念頭に置いて支援へ臨むこと，そしてアドボケイト（権利擁護者，代弁者）としての役割を意識することが求められる。

(2) 認知症高齢者の意思決定支援

　認知症高齢者の意思決定支援について，次の場面を例に考えてみたい。

　　◎ A さんは80歳代の女性である。中等度の認知症を抱えており，入浴や更衣を嫌がり，尿失禁で下着を汚すことが増えてきた。対応に悩む夫から相談を受け，週に数回，デイサービスの利用を提案した。すると，A さんは「人に裸を見せるのはいや」「年寄りが行くようなところはいや。家でのんびりしたい」と拒んだ。

　A さんは認知症があるためにデイサービスの必要性が理解できていない，正しく判断できていないのだろうか。

　高齢者の医療，介護における意思決定については，2012年に日本老年医学会より「高齢者ケアの意思決定プロセスに関するガイドライン　人工的水分・栄養補給の導入を中心として」[14)]が提示された。ここでは，どのようなケアをするかについて意思決定をする際のプロセスについて「医療・介護・福祉従事者は，患者本人およびその家族や代理人とのコミュニケーションを通して，皆が共に納得できる合意形成とそれに基づく選択・決定を目指す」ことが勧められている。

　では，本人が認知症を患い，意思決定能力が低下している場合はどのように考えるとよいか。ガイドラインには，本人の意思確認ができる時には「本人を中心に話し合い，合意を目指す」とし，そして「家族の当事者性の程度に応じ

て，家族にも参加していただく。また，近い将来本人の意思確認ができなくなる事態が予想される場合はとくに，意思確認ができるうちから家族にも参加していただき，本人の意思確認ができなくなった時のバトンタッチがスムースにできるようにする」とある。認知症は，この「近い将来本人の意思確認ができなくなる事態が予想される場合」に該当する。早くから家族も話し合いに参加してもらうことで，本人がどのような考えのもと選択，決定しているのかを知り，本人の意思や意向，価値観や好みについて理解を深める機会とする。このプロセスから得られる理解が，将来，意思確認ができなくなった時の判断の助けとなるのだ。そして，本人の意思確認ができない時には「家族と共に，本人の意思と最善について検討し，家族の事情も考え併せながら，合意を目指す」としている。もし今，本人の意思が確認できるとしたら，本人が何を望むかについて，家族と共に検討するのである。家族と会い，本人がどのようなことに価値を置き，どのような場面で何を選び，決定してきた方であるか，人生史をうかがいながら様々な選択，選択にまつわるエピソードや体験を尋ねるとよい。これらの情報が本人にとってよりよい選択をするための手がかりとなる。それだけでなく，話を丁寧に聴くこと自体が，本人や家族との関係構築の一助となり得ることも意識するとよいだろう。

(3) 認知症高齢者の意思決定能力

　本人の意思確認ができない時，ガイドラインでは「本人の意思確認ができなくなっても，本人の対応する力に応じて，本人と話し合い，またその気持ちを大事にする」ことも勧められている。

　ここで，認知症高齢者の意思決定能力について考えたい。意思決定能力の構成要素には「選択を表明する能力」，「治療の意思決定に関連する情報を理解できる能力」，「自分自身の状況，特に自分の病気とその治療を選択した場合に起こり得る結果に関する情報の重要性を認識する能力」，「関連情報をもとに論理的な過程で治療の選択を比較するような，論理的に考える能力」の4つがある[15]とされている。認知症高齢者の意思決定能力については，認知機能障害の特徴を踏まえる必要がある。このことは，2018年に厚生労働省が示した「認知症の人の日常生活・社会生活における意思決定支援ガイドライン」にも述べられている。認知症の人の意思決定能力は「行為内容により相対的に判断される」[16]ものであり，かつ「あるかないかという二者択一的ではなく（連続量），段階的・漸次的に低減・喪失されていく」[16]と考えることができる。認知症は脳

の器質的な変性疾患を原因とする症候群であり，多くの場合病状は緩徐に進行する。記憶や言語，知覚等認知機能に障害が現れるため，意思決定能力の４つの能力，すなわち自らの考えの表明や，情報の理解，何かを選択した場合の結果をもとにした比較・検討は徐々に困難となる。しかし一度に喪失するものではなく，本人が選択，決定できるところとそうでないところが混在する。それゆえ，意思決定を要する事項や場面ごとに考えるのがよいということである。例えば，医療や治療に関することは複雑な情報の検討に基づく判断が必要な場合が多い。しかし，生活・療養の場や，Ａさんの例のようなサービス利用に関する事柄ならば，実際に経験することで選択できる可能性がある。その場所へ一度行ってみる，写真や動画を見る等である。また，熱いお茶と冷たいジュースのいずれを飲むか，どの服を着るか，次はどの場所で過ごすかといった生活に密着した選択は，病状が進んでも適切な支援があれば本人が決定できる事項となり得る。

　このとき，残存能力についても考慮しなければならない。認知症の人の意思決定能力は，「認知症の状態だけではなく，社会心理的・環境的・医学身体的・精神的・神経学的状態によって変化する」[16] ので，できる限り認知症の人が決められるように，残存能力への配慮が必要である。例えば，緊張を和らげる雰囲気，理解しやすいように言い換えて伝えてくれる家族の存在など，適切な支援が得られれば本人なりに考え，選択できる可能性がある。2015 年に日本看護倫理学会が示した「医療や看護を受ける高齢者の尊厳を守るためのガイドライン」[17] のなかでも，その人がもつ意思決定能力を引き出す重要性が指摘されている。「医療や将来の見通し等に関する理解が不明確な場合の看護」として，「日々の関わりの中から，意思決定能力のアセスメント」[17] を行い，「高齢者が自分の意思に沿い援助されるという経験を積み重ねることが出来るよう，日常の関わりの中で選択できる環境を作る」[17] ことが支援者に必要とされている。つまり，意思決定能力は支援者の姿勢と能力によって影響を受けるのである。意思決定できない人と決めつけず，適切な支援を行うことが求められる。

(4) 地域包括ケアシステムにおける意思決定の支援

　地域包括ケアシステムの構築が進むなか，病床の機能分化と連携が重視され，一般急性期病院の在院日数は非常に短くなっている。また，病院では早期退院に向けて，入院前から支援が行われるようになり，今後の方向性について早くから検討されるようになった。

次の場面について，どのように考えるだろうか。

◎80歳代前半のBさんは，数年前から特別養護老人ホームで暮らしている。高度の認知症を抱え，寝たきりの状態だった。嚥下障害も抱えており，ペースト状の食事を介助で摂っていた。家族は今後について"本人が胃ろうは嫌と言っていた。できるだけ苦痛がなく，ゆっくり過ごさせてやりたい"とホームの職員に伝えていた。あるとき，活気がなく，食事摂取量の減少が続いたため急性期病院を受診したところ，誤嚥性肺炎との診断を受け，入院することとなった。治療を受けて肺炎は治癒に向かったが，食事摂取量は増加しなかった。Bさんは数か月前にも誤嚥性肺炎で入院したことがあり，その時は食事摂取量が戻ったが今回は違った。そこで，今後の水分・栄養補給の方法と療養・生活の場について話し合うことになった。

高齢者には，治療に目途がついても入院前と同じ状態まで回復できない人や回復に時間を要する人が少なくない。このBさんのように認知症が進み，年を重ねて身体が衰え，最期が近づいている人もいる。例のような場面では「胃ろうは嫌」と言っていたというBさんの意思を踏まえ，本人の人生にとって益・害をもたらしうるものは何か，どのような選択肢が本人の人生にとって最善かについて検討を進めることになる。認知症高齢者が尊厳を保って最期まで生きることを支えるためには，地域の医療，介護，福祉の連携が不可欠である。認知症高齢者にかかわる支援者は，療養・生活の場所や利用するサービスによってその時々変わることがあるが，意思を尊重する態度を備え，その人がもつ意思決定能力が発揮できるようにその時必要な支援を行う必要があることは共通している。認知症の軽度の時期，本人が主体的に意思決定をできる頃から，今後起こりうることへの対処やどのように生きることを望むかについて，本人や家族，支援者等で話し合うことができれば，その人自身や意思について相互理解が深まり，検討の際の手掛かりとなる。また，療養・生活の場や支援者が変わってもその人の意思や意向，価値観に関する情報を引き継ぐことも可能になるだろう。認知症高齢者が住み慣れた地域で尊厳を保って生きることを支えるために，医療，介護，福祉サービスそれぞれの質やサービス間連携の質が問われている。

■■■■参考文献■■■■

1) 内閣府：令和元年版高齢社会白書 第1章高齢化の状況 第1節高齢化の状況，2019．https://www8.cao.go.jp/kourei/whitepaper/w-2019/zenbun/pdf/1s1s_01.pdf

2) 内閣府：令和元年版高齢社会白書 第1章高齢化の状況 第2節高齢期の暮らしの動向，2019．https://www8.cao.go.jp/kourei/whitepaper/w-2019/zenbun/pdf/1s2s_02_01.pdf

3) 2015年の高齢者介護～高齢者の尊厳を支えるケアの確立に向けて～．https://www.mhlw.go.jp/topics/kaigo/kentou/15kourei/3.html

4) 日本神経学会監修：「認知症疾患診療ガイドライン」作成委員会編集：認知症疾患診療ガイドライン2017．第1版，2，医学書院，2017．

5) 二宮利治・他：日本における認知症の高齢者人口の将来推計に関する研究．平成26年度総括研究報告書．2015．

6) 要介護高齢者，フレイル高齢者，認知症高齢者に対する栄養療法，運動療法，薬物療法に関するガイドライン作成に向けた調査研究班：フレイル神陵ガイド2018年版．2，ライフ・サイエンス，2018．

7) 厚生省告示第129号，1988．https://www.mhlw.go.jp/web/t_doc?dataId=80135000&dataType=0&pageNo=1

8) 厚生労働省身体拘束ゼロ作戦推進会議：身体拘束ゼロへの手引き 高齢者ケアに関わるすべての人に，2001．http://www.fukushihoken.metro.tokyo.jp/zaishien/gyakutai/torikumi/doc/zero_tebiki.pdf

9) 公益社団法人全日本病院協会：身体拘束ゼロの実践に伴う課題に関する調査研究事業報告書，2016．https://www.ajha.or.jp/voice/pdf/other/160408_2.pdf

10) Nakanishi et al.: Physical restraint to patients with dementia in acute physical care settings: effect of the financial incentive to acute care hospitals. Int Psychogeriatr., 30(7), 991-1000, 2018.

11) 福岡県庁：「福岡県身体拘束ゼロ宣言を実施しています」．http://www.pref.fukuoka.lg.jp/contents/zerosengen.html

12) 厚生省令第39号，1999．https://www.mhlw.go.jp/web/t_doc?dataId=82999406&dataType=0&pageNo=1

13) 健康と病いの語り ディペックス・ジャパン編：認知症の語り本人と家族による200のエピソード．第1版，545，日本看護協会出版会，2016．

14) 日本老年医学会：高齢者ケアの意思決定プロセスに関するガイドライン 人工的水分・栄養補給の導入を中心として．2012．https://www.jpn-geriat-soc.or.jp/proposal/pdf/jgs_ahn_gl_2012.pdf

15) 浅井篤，高橋隆雄責任編集：シリーズ生命倫理学第13巻．104-106，丸善出版，2012．

16) 厚生労働省：認知症の人の日常生活・社会生活における意思決定支援ガイドライン．2018．https://www.mhlw.go.jp/file/06-Seisakujouhou-12300000-Roukenkyoku/0000212396.pdf

17) 日本看護倫理学会臨床倫理ガイドライン検討委員会：医療や看護を受ける高齢者の尊厳を守るためのガイドライン．2015．http://jnea.net/pdf/guideline_songen_2015.pdf

第 11 章

エンドオブライフ・ケア

会田　薫子

1. はじめに

　生命あるものすべてにその最期は訪れる。生命をめぐる諸問題の倫理的側面を考察する生命倫理学において，エンドオブライフ・ケア，すなわち人生の最終段階における医療とケアに関して検討すべき課題は年々増加し，学ぶべき概念やガイドラインも増えてきている。

　本章では，この分野の臨床実践および研究が発展した 20 世紀後半以降の歴史的な展開を踏まえ，基本的な事柄を概観しながら，現代，私たちは人生の最終段階の医療とケアをどのように考えるべきかを考察する。

2. ホスピス

　死に瀕した人へのケアと安らかな死の看取りは，古来，僧や修道士・修道女が担ってきた。死にゆく人への現代の医療的な取り組みは，1950 年代以降，ターミナル・ケア（terminal care）という用語[*1]を用いて報告されてきた。

　エンドオブライフ・ケアが臨床分野としても学問領域としても独自の発展を遂げる契機となったのは，末期がん患者に対してホスピスという専門施設でのケアが開始されたことであった。

　1950 年代から末期がん患者の症状コントロールを研究していたシシリー・ソンダース（Cicely Saunders）は 1967 年，ロンドン郊外に聖クリストファー・ホスピス（St. Christopher's Hospice）を設立し，がんで死にゆく患者とその家族を苦しみから解放することを目的とするケアを行った。ソンダースが 30 代になってから医師を志したのは，がんの痛みから患者を解放するためであったため，同ホスピスではまずモルヒネなどの鎮痛薬による疼痛緩和に注力し，それによって社会的に広く知られることとなった。

しかしソンダースは，患者は身体的な原因による痛みのみならず，心理的要因や社会的要因による苦痛をも有していることを理解し，さらに 1980 年代に，スピリチュアル・ペイン（spiritual pain）[*2] という新たな概念を提唱し，死にゆく人の苦痛は身体的（痛み，息苦しさ，だるさなど），心理的（不安，恐れ，怒り，孤独感など），社会的（仕事や家庭に関する問題や役割の喪失に関する問題，経済的問題，人間関係問題など），およびスピリチュアル（人間の存在や人生の意味に関すること）な面にわたり，それらの苦痛・苦悩は相互に影響しているとし，それらすべての側面にわたるケアによって全人的苦痛（total pain）を緩和することが重要であると説いた。ソンダースが主導した現代のホスピス・ケアの精神は，次項で述べる緩和ケアの中核の思想となった。

日本では，1973 年に淀川キリスト教病院で開始された OCDP（The Organized Care of the Dying Patient, 死にゆく患者への組織的ケア）が一般病棟における組織的なホスピス・ケア（hospice care）の端緒とみられている。独立型ホスピスとしては，1981 年に聖隷三方原病院が設立した聖隷ホスピスが最初である。

ホスピス運動は次第に世界各地に広がり，現在ではがん医療のみならず非がん疾患の分野においても，また，医療機関だけでなく介護施設や在宅医療においても推進されている。

3. 緩和ケア

死にゆく患者とその家族の苦痛と苦悩を軽減しようとするホスピス・ケアへの支持は拡大していったが，当時，ホスピス・ケアは主にホスピスという施設で行われるケアとして認識されていた。

一方，ケアの場所ではなくケアの目標を規定する概念として[3]，緩和ケア（palliative care）という用語が 1970，80 年代からカナダで使用されるようになり，アメリカ，オーストラリアへ伝わったとされている[*3]。

緩和ケアという用語は複数の意味で使用されていたが, 世界保健機関（WHO）は 1990 年に，「緩和ケアとは，治癒を目的とした治療が有効でなくなった患者に対する積極的な全人的ケア（total care）である。痛みやその他の症状のコントロールと心理的，社会的，スピリチュアルな問題のコントロールが最も重要な課題となる。緩和ケアの目標は，患者と家族にとってできるかぎり良好な生活の質（QOL : quality of life）を実現させることである。緩和ケアの考え方の

多くは，終末期だけでなくがんのより早い段階から，抗がん剤による治療とともに取り入れることも可能である」[5]と専門委員会報告書にて定義した。このように，1990年時点での緩和ケアの対象はがん患者であり，主に末期がん患者を対象とし，患者と家族を一体としてケアすることが重要であるとした。

WHOは緩和ケアの考え方について，下記のように説明している（表1）。

WHOは2002年に緩和ケアの定義を，「緩和ケアとは，生命を脅かす病に関連する問題に直面している患者とその家族のQOLを，痛みやその他の身体的・心理社会的・スピリチュアルな問題を早期に見出し的確に評価を行い対応することで，苦痛を予防し和らげることを通して向上させるアプローチである」[6]と改訂した。

この改訂によって，緩和ケアの対象は1990年の「治癒を目的とした治療が有効でなくなったがん患者」から「生命を脅かす病に関連する問題に直面している患者とその家族」へと拡大した。つまり，治らない状態のがん患者だけでなく，種々の臓器不全や神経難病などを含む慢性疾患患者，AIDS患者も緩和ケアの対象とされた。さらに，緩和ケアの定義に苦痛の「予防」という側面も加わり，予防のために「痛みやその他の問題を早期に見出し的確に評価」する

表1　緩和ケアの考え方（WHO, 2002）[6]

> 緩和ケアは
> ・痛みやその他のつらい症状を和らげる。
> ・生命を肯定し，死にゆくことを自然な過程と捉える。
> ・死を早めようとしたり遅らせようとしたりするものではない。
> ・心理的およびスピリチュアルなケアを含む。
> ・患者が最期までできる限り能動的に生きられるように支援する体制を提供する。
> ・患者の病の間も死別後も，家族が対処していけるように支援する体制を提供する。
> ・患者と家族のニーズに応えるためにチームアプローチを活用し，必要に応じて死別後のカウンセリングも行う。
> ・QOLを高める。さらに，病の経過にも良い影響を及ぼす可能性がある。
> ・病の早い時期から化学療法や放射線療法などの生存期間の延長を意図して行われる治療と組み合わせて適応でき，つらい合併症をよりよく理解し対処するための精査も含む。

ことが必要であるとした。総じて，従来はがん患者の看取り医療の一環とみなされていた緩和ケアが，QOL の維持・向上のために幅広い疾患に対して，より早期から苦痛の予防も含めて対応されるべきと再定義されたと言える。

日本では，1990 年度に厚生省（現在の厚生労働省）が診療報酬として「緩和ケア病棟入院料」を設けることで，まず，末期がん患者を対象とする緩和ケアが公的医療保険の対象となった。また，1993 年に上記の WHO 専門委員会報告書（1990 年版）の訳書[7] が出版され，1996 年には日本緩和医療学会が設立されるなど，がん患者とその家族の QOL の維持・向上のための医療とケアへの取り組みが本格化した。

2019 年現在，日本の公的医療保険制度において緩和ケア診療加算の対象とされているのは，がん患者と後天性免疫不全症候群（AIDS）患者と末期心不全患者であるが，臨床現場では末期ではない心不全を含め慢性臓器不全や認知症，神経変性疾患などの非がん患者を含め多くの患者に対して緩和ケアの精神で診療に当たり，患者と家族の QOL の改善に取り組む医療者が増えつつある。

4. 生命維持治療の差し控えと終了の問題

緩和ケアのアプローチでエンドオブライフ・ケアを行うことは基本として重要であるが，20 世紀後半以降の医療技術の進展と汎用に伴って，どこまで治療を行うべきかという問題が先進国共通の課題となった。この問題は末期か否かの医学的判断が困難な非がん疾患では特に深刻な問題となった。

この難題に最初に取り組んだアメリカでは 1978 年に，医学と医療技術の進展に伴って発生した倫理的・法的問題に関する研究を諮問するため，有識者による大統領委員会を組織することが決定された。同委員会は全脳死を死と定義することの是非についてまず議論し，これを是とし，次に，全脳機能を喪失してはいないが大脳機能を喪失した患者における治療の継続に関する問題についての議論も必要であることを認識し，1983 年，生命維持治療の差し控えと終了に関する報告書[8] をまとめた。同報告書は，大脳機能を喪失した患者，判断能力を喪失した患者や重度障害を有する新生児などについて，臨床上の意思決定のメカニズム整備の重要性を指摘し，同時に，医学的介入に応答しない状態に陥った患者に対し，敬意をもって支持的なケアを提供することの重要性を指摘した。

　次いで，アメリカに設立された独立型の生命倫理研究機関であるヘイスティングス・センター（The Hastings Center）は 1987 年，生命維持治療の終了を死にゆく患者のケアという視点で記述したガイドラインを発表し，「患者の視点から治療の利益と負担を明らかにし，その負担が利益を上回る場合には，治療を差し控えたり一旦開始した治療を終了したりすることは倫理的に許容できる。ただし，利益と負担のいずれが上回るかの判断が困難な場合には治療を行うべきである。もし，治療が病態生理学的な目的を達成できず，病態生理学的な利益を患者にもたらさないことが明白である場合には，治療を行う義務はない」[9] とした。このガイドラインは医学，倫理学，公共政策学，法学，宗教学等の専門家の学際的な集団によって策定された。

　また，医療者の多くは一般に，ある治療法を開始したあとでその治療法を終了して看取るよりは，最初からその治療法を行わないこと，すなわち治療を差し控えることによって対応したいと考えがちであるということは，アメリカでは 1970 年代から医学雑誌で報告されていた。生命維持治療の終了を問題視し，差し控えによって対応しようとする医療者が少なくなかったことから，同センターのガイドラインは，「差し控えは倫理的に許容されるが終了は許容されない，と多くの医療者は考えているだろうが，これは間違いである。治療の差し控えと治療の終了の間には確かに心理的な相違があるが，その相違は倫理的考察のスタート地点であり結論を決定するものではない」とした。

　その後，アメリカにおいては，法は治療の終了（withdrawal of treatment）と治療の差し控え（withholding treatment）の双方を，治療をなしで済ませること（forgoing treatment）として等価と扱い，アメリカ医師会は，「生命維持治療が患者の利益とならないと判断された場合の治療の終了は法的・倫理的に許容される。差し控えが許容される状況では終了も許容される。差し控えと終了の間には倫理的に差が無い」[10] とした。これは，イギリスとアメリカでは各医学会共通の見解である。

　生命維持治療の差し控えと終了の間には倫理的に相違がないとされている主な理由の 1 つは，差し控えにしても終了にしても，医学的判断が適切であれば結果は同様であるはず，ということである。結果が同様であれば，その意味については同様の判断をするということである。また，倫理的な点からも等価であるので法的にも等価と判断されている。

5. 日本におけるガイドライン策定

　日本においては長らく，生命維持治療の差し控えと終了に関する議論はタブー視されてきたが，2004年の北海道立羽幌病院「事件」を契機に，一旦開始した治療を終了して看取ることに関する諸問題が深刻な社会問題として認識されるに至った。このケースでは，誤嚥窒息のため心肺停止状態で搬送された90代の患者に心肺蘇生法を行い，心拍は再開させたが脳死状態と診断した医師が，人工呼吸器を取り外して看取ったことについて，同医師から報告を受けた警察が捜査し，医師が殺人容疑で書類送検された。

　羽幌「事件」後，2006年に富山県の射水市民病院で医師が7名の末期患者から人工呼吸器を外して看取ったことに対して，捜査当局が殺人容疑で捜査を開始したことで，この問題は早急に対応を要する社会的問題とみなされるに至った。羽幌「事件」と射水「事件」の担当医師は最終的に不起訴ではあったが，生命維持治療を終了して看取ることの法的な意味が問われたことによって，日本社会でもこの種の問題にどのように対応すべきか，社会的コンセンサスを形成することが喫緊の課題として認識された。

　そこで厚生労働省は「終末期医療の決定プロセスのあり方に関する検討会」を発足させ，2007年に，終末期医療に関する国として初めての指針である「終末期医療の決定プロセスに関するガイドライン」を発表した。同ガイドラインは2015年に「人生の最終段階における医療の決定プロセスに関するガイドライン」と改称，さらに，2018年に「人生の最終段階における医療・ケアの決定プロセスに関するガイドライン」と再改称された[11]。同ガイドラインの2018年版は，①医師単独ではなく医療・ケアチームで対応すること，②本人の意思を尊重し，本人と家族と医療・ケアチームが徹底した合意主義によって意思決定すること，③緩和ケアを充実させること，④ACP（advance care planning）の推進という4点を要点としている。ACPに関してはコラム2を参照のこと。

　これは意思決定プロセスに関するガイドライン，つまり臨床倫理のガイドラインであるため，生命維持治療を終了して看取ることの判断基準や，治療を終了した医師の法的免責に関しては言及していない。そのため，医療者らからこのガイドラインに対する批判の声が上がった。つまり，羽幌「事件」や射水「事件」後，ある明確な時点で人工呼吸器等を外すことが違法とみなされないという条件の明示を求める医療者は，そのような条件が示されていないガイドライ

ンでは臨床現場では役に立たないと主張したのである。

　そうした批判に対して，厚生労働省ガイドライン検討会の座長を務めた樋口範雄は，もし，治療の終了基準や法的免責基準を国のガイドラインで示せば，末期医療のあり方が「点」としてルール化されることとなり，ガイドラインの文言が硬直的に解釈され，患者にとっての最善を探ることよりも，その基準に沿うか否かという判断が臨床現場でなされることになり，適切な末期医療のあり方とその判断に反する事態を招く恐れがあると述べた。そして，そうであるからこそ，このガイドラインは意思決定プロセスのガイドラインとして策定され，そこにこそ意義があると強調した[12]。

　このように，同ガイドラインは患者の医学的状態や事前指示の有無によって画一的な対応が取られることを避け，一人ひとりの患者の人生の最終段階における最も望ましい医療のあり方をプロセス，つまり「線」で探り，関係者が話し合って意思決定する際の道筋を示したものと言える。

6. 意思決定プロセス：《情報共有＝合意》モデル

　上記の厚生労働省ガイドラインと親和性が高く，一人ひとりにとって望ましいエンドオブライフ・ケアを実現するための意思決定のあり方に，清水哲郎が提唱している意思決定プロセスである，《情報共有＝合意》モデルがある（図1）。この共同意思決定のモデルはエンドオブライフ・ケアに限らず治療とケアの方針決定の際に適用可能である。

　《情報共有＝合意》モデルでは双方向の情報の流れを要請する。すなわち，医療側から患者側への説明（医学的情報中心＝生物学的な（biological）情報）と患者側から医療側への説明（患者の人生や考え方についての情報中心＝物語り（narrative）情報）を通して，双方で情報を共有したうえで，一方が他方に同意するというより，双方の当事者の合意を目指し，共同意思決定に至るという考え方である[13]。これは双方がより良くコミュニケーションを取り合意を目指す方法であり，このようなプロセスを経ることによって，医療方針の決定は患者の人生の中でなされるというあり方が認められることになり，人生の物語（narrative）を作りつつ生きる患者中心の医療が実現すると考える。これは，ある医療行為についてそれを行うか否かを検討する場合に，その医療行為による直接的な医学的利益と不利益を検討するだけでなく，その医学的な利益と不利

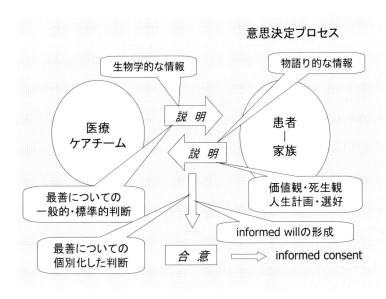

図1　≪情報共有＝合意≫モデル

益が本人の人生の中ではどのような意味があるのかを検討することと言える[*4]。

7. 本人の意思の尊重 ── 人生の物語りを核として

　この意思決定モデルの背景に,「生命の二重の見方」理論[13)]がある。これは,「人の生命は生物学的生命（biological life）を土台に,物語られるいのち（biographical life）が関係する人々の物語りと重なり合いながら形成されている」という考え方である。人は誰でも選好,思想信条,価値観,人生観,死生観などをもち,それを反映した個別で多様な人生の物語りを生きている。日常の中でそれと意識することはなくても,一人ひとりそれぞれの選好や思想信条,価値観,人生観,死生観を反映させて日々の経験を意味づけ,また経験同士を意味づけ,人生の物語りを形成している。そしてその物語りは,本人単独で作るものでなはなく,日々,関係する他者の物語りと重なり合わせて形成している。なぜなら人間は多くの場合,他者との関係の中で暮らしているからである。

　本人らしさや QOL を決めるのは生物学的生命ではなく物語られるいのちであり,したがって,生物学的な生命の重要性を決めるのも物語られるいのちで

ある。換言すれば，生物学的生命は本人の人生の物語りを支える土台であると言える。

　病態生理学的データや医学的なエビデンス（evidence）は重要である。しかし，一人ひとりにとっての最善は，それだけで判断できるものではないのである。エビデンスは本人の人生の物語りを豊かにするために活用すべきものである。それはつまり，本人の物語られるいのちという視点から，医療行為の意味を捉え直すことが重要であるということである。

　原疾患や医療の分野によって終末期の定義は異なる（☞コラム1）が，重要なことは，定義に当てはめて対応を取ることではなく，本人の人生の物語りを核として本人にとっての最善を探って実現しようとすることである。

　また，従来，本人の意思を尊重する仕組みとして欧米から輸入された事前指示等（☞コラム2）によって意思を表明可能な段階で意思表示しておくことが推奨されてきたが，現在は，事前指示の不足を補って発展してきた ACP を実践することが推奨されている。ACP を行う際にも，一人ひとりの人生の物語りに照らして本人の意向の内容を検討することが大切であり，それによって本人をより尊重した意思決定に至ることが可能となる。

　患者の価値観・死生観を反映した人生の物語りを尊重する意思決定に至ろうとするときに肝心なのは，丁寧なコミュニケーションのプロセスである。臨床上の選択肢が増え，患者の価値観も多様化している現代，患者側と医療者側のコミュニケーションの重要性はますます高まっている。医療・ケアチームは患者の価値観・死生観を知り，患者本人が意思疎通困難な状態となった後でも，医療・ケアチームは本人の人生の物語りを形成するうえで重要な関わりを持つ人々とコミュニケーションを繰り返していくことが，本人にとっての最善を探索する道筋になると言える。また，このような意思決定プロセスを経ることによって，家族らも医療・ケア従事者も納得の看取りに至ることが可能になり，看取り後の遺族が抱えがちな心の問題の予防にもつながる。

　日本老年医学会は 2012 年にエンドオブライフ・ケアに関わる 2 つのガイドラインを発表したが，これらは上記の考え方に沿うガイドラインである。学会の基本姿勢を示した「立場表明 2012」[14] は，高齢者の人生の最終段階における医療とケアは「本人の満足を物差しに」と謳っている。また，「高齢者ケアの意思決定プロセスに関するガイドライン ── 人工的水分・栄養補給法の導入を中心として」は，本人の人生を豊かにすることを目指し，少なくともより悪く

「終末期」の定義

近年，国内の医学会が策定したガイドラインを参考に，日本学術会議は 2008 年，「終末期」の定義について，疾病や患者の状態によって，三つのタイプに大別することが可能とする報告書[15] を発表した。

1）救急医療等における急性型終末期

日本救急医学会は 2007 年に公表した学会ガイドラインにおいて，終末期を「妥当な医療の継続にもかかわらず死が間近に迫っている状況」と定義し，次の四つのいずれかを指すとした。①全脳機能不全と診断された場合，②生命維持が人工的な装置に依存し，必須臓器の機能不全が不可逆的な場合，③他の治療法がなく，数時間ないし数日以内に死亡することが予測される場合，④積極的な治療の開始後に回復不能な病気の末期であることが判明した場合，である。この定義は，治療に直接関わる医師の職業団体である学会が表明したもので，治療者の視点で構成されている点が特徴である。なお，この定義は 2014 年に発表された，「救急・集中治療における終末期医療に関するガイドライン～ 3 学会からの提言～」にて踏襲された[16]。

2）がんなどの亜急性型終末期

この型の終末期は「がんを治すことを放棄した*5 時点から，死亡するまでの期間」や，「病状が進行して，生命予後が半年あるいは半年以内と考えられる時期」など，各種の定義がある。共通するのは，判断の基準に「生命予後」を必ず取り入れている点で，半年あるいは半年以内は概ね一致する予後判断と言える。逆に言えば，このような生命予後が予想される場合は，この型に分類されることになる。

3）高齢者などの慢性型終末期

日本老年医学会は，「病状が不可逆的かつ進行性で，その時代に可能な最善の治療により病状の好転や進行の阻止が期待できなくなり，近い将来の死が不可避となった状態」と定義している。定義に具体的な期間を設定しなかったのは，高齢者は「終末期」にあると判断されても，余命を予測するための医学的情報の集積が現状では不十分であり，余命の予測が困難であるためである，と述べている。

このように，終末期を急性型（救急医療など），亜急性型（がんなど），慢性型（高齢者，遷延性意識障害，認知症など）に分けて考える必要があるほど，各々の終末期医療の内容的差異は大きい。そうしたことから，前述のように，最近は包括的な概念を表現する用語として「エンドオブライフ・ケア」が使用される場面が増えている。

本人の意思を尊重するための取り組み

　医療技術の進展に伴って，意思疎通困難となった後でも医療技術の力によって生存期間を延長させることが可能な時代となったことで，意思疎通困難となった場合にどのような医療行為を望むかあるいは拒否するかなどを，意思表示可能な段階で表明しておくことを制度化する動きが広がった。

　まず，持続的植物状態だったカレン・アン・クィンラン（当時21歳）の人工呼吸器を止めることを認めるか否かの法廷闘争の影響を受け，1976年にアメリカのカリフォルニア州で自然死法が制定され，リビング・ウィルが世界で初めて法制化された。その後，この動きは全米に広がり，リビング・ウィルと意思決定代理人の指名またはその両方を内容とする事前指示（advance directives）が制度化された。事前指示においては，意思決定の基本は患者の自己決定という考え方に基づき，現状では健康問題がみられない場合でも，将来，意思疎通困難となった場合に備えて作成しておくことが推奨された。

　しかし，事前指示の仕組みには，状況や意思の経年的な変化に対応が困難である点や，いざ必要な時に事前指示書が見つからないことが少なくないこと，また，代理人と本人との選好の相違などの問題が少なくないため，改善が求められ，アメリカではPOLST（physician orders for life-sustaining treatment）[17]を広める運動が起きた。POLSTは，「生命維持治療のための医師の指示書」という意味で，医師と患者／代理人との会話に基づいて医師が記入しておく文書である。対象は重度の疾患を有する患者や老化が進行した患者であり，医師が患者／代理人に対し，心身の状態と予後の見通し，治療法の選択肢を説明し，患者の価値観を踏まえた治療の目標を聞き取り，人生の最終段階で心肺蘇生法や人工的水分・栄養補給法，抗菌薬投与その他の医学的処置について希望するか否かを書式にチェックする。

　事前指示の不足を補うため，1990年代半ばからアメリカやカナダでアドバンス・ケア・プランニング（ACP：advance care planning）が行われるようになった。ACPは次第に発展し英語圏で広く行われるようになり，2010年前後に日本でもACPを導入する医療機関がみられるようになった。

　2018年に厚生労働省がACPの推奨を打ち出すと，その用語は日本の医療・ケア従事者に広く知られるようになったが，事前指示との混同がしばしばみられた。そこで，日本老年医学会はACPの適切な実施を支援するために，2019年に医療・ケア従事者向けに「ACP推進に関する提言」を発表した。同学会はACPの目標として，「本人の意向に沿った，本人らしい人生の最終段階における医療・ケアを実現し，本人が最期まで尊厳をもって人生をまっとうすることができるよう支援すること」としている。ACPの定義を「ACPは将来の医療・ケアについて，本人を人として尊重した意思決定の実現を支援するプロセスである」とし，注釈として，「ACPの実践のために，本人と家族等と医療・ケアチームは対話を通し，本人の価値観・意向・人生の目標などを共有し，理解した上

で，意思決定のために協働することが求められる。ACP の実践によって，本人が人生の最終段階に至り意思決定が困難となった場合も，本人の意思をくみ取り，本人が望む医療・ケアを受けることができるようにする」と記した[18]。

しないよう，本人の最善を探って関係者が共同で意思決定することを推奨している[19]。

しかし，2019 年現在，エンドオブライフ・ケアにおける意思決定支援のあるべき道筋の検討と実践は多くの分野で依然として発展途上であり，例えば，日本透析医学会は維持透析療法の終了に関して 2019 年に社会問題化した事例を受け，2014 年に発表した「維持血液透析の開始と継続に関する意思決定プロセスについての提言」[20]の改定作業を進めている。

8. おわりに

人生の最終段階のケアに関する現代の取り組みは，まず，末期がん患者の疼痛緩和から始まり，その後，慢性臓器不全や認知症，神経難病などの非がん疾患も含めて疾患の早期から幅広く対応するケアに発展した。人間の苦痛・苦悩に関する理解が深化したことによって，苦痛緩和の対象は身体の痛みだけでなく，心理的，社会的，スピリチュアルな側面にわたること，および，それらの苦痛が相互に作用し身体の痛みが増強されることも理解され，患者を全人的にケアすることの重要性が説かれるようになった。

現代の医療技術の進展と汎用に伴って，人生の最終段階での治療行為の継続が緩和ケアの精神に反して本人・家族らの苦痛と苦悩をかえって増大させる事態となることもあり，本人の最善のために医療行為を終了して看取ることも医療者の役目として求められることとなった。長年，救命・延命が職務とされてきた医療者にとって，これは大きな転換である。

人生の締めくくりにあたり，本人の最善を探ることは容易ではない。本人の人生の物語りを形成するうえで重要な人たちと医療・ケアチームが，本人がどのような価値観・死生観をもって人生を歩んできたかをたどりながら，よりよくコミュニケーションを繰り返していくことが求められる。

本人にとっての最善を実現すべく，本人の人生の豊かさを目指して共同意思決定を行っても，本人が意思疎通困難な場合にはその意思を直接確認すること

ができず，関係者は本当に本人の最善を実現するための意思決定をしたのかどうか，迷うことが少なくない。このような場合，本人の最善をめぐって周囲の者たちが悩みつつ一緒に考えるというプロセスをもつことが倫理的に適切な意思決定の基礎となるため，そのようにして意思決定されたこととその実行も倫理的に適切なものとなると考える。

　今後も新たな医療技術は次々に開発され，生命と人生の意味は問われ続けるであろう。より長く生命を存続させることが必ずしも医療の目的となるわけではない時代に，生命を大切にするとはどのようなことなのか，本人を尊重するとはどのようなことなのか，さらに率直で真摯な議論が必要とされていくであろう[21]。

（註）

*1　近年，ターミナル・ケアという用語はほとんど使用されなくなり，代わりにエンドオブライフ・ケア（end-of-life care）という用語が汎用されるようになってきている。ターミナル・ケアという用語は，従来，末期がん患者の疼痛緩和を中心に使用されてきたため，心不全や慢性の呼吸器疾患などの慢性臓器不全，ALS などの神経変性疾患や脳血管疾患等による寝たきり状態を包摂することが困難とみなされた。そのため，人生の最終段階における医療とケアをより広く意味する概念が必要となったことが，エンドオブライフ・ケアが使われるようになった一因と言われている[1]。エンドオブライフ・ケアという用語は人生の最終段階の医療とケアという意味であり，生命予後を数値化可能か否かという狭義の医学的な終末期の定義にかかわらず広く使用できるところが利点という見方もある。

*2　ソンダースの 1988 年の論文 "Spiritual pain"[2] によると，スピリチュアル・ペイン（spiritual pain）は，自らの死が間近であることを認識した人が感じる人間の存在に関する苦悩を指す。死ななければならないことについて感じる不公平感や，生きる意味が失われた，あるいは人生は生きるに値しないと感じることによる寂寥感など，人間の存在や人生の意味を問い，それらの意味を探し求めることに関連する苦悩を表現する用語として使用されている。ソンダースのこの論文は，spiritual pain の原典とされている。

*3　ソンダースも 1960 年代から palliative care という用語を使用していたが，その意味は現在の意味とは異なってがんの治療そのものを指しており，がんを完治（cure）させることができないときは，「がんの病勢を抑えることによって生存期間の延長と QOL 維持を目指す」という意味であった[4]。

*4　「物語り」は「物語」とも「ナラティブ（narrative）」ともいう。送りがなの「り」

をつける「物語り」は語るという動詞に着目した用語である。

＊5　原文のとおり。

参考文献

1) キューブラ，K.K，ベリー，P.H，ハイドリッヒ，D.E（鳥羽研二監訳）：エンドオブ
  ライフ・ケア ── 終末期の臨床指針．医学書院，東京，2004.

2) Cicely Saunders: Spiritual pain. *Journal of Palliative Care* 4:29-32, 1988.

3) 清水哲郎：医療現場に臨む哲学．勁草書房，東京，pp. 134-141, 1997.

4) Tetsuro Shimizu: Palliative Care. Ruth Chadwick Ed. Encyclopedia of Applied Ethics,
  second edition. Elsevier, London, pp. 328-337, 2012.

5) World Health Organization Expert Committee: Cancer pain relief and palliative care. WHO,
  Geneva, 1990.

6) 「WHO（世界保健機関）による緩和ケアの定義（2002）」定訳.
  https://www.jspm.ne.jp/proposal/proposal.html　（日本緩和医療学会ホームページ内）
  2019年6月23日にアクセス.

7) 世界保健機関（武田文和訳）：がんの痛みからの解放とパリアティブ・ケア ── がん
  患者の生命へのよき支援のために．金原出版，1993.

8) President's Commission for the Study of Ethical Problems in Medicine and Biomedical
  and Behavioral Research: Deciding to forgo life-sustaining treatment: A report on the
  ethical, medical and legal issues in treatment decisions. U.S. Government Printing Office,
  Washington DC, 1983.

9) The Hastings Center: Guidelines on the termination of life-sustaining treatment and the care
  of the dying. Indiana University Press, Bloomington,1987.

10) American Medical Association Council on Ethics and Judicial Affairs: Decisions near the
  end of life. *JAMA* 267:2229-2233, 1992.

11) 厚生労働省：人生の最終段階における医療・ケアの決定プロセスに関するガイドライ
  ン．2018.
  https://www.mhlw.go.jp/file/06-Seisakujouhou-10800000-Iseikyoku/0000197721.pdf
  2019年10月18日にアクセス.

12) 樋口範雄：続・医療と法を考える ── 終末期医療ガイドライン．有斐閣，東京，pp.
  83-104, 2008.

13) 清水哲郎：「生物学的＜生命＞と物語られる＜生＞ ── 医療現場から」．哲学 53:1-
  14, 2002.

14) 日本老年医学会：「高齢者の終末期の医療およびケア」に関する日本老年医学会の「立
  場表明 2012」．日本老年医学会雑誌 49:381-386, 2012.

15) 日本学術会議臨床医学委員会終末期医療分科会：対外報告 終末期医療のあり方に

ついて ―― 亜急性型の終末期について．2008．

16）日本救急医学会・日本集中治療医学会・日本循環器学会：救急・集中治療における終末期医療に関するガイドライン 〜3学会からの提言〜．2014．

17）National POLST: http://www.polst.org/2019 年 6 月 24 日にアクセス．

18）日本老年医学会：ACP推進に関する提言．2019．
https://www.jpn-geriat-soc.or.jp/proposal/acp.html　2019 年 6 月 24 日にアクセス．

19）日本老年医学会：「高齢者ケアの意思決定プロセスに関するガイドライン―人工的水分・栄養補給の導入を中心として」．2012．
https://www.jpn-geriat-soc.or.jp/proposal/guideline.html　2019 年 6 月 24 日にアクセス．

20）日本透析医学会：維持血液透析の開始と継続に関する意思決定 プロセスについての提言．透析会誌 47（5）：269-285，2014．

21）会田薫子：延命医療と臨床現場―人工呼吸器と胃ろうの医療倫理学．東京大学出版会，東京，2011．

第 12 章

臓器移植

有馬　斉

1. はじめに

　臓器移植は，臓器の提供者（ドナー）の状態に応じて主に次の三つのタイプに区別される。すなわち，ドナーが脳死者の場合，心臓の停止した死者の場合，脳死も心臓死もしていない主として健康な人の場合である。通常それぞれ脳死移植，死体移植 [*1]，生体移植と呼ばれる。それぞれについて倫理上問題になる点は同じではない。

　本章ではまず三つのタイプの移植の違いと特徴を述べる。そのうえで，倫理にかかわって非常に基本的でありながら今日まで大方の見解が一致したと言えないいくつかの論点を概説する。脳死移植については，従来，特に脳死を人の死とすることの是非と，すでに意識のない本人の意向をどのように確認しどれだけ尊重するか，の2点が最大の争点となってきた。これらは重点的に論じる。そののち生体移植についてもいくつか基本的な論点を整理する。また特に重要な論点については国内の法や政策がどのような解決を図ってきたか紹介する。

2. 移植の類型と特徴

　脳死移植，死体移植，生体移植はそれぞれ倫理にかかわって別々の問題を生じうるが，これまで特に議論が集中してきたのはこのうち脳死移植である。これにはいくつか原因があると思われる。

　第1に，脳死者は他のタイプのドナーと比べた時により移植に適した臓器を数多く提供しうるということがある。比較のためにまず健康な人をドナーとする場合からみてみよう。この場合，臓器の摘出はドナーの生命を脅かしかねないがそれはあきらかに許されない。そこで摘出が認められるとすれば，ドナーの健康や生命へのリスクが比較的小さい臓器に限定されなくてはならない。例

131

えば二つある腎臓のうちの一方や肝臓の一部などである。

　次に心停止した死者の場合はどうか。心停止するということは血流が止まるということであり，それはすなわちからだに酸素が巡らなくなることを意味する。すると臓器の多くはたちまち機能障害を起こす。したがって，この場合もやはり移植用に摘出できるのは，心停止後もあるていど機能を保つ腎臓や角膜などごく一部の臓器や組織にかぎられる。

　脳死者の場合こうした制限は当てはまらない可能性がある。まず脳死者は血流がある。心臓，腎臓，肺，膵臓，肝臓，小腸など多くの臓器が，医学的にみてより移植に適した状態のまま維持されてある。また4節で確認するとおり，脳死者に関してはすでに死んでいるとみなすべきだとする有力な見解がある。仮に脳死者を死者とみなすべきだとすれば，臓器の摘出がドナーの生命を脅かすという問題は脳死移植では生じない。そこで一人の脳死者から移植に適した臓器を数多く摘出することが可能である。こうして脳死移植は他より病者にもたらしうる利益の大きい点が社会的に広く関心を集める理由となっている。

　脳死移植に議論が集中してきた第2の理由は，脳死という現象の出来がそもそも死とは何かという問題を提起してきた点にある。心臓や肺など生存に必須の臓器を摘出する際，常識的に考えて，ドナーはその時点ですでに死んでいるのでなければならない。そこで，脳死移植を実施するためには先に脳死は人の死であることが論証されなくてはならない。

　次節以下ではまず脳死を人の死とみなすことの是非についてこれまで出されてきた有力な見解を整理する。しかしその前に脳死の定義とそれが起こる仕組を簡単に説明しておく必要がある。

3. 脳死の定義

　脳死者を死者とみなすことの是非についていくらかでも確かな結論を導くためには，少なくとも脳死という現象について事実を正しく理解しておく必要がある。しかし，脳死の定義や脳死の生じる仕組について正確に理解している人は少ないのが現実である。

　理解不足を端的に示すのは，脳死と遷延性意識障害（いわゆる植物状態）の区別に関わる大方の認識である。まず脳死と遷延性意識障害がどう違うのか説明できる人はあまりいない。同時に，植物状態と聞いてそれを人の死だとみなす

人もまずいない。ところが脳死についてはそれを人の死だと思っている人が決して稀ではない。明らかに生きているとされる遷延性意識障害と比べて脳死がどのように違うのか説明できないにもかかわらず，脳死は人の死と思われていることがある。これでは適当な根拠があってそう思われているとは言いがたい。

では脳死とは何か。脳死とは，脳の全体が機能を不可逆的に失っているにもかかわらず心臓が動いている状態のことである。さて，通常このようなことは起きない。下記に述べるとおり，人が脳死になるのは人工呼吸器を使っている場合だけである。呼吸器が普及し始めたのは1950年代だから，脳死は技術の進展によって生じた比較的新しい現象だということができる。

脳死が生じる仕組を理解するには，まず脳と心臓についていくつか基本的な特徴を了解しておく必要がある。第1は，脳のおおまかな構造である。脳の担う働きは大きく分けて①身体活動の統合と②精神機能の二つある。前者の身体活動とは具体的には自発呼吸，体温調節，新陳代謝などであり，脳全体の中でも下方に位置する脳幹と呼ばれる部位がこれらを司るとされる。精神機能とは意識，認識，感覚，記憶，判断などであり，これを司る部位は大脳と呼ばれる。大脳は脳全体の上部に位置する。

第2は，脳と心臓との関係である。大切なことは，心拍の有無が実は脳によって直接コントロールされていないということである。しかしそれでも脳が機能しなくなれば通常は心臓も動かなくなる。これは脳が呼吸のコントロールを介して間接に心臓の働きに影響しているからである。すなわち，脳のうち特に脳幹が働かなくなれば，まず，自発呼吸が止まる。すると血中に酸素がなくなる。そこで結果的に心臓も止まるのである。

しかし脳が心拍を直接コントロールしていないということは，例え脳が働かなくなっても，呼吸器で人工的に酸素さえ送りこんでやれば，心臓は動くということである。呼吸器は脳の働きと心拍との間の通常の接続を人工的に断つ。これが脳死の起きる仕組である。

では遷延性意識障害（いわゆる植物状態）との差はどこにあるか。これは脳の中で機能しなくなった部位の違いにある。脳死で機能していないのは脳の全体である。遷延性意識障害ではこれが大脳だけである。より正確に言えば大脳の機能も完全には失われていないケースがある。その病態は一様でなく，意識の回復する場合もあれば，他人に向けて意思表示できないあいだ内面で意識を保っている患者さえ含まれるらしいことが近年の研究で明らかとなってきてい

る。いずれにしても重要なこととしては，たとえ精神機能をすべて不可逆的に失っている患者であっても，遷延性意識障害の場合，からだの活動は自発的である。特に自発呼吸がある。したがって脳死の場合と違い，原理的には人工呼吸器なしでも栄養と水分さえ与えれば心拍を維持するのである。

4. 脳死は人の死か

1) 肯定論

死の定義について人々は未だ合意に至らない。朝日新聞社の 2009 年の全国調査では，法律で「脳死を一律に人の死」と定めることについて賛成が 40%，反対が 39% だった[1]。合意がないのは専門家の間でも同じである。

まず脳死を人の死とする見方には，それを支持する主な理由が二つある。第 1 は，脳死者に精神機能が失われていることを重視する。第 2 は，脳死者のからだが統合的に機能していない点を強調する。これらはそれぞれ独立した理由である。以下ではまず両者の見解を紹介したのち，それぞれに批判があることを確認する。

脳死が人の死とみなされる第 1 の理由は，人という存在の本質が脳の働きに宿るように思われるということにある。例えば米国の生命倫理学者ロバート・ヴィーチ（Robert Veatch）は個体の死を「それにとって本質的に重要な特徴の不可逆的な喪失（the irreversible loss of those characteristics that are essentially significant to it）」と表現した。そこで人の死が何か理解するためには「人間の本質的特徴（essential human characteristics）」を捉える必要がある[2]。さて人の本質とは，人に固有の機能のはずであり，それはすなわち思考や感情といった高度の精神機能に他ならない。しかし高度の精神機能は脳（特に大脳）が司る。脳死になって精神機能がなくなれば人は人としての本質を失うことになるため，もはや生きているとは言えないとみなされるのである。

脳死を人の死とする見解を支持するもう一つの理由は，精神機能ではなく，身体活動に注目する。基礎にあるのは「人の本質はどこにあるか」ではなく，そもそも「生命とは何か」というより一般的な問いである。すなわち，人だけでなく他の動物等も含めた「生きている」もの全般をそうでないものから区別する特徴が問われる。

現在まで最も影響力を有してきた答えはジェイムズ・L・バーナット（James

L. Bernat）が仲間の研究者とともに発表してきた説である。バーナットは何か
が生きているということを，臓器や組織などの部分から構成される有機体が全
体として統合的に機能している状態にあること，として理解すべきだと考えた。
この「有機体の全体としての働き（functioning of the organism as a whole）」を
特徴づけるのは，構成部分の連携によってもたらされる「内側で自然と生じる
生得的な諸活動（spontaneous and innate activities）」と外的環境への反応である。
そこで死は，この有機体の全体としての機能の停止として理解できる[3]。

　死がこのように定義されるとしてもやはり脳死は人の死と結論できるように
思われる。脳のうち特に脳幹は，臓器間の連絡と統合を司るとされる。脳死に
なると，例えば呼吸や体温を自分で調節できなくなり，外部から機械で管理さ
れなくてはならない。

2）否定論

　以上の二つはどちらも直観に訴える有力な主張だが，すでに述べたとおりい
ずれについても妥当性の疑われる理由がある。まず，一つ目の立場については，
それが精神活動だけに注目する点が批判されてきた。論点は二つあるが批判の
本質はどちらも同じである。第1は，この立場が脳死者だけでなく遷延性意識
障害（植物状態）の患者まで死んでいるとみなさざるをえないようにみえる点
を指摘する。この立場によれば死は精神活動の喪失を意味するが，精神活動を
司るのは脳のうち大脳部分だけである。したがって大脳の機能が失われた遷延
性意識障害の人も死者に分類されざるを得ない。これが明らかにおかしいとさ
れる。

　第2に，ここで言われる死の定義が人の場合にしか該当しない点が批判され
てきた。昆虫や草木はもともと記憶や感情や判断といった高次の精神機能を備
えていない。そのため，精神活動の喪失を死とするこの立場は，昆虫や草木に
は当てはまらない（つまり生と死を多くの生物に共通する現象として捉えるこ
とができない）か，あるいはこれらの生物を生きているとみなせない。どちら
にしても死の定義として適当ではないと批判されてきた。

　これらの批判は強力である。ヴィーチなどあくまでこの立場を支持して遷延
性意識障害でも大脳機能が不可逆的に失われているなら死とみなしてよいとす
る論者もある。しかし実際，各国・地域の政府がこの問題について公にしてき
た見解は，一様に精神機能に注目する第1の立場を却下してきた。日本では，
内閣総理大臣の諮問を受けて臨時脳死及び臓器移植調査会が1994年にまとめ

た答申がある。この中でも死の定義として，精神機能ではなく有機体としての統合を重視する第2の立場が支持されている（ちなみに調査会のメンバーは総意が一致せず，報告書の終わりには脳死を人の死と認めない少数派の意見も併記された）[4]。政策上のインパクトを言えば第2の立場の是非のほうがより重要な問題である。

　第2の立場に対する批判として特に重要なのは，アメリカの医師アラン・シューモン（Alan Shewmon）からの批判である。シューモンの批判の要点は，脳死者のからだが実は有機的統合を失っていないということにある。そこでたとえ死がからだの有機的統合の喪失を意味するとしても，脳死者は死んでいるとはみなせないとされる。

　シューモンは自分の主張の根拠となる事例を多く集めて報告した。特に注目に値するのは子どもの脳死患者の事例である。幼少期に脳死になった多くの患者が人工呼吸器のサポートだけで長期にわたり心拍を維持していた。中には10年以上からだが成長し続け，感染症に抵抗し，外傷から回復した例もあった。また，同様に重要なのは妊婦の脳死である。脳死と判定されたのちも妊娠を継続し出産に至った女性の事例は国内外で報告がある。しかし，からだの成長，感染症に対する抵抗，妊娠と出産などの現象はいずれもいくつもの臓器や組織の統合を必要とする「内側で自然に生じる生得的な活動」であり「外的環境への反応」であるというほかない。

　これらの事実は人のからだの有機的統合には脳の働きが欠かせないという第2の立場の前提を否定するように思われる。シューモンの表現を借りれば，脳なしでは「人のからだが臓器の詰まったただの袋（a mere bag of organs）にすぎなくなる」と考えるのは誤りである。脳が介在しなくても各臓器は互いに連絡して統合的に機能しうるというのである[5]。

5. ドナーの同意を確認する方法

　脳死移植に関する倫理的争点の二つ目は，すでに意識のないドナーの意向をどのようにして確認し，どれだけ尊重するかである。

　脳死移植の合法化された国や地域はすべてドナーの同意を要件とすることで一致している。見解の違いが出るのは主として，すでに意識の失われた脳死者の同意を確認する方法についてである。

　主な可能性は二つある。第1は承諾意思表示方式（または，オプトイン方式）と呼ばれる。これは，本人が事前に同意を表明している場合だけ臓器を摘出してよいとする方法である。

　第2は，反対意思表示方式（あるいは，オプトアウト方式）と呼ばれる。ここでは本人が事前に拒否していないかぎり臓器は摘出してよいとされる。後者は見方によっては拒否を表明していないかぎり同意したものとみなす形ととれるので，みなし同意制や推定同意制とも呼ばれる。問題はこの二つの方式のうちどちらが倫理的により妥当かである[*2]。

　一瞥するとまず反対意思表示方式のほうに短所が明らかだと思われるだろう。反対意思表示方式では手続を踏まなかったというだけで脳死者の臓器が摘出されうる。ここには自分が脳死になる可能性に現実味がなかったり，ルールを知らなかったり，手続が面倒だったりしただけで実際には提供するつもりのなかった個人が含まれうる。これではドナーの意向を十分尊重していると言えないとする批判がある。批判者によれば，反対意思表示方式の支持者がこれを推定同意制（presumed consent laws）と呼ぶのは欺瞞である。そうすることで「贈物としての体裁や，個人の選択を尊重するという見かけを繕っている」にすぎないからである。反対意思表示方式の実質は「常時回収制（routine salvaging laws）」であり，そこでは臓器の回収される人を「ドナー」（donor ＝ 寄贈者）と呼ぶことさえ適切でないと言われる[6]。

　代替案である承諾意思表示方式を採ると，より確実に希望者からだけ臓器を摘出することができる。しかしこちらにも重要な欠点がある。手続を踏まない個人はすべて臓器提供の候補者からのぞかれるため，反対意思表示方式の場合とくらべて，提供される臓器の数が少なくなる傾向にあることである。実際，各国の人口当たりの脳死移植件数の多さを比較した統計で上位にくるスペイン，オーストリア，ラトビア，ポルトガルなどはいずれも反対意思表示方式を用いている[7]。

　承諾意思表示方式のデメリットは小さくない。移植希望者の数に対して提供される臓器は世界中で圧倒的に不足している。日本でも現在（2018年9月末時点），移植希望者数が13,603であるのに対して，2017年1年間の移植件数は380だった[8]。

　問題は自律尊重と善行の二つの道徳原則（第1章参照）の衝突にあると理解することができる。反対意思表示方式は，ドナーの実際の意向が省みられない

可能性を高くするから，当事者の自律的決定を尊重せよと命じる自律尊重原則に抵触する。しかし承諾意思表示方式のほうにすれば，移植を受けられる患者の数は少なくなる可能性が高い。こちらは関係者の利益になるよう行為することを命じる善行原則に反する。両方の原則に同時に従えないとすればどちらを優先するべきかが争点となる。

6. 子どもの臓器提供：家族の希望

　ドナーの意向をどのように確認し尊重するかという問題は，状況によってさらにより複雑になる。特にドナー候補が子どもの場合と，ドナー候補の家族が意見を有する場合である。

　子どもの病人に移植を受けさせようとすると，サイズの小さい臓器が必要となるため，原則としてドナーも子どもでなければならない。しかし特に幼い子どもには脳死や移植について事実やルールが十分に理解できると思えない。そこでたとえ本人が事前に臓器提供に同意していたとしても，果たしてこの同意を有効とみなすべきか問題となる。また，事前に意向を明らかにしていない個人は同意していたものとみなす（つまり反対意思表示方式を採用する）としても，本人が子どもの場合，結局そのようにして確認された同意の有効性がやはり問題となる。幼いドナー候補者は，脳死の定義や，意向を明らかにしなければ同意していたものとみなされることなどを理解していなかった可能性が大きいからである。

　なお，子どもの臓器の摘出には特に慎重でなければならないとされる理由がもう一つある。子どもの場合，脳死になったように見えても，脳機能が決して回復しないと保証するのは難しいと言われていることである。これは子どもの脳が発達過程にあって高い可塑性を有するためである。

　問題を複雑にする第2の要素は家族の意見である。まずドナー候補者が事前に意向を表明していない場合，家族の意向に従うことはドナー候補者の意志を尊重したことになると言えるか。また家族の意向が，ドナー候補者によって事前に表明された希望と明らかに対立する場合どうするべきか。

　現実にはどこの国・地域でも，臨床の慣習として，家族の反対を押してまで臓器が摘出されることはまずないと言われている。しかし日本の臓器移植法はこれをルールとして明文化しているところに特徴がある（☞7節）。

7. 臓器移植法の改正

　日本の「臓器の移植に関する法律」（1997年施行，通称「臓器移植法」）は2009年に改正された。その際，死の定義と，脳死者の同意を確認する方法といずれについても変更があった。

　まず死の定義に関して，旧法の条文は些か特異だった。少なくとも文面から理解するかぎり，脳死の時点で死んだとみなすか否かを各人が自分の場合について選択できるようにしていたのである。しかし改正では該当する箇所の文言が削除された。

　臓器移植法には「…移植用の臓器を<u>死体（脳死した者の身体を含む。以下同じ。）</u>から摘出することができる」（6条，強調は筆者）の一文がある。一見してこれは脳死を人の死と認める内容のようにみえる。ところが旧法ではそのすぐあとに次の文言が続く。すなわち「前項に規定する<u>「脳死した者の身体」とは，その身体から移植術に使用されるための臓器が摘出されることとなる者であって</u>，脳幹を含む全脳の機能が不可逆的に停止するにいたったと判定されたものの身体をいう」（6条2，強調は筆者）。ここで特に「臓器が摘出されることとなる」のはいつかというと，旧法ではすぐ下で述べるとおり本人が事前に同意していた場合だけだった。そこでこれらを合わせて読むと，死体とみなされる脳死者の身体とは，事前に臓器の摘出に同意していた人の身体のことだと理解できる。反対に，事前に同意していなければ全脳が不可逆的に機能停止していても死体ではないことになる。

　一方では，この規定を，人々の意見が一致していない現状にふさわしいと感じる向きもあるかもしれない。しかし，死の定義は事柄の性質として個人の選択の対象とされるべきようなものではないと考えるのが一般的だろう。改正法では上記の「その身体から移植術に使用されるための臓器が摘出されることとなる者であって」の文言が削除された。

　次に，脳死者の意向を確認する方法は，改正の前後で，承諾意思表示方式から反対意思表示方式に切り替えられた。より正確に言えば，旧法では臓器摘出の条件は，脳死者が事前に書面上に同意を表明していたことに加えて，家族が反対しないこととされていた。新法は，脳死者が書面上で臓器の提供を拒否していなかったことと，家族が反対しないことを条件とする。

　ルール変更による効果はすぐに移植件数の変化に現れた。旧法下の1997年

から 2009 年まで国内における脳死者からの移植件数は年平均で約 6 だった。改正後，2010 年は 44 件と劇的に増加した。件数はその後も増え続け，2017 年には 77 まで伸びている[8]。しかしこの増加分に，もともと提供するつもりだったが手続を踏まずにいた個人がどれだけ含まれ，また，提供したくなかったがルールの変更されたことさえ知らずにいた個人がどれだけ含まれるかは明らかでない。

　ドナー候補者が子どもの場合については，旧法下では臓器提供に年齢制限が設けられていた。法律の運用にあたり，ドナーの意思表示が有効である年齢を，遺言できる年齢について定めた民法の規定に合わせ 15 歳以上としていたのである。しかしこれでは，生存に必須の臓器に関する限り国内で子どもが移植を受けられない。海外で手術を受けるいわゆる渡航移植しかなかった。そうした中，改正では意思表示が要件でなくなったため，年齢制限は廃された。以来，2016 年末までに，15 歳未満の脳死者からの臓器摘出は現実に 12 件あった[9]。しかし，意向を明らかにしていない年少者について同意したものとみなすことにしたとして，その同意が有効だと考える根拠の乏しいことは先述（6節）したとおりである[10]。

8. 生体移植の倫理とルール

　国内では長く脳死者の臓器提供が少なかったためもあり，生体移植に頼る患者の割合が大きかった。法改正のあと脳死移植の件数は増加したが，それでも，例えば 2016 年になされた腎臓移植のうち約 89％に当たる 1,471 件が生体移植だった[9]。

　生体移植でのドナーの立場は，脳死移植の場合と大きく異なる。臓器摘出の可否が問題となる時点でドナーはその場にあって決定に参加しうる。また，臓器を提供したのちも，そのことがもたらしうるさまざまな影響の下で生きていかなければならない。

　このため倫理的な論点も脳死移植の場合とは異なってくる。まず，生体移植が許されるとすれば，それは判断力のあるドナーが事柄について十分理解したうえで自発的に同意を表明する場合にかぎられることが明らかである。脳死移植の場合のようにドナーが同意を明言していなくても臓器摘出が許されると考える余地はまずない。

　もちろんこれはここに倫理的な問題がまったく存在しないということではない。第１の重要な論点はドナーの表明する同意の自発性である。生体移植のドナーはたいていレシピエントの親族である。一見すると，親愛の情に由来するなら提供が真に自発的である蓋然性は高いと思われるかもしれない。実際，家族内でおきることだという理解があるため，生体移植の倫理は社会で議論されにくい。しかし，レシピエントが身内だとかえって慎重な議論を要する側面もある。これは，提供をうながす周囲からの心理的圧力が作用する可能性も大きいためである。

　同意の自発性を確保するためにもう一つ論じておく必要があるのは見返りの是非である。フィリピンやインドでは，例えば減刑や謝金を期待する受刑者の臓器が刑務所の斡旋で売りに出されてきた。国内にも臓器売買の事例はある。2006 年，慢性腎不全の患者が内縁の妻の知人から腎臓提供を受け，のちドナーに現金 30 万円と新車を渡す出来事があった。2010 年の事例では患者が二度にわたって腎臓提供者を暴力団関係者に仲介してもらい，見返りとして合計1,800 万円を払った。

　売買については，禁止すべきだとする論が支配的である。背景にあるのは，臓器提供はドナーがあくまで自由に選択できる環境にあって利他的な動機から自発的にすることでなければならないとする見方である。ただし反論がないわけではない。見返りのあることは，提供が他人の健康を願う自発的な選択であることと必ずしも矛盾しないとも指摘される。

　生体移植に特有の倫理問題の第２は，ドナーにどこまで健康上のリスクを負わせてよいかである。摘出する臓器を生存に必須でない類（腎臓の一方や肝臓の一部）にかぎるとしても，生命や健康の損なわれるリスクはゼロではない。本人が同意するからといって，もともと健康な人にこうしたリスクを負わせることは正当化できるか。

　生体移植の手順については，日本移植学会の倫理指針（2012 年改正）に規定がある。指針は原則として生体移植のドナーがレシピエントの親族でなければならないとしている。ドナーが親族でない場合は，病院の倫理委員会による承認と日本移植学会への事前確認を要する。また，親族であるかどうかにかかわらず，判断能力のある成人であること，提供が他からの強制ではないことを精神科医などが確認するよう求めている。

　臓器売買については，生体移植か脳死移植かによらず臓器移植法が禁止して

いる（11条）。

9. おわりに

本章では，主に脳死体からの臓器移植にかかわる倫理問題を概観した。脳死を人の死とすることの是非にかんしては，脳死者が高度の精神機能を不可逆的に喪失している点に注目する立場と，脳死者のからだが有機的統合を不可逆的に喪失していることを強調する見解のふたつの肯定論を確認した。しかし，どちらの肯定論についても強い批判が存在し，この問題は今も決着がついたとはいいがたい。

脳死体からの臓器移植を現実に合法化した国や地域では，ドナーとなる脳死者の同意をどのように確認するかが議論されてきた。具体的には，承諾意思表示（オプトイン）方式と，反対意思表示（オプトアウト）方式のどちらを採用するかが重要な問題となってきた。前者のほうが臓器提供者の意向をよりよく尊重できるとされるが，救うことのできる移植希望者の数は後者のほうが多く，ディレンマの状況が現れている。

日本では2009年に臓器移植法が改正された。脳死者が書面上で承諾意思を表示していることと家族の反対がないことを要件としていた旧法の規定が変更され，脳死者と家族の両者が反対意思を表示していなければ臓器の摘出ができるようになった。また，旧法には，死の定義を個人が選択できるとしているように解釈できる文言があったが，改正時にはこの点も改められている。

以上の他，本章では，子どもの臓器提供にかんして，本人の意向の確認に特別な困難が伴うことを確認した。また，生体移植に特有の論点として，提供者の同意が自発的であることを確認することの重要さと臓器売買の問題に触れた。

〔註〕

＊1　脳死者をドナーとする場合も「死体移植」と呼ぶことがある。脳死が人の死だとすればそれが適切だろう。ただしその場合，心臓死した人をドナーとする場合だけに適用できる語も別にあるほうが便利だが，いまのところ定着した呼称は存在しない。

＊2　他に（三）全員に意思表示を義務づける，（四）臓器提供に予め同意した人だけ

生前に移植を受ける権利がえられるようにする，（五）全員に提供を義務づける，等のルールも提案されてきたが従来ごく一部の地域でだけ採用されたか，またはまったく実現していない。

参考文献

1) 朝日新聞：「脳死は死」賛否二分 改正移植法．7/23 朝刊．38．2009．

2) Veatch, R.: Death, dying and biological revolution. Yale UP, 1976, Ch.1.

3) Bernat, J.L, et al: On the definition and criterion of death. *Annals of Internal Medicine* 94: 389-394, 1981.

4) 臨時脳死及び臓器移植調査会：答申．町野朔・他（編）：脳死と臓器移植．第三版．信山社，282-319，1999．

5) Shewmon, D.A.：'Brain-stem death', 'brain death' and death: A critical re-evaluation of the purported equivalence. *Issues in Law & Medicine* 14(2):125-145, 1998.

6) Veatch, R. et al: The myth of presumed consent. A Caplan et al (eds): The ethics of organ transplants. Prometeus Books, pp. 173-182, 1998.

7) Abadie, A. et al: The impact of presumed consent legislation on cadaveric organ donation. *Journal of Health Economics* 22: 599-620, 2006.

8) 日本臓器移植ネットワーク HP. http://www.jotnw.or.jp/

9) 日本移植学会広報委員会編：臓器移植ファクトブック 2017. http://www.asas.or.jp/jst/pdf/factbook/factbook2017.pdf

10) Arima, H.：Children as organ donors: Is Japan's new policy on organ procurement in minors justifiable? *Asian Bioethics Review* 1(4): 354-366, 2009.

[その他の参考文献]

1) シリーズ生命倫理学編集委員会編：脳死・移植医療．丸善，2011．

第 13 章

安楽死と尊厳死

大谷　いづみ

1. はじめに

　日本では，「安楽死」は致死薬の投与などによって直接死な̇せ̇る̇こと，「尊厳死」は過度な延命治療を差し控えたり中止したりすることによって自然な死に任̇せ̇る̇こと，と，両者は別ものと理解されており，医学界・法学界はもちろん，メディアでもおおむねこのように使い分けられている。法制化をめざす超党派の国会議員連盟や日本尊厳死協会の用法も基本的には上記の例にもれない。

　しかし，この区別は必ずしも世界の常識とは言いがたい。「死ぬ権利」の法制化をめざす運動体の多くは団体名に「尊厳 dignity」の語を冠し，医師による致死薬の処方（飲むのは患者本人なので「医師幇助自殺 physician assisted suicide」という。以下 PAS と略）や投与（日本で俗にいう「安楽死」）を求めている。また，アメリカで最初に PAS を認めたオレゴン州法は，日本ではしばしば「安楽死」法と紹介されるが，実際の名は「尊厳死法 Oregon Death with Dignity Act」である。自国在住者だけでなく，国外からの希望者にも PAS を積極的に施して，いわゆる「自殺ツーリズム」を実践しているスイスの「死ぬ権利」団体「Dignitas」は，その象徴的な事例であるとも言えよう。

　「安楽死」の英語 "euthanasia" に「尊厳死・安楽死」あるいは「尊厳死」の訳語を当てたロナルド・ドゥオーキンの『ライフズ・ドミニオン』の訳者は，その理由を「先端医療が生起する生命倫理・法的諸問題の中でも，「安楽死」と「尊厳死」は，末期医療の問題として統一的に論じられるものと考え」るからと記している[1]。ここで記された理由を検討してみると，「安楽死・尊厳死」の問題をやや極端に言い換えれば，人の「死に方」と「死なせ方」の問題であることがわかる。同時に，それが「安楽死」から「尊厳死」へと言い換えられたようであるのはなぜか，さらには，この問題は，果たして「終末期」に限られるものなのかという疑問も生じる。本章では，第1に「安楽死・尊厳死」論の変

遷を軸にその論点を検討する。第2に，主たる「安楽死」擁護論の主張を整理・検討をふまえて「安楽死・尊厳死」先進国において合法化とその適用事由が拡張しつつある現状を確認し，最後に，現代社会に生きる私たちが安楽死・尊厳死問題を考えるにあたって何と直面しているのか，その意味を解析する。

2. 「安楽死」論の歴史的変遷

1）「安楽死」論の法理と倫理

　「安楽死 euthanasia」は，字義通りにいえば「よい・やすらかな eu」「死 thanatos」を意味する。その「安らかな死」が，終末期にある人の「死に方」と「死なせ方」の問題として現在のような意味で記述された事例は，トマス・モアの『ユートピア』（1516）やフランシス・ベーコンの『学問の発達』（1605）に早くも登場している。

　安らかな最期を迎えたいという願いは，万人が持って不思議はない。だが，それが自ら死を選ぶ「自殺」という側面（すなわち「死に方」），他者が死を手助けする，あるいは殺害するという側面（すなわち「死なせ方」）を持つために，殺人との関連（日本では刑法第199条にあたる）はもちろんのこと，たとえ自らの意思によるものであっても，自殺幇助や同意殺人（同，刑法202条）が，法的・倫理的に問題になってきた。特に，キリスト教文化圏では殺人と並んで自殺が大罪とみなされてきたためか，19世紀後半には，主に英米で安楽死合法化の動きが，19世紀末にはドイツ学界で安楽死問題の議論が始まっている。

　また，キリスト教圏で「安楽死」論が「権利」として主張されてきたのは，キリスト教への対抗原理が安楽死推進運動体だけでなく，法学界において法理としても形成されていったためと考えられよう。近年の日本の法学界において，「新しい人権」の一つとして尊厳死や安楽死が論じられるのも，キリスト教圏の法理の影響とみなせるかもしれない。

　1930年代には，イギリス（1935）とアメリカ（1938）で相次いで安楽死協会が設立された。「殺すなかれ」というユダヤ・キリスト教の伝統に対する対抗原理は宗教界にもあり，英米の安楽死協会設立者には，H. G. ウェルズやバーナード・ショーなど当時の著名な知識人だけでなく，ユダヤ教，キリスト教の神学者や聖職者が幾人も名をつらねていることは注目に値する。逆に，このころの安楽死運動は，ごく一部の進歩的知識人による限定的なものにすぎなかったとも言えよう。

2）ナチス・ドイツによる障害者「安楽死」計画

　上記のような時代状況のさなか，ナチス政権下のドイツで，第二次世界大戦開戦の頃から公式には 7 万人余，総数 20 数万人の心身障害者や難病者，アルコール依存症患者，高齢者などが「慈悲による死 Gnadentot」すなわち安楽死（Euthanasia）の名の下に，組織的に虐殺される。本部が置かれていたティーアガルテン 4 番地の名を取って「T4 作戦」と呼ばれたこの政策は，ヒトラーの秘密命令によって，今日よく知られるユダヤ人の虐殺に先だって 1938 年末ごろ，ナチ党員の父親が重複障害のあるわが子の殺害を願い出たことを機に，法の制定のないまま自国民に向けて始まり，その殺害方法はアウシュヴィッツの原型となった。

　第二次世界大戦後の「安楽死」論では，ナチス・ドイツの罪科が裁かれたニュルンベルク医療裁判渦中，ドイツの刑法学者，カール・エンギッシュが安楽死を①苦痛緩和のために意図的直接的に死を引き起こすことを「積極的安楽死」，②苦痛緩和措置の副作用による死を「間接的安楽死」，③生命維持措置の不開始によるものを「消極的安楽死」として分類・整理した。近年では，①の「積極的安楽死」のみを「安楽死」とし，③に生命維持措置の中止を加えて「尊厳死」と称し，両者を峻別するのが日本の顕著な傾向であるが，それが日本に特異な現象であるのは，先述したとおりである。

3）「安楽死」から「尊厳死」へ

　「安楽死・尊厳死」論の転回点となり，さらには日本に「尊厳死」なる言葉を導入して「安楽死」と峻別させるきっかけとなったのが，1976 年，遷延性意識障害，いわゆる「植物状態」からの人工呼吸器撤去の可否が争われたカレン・アン・クインラン事件判決であった[2]。

　日本では，クインラン事件に前後して 1970 年代に入るころから「安楽死ブーム」がメディアを賑わせていたが，その一端には，脳溢血で倒れて「死にたい」「殺してくれ」と訴える父親に殺虫剤入りの牛乳を飲ませて殺害した事案に際し，名古屋高裁判決（1962）で安楽死を許容する 6 要件が示されたこと，そして医師の立場で初めて安楽死の合法化を訴えていた太田典礼が，1972 年に安楽死合法化運動を再開し活発な言論活動を行ったことにある。1960 年代末から交通事故による「植物状態」の増加がしばしば新聞紙面で報じられ，和田心臓移植でセンセーショナルな話題となった「脳死」と時に混同されたまま「植物人間」の名称で知られるようになったこと，有吉佐和子の『恍惚の人』がベ

ストセラーとなって映画化され，今日でいう認知症，いわゆる「呆け老人」が可視化されたこととあいまって，当時「人口の老化」が喧伝されていたこともあろう。

　他方，この時期は，先述のT4「安楽死」作戦の実行が，世間に知られはじめた時期でもあった。第二次世界大戦以後，「安楽死」の語はナチスの記憶とともに語られざるをえない。それを払拭したのが，「死の強制」ではなく，「無益な延命治療による強制された生を解除」して「自分らしい，人間らしい，尊厳ある死を選ぶ」という語りであり，クインラン事件はその意味においても転回点となったのである[3]。

4）医学界における「安楽死」論とホスピス運動

　1970年代「安楽死ブーム」の痕跡は医学界にも見出せる。1976年1月，開業医を中心とする「実地医家のための会」例会が「安楽死」をテーマに医学・報道・哲学・宗教・法学の各界から10名の発言者を迎えて開催された。翌年の第2回安楽死シンポジウム例会とあわせて，その詳細な記録が会誌『人間の医学』に残されているが，両シンポジウムが「安楽死」を主題としながらも「治療行為の限界，蘇生，延命医療」，「植物状態」に焦点化されていることに，クインラン事件が与えた影響の大きさが伺える。

　例会の自由交見や企画者を中心とする有志座談会の記録をみると，今日の医学法学界の「洗練」された「安楽死・尊厳死」論では慎重に避けられるような言葉がむきだしで用いられている。それだけに，寝たきり老人，脳卒中や「痴呆症」，心身障害児／者や重篤な障害新生児の処遇から，人間と非人間の境界，自殺幇助，大戦中の米軍捕虜の大量餓死まで行き交う話題は，「安楽死」問題が本来的に包摂している問題群の多相性，重層性を物語ってもいる[4, 5]。

　両シンポジウムで企画の中核を担った鈴木荘一はまもなく聖クリストファー・ホスピスに近代ホスピス運動の基盤をつくったシシリー・ソンダースを訪ね，在宅ホスピスの先駆者として日本へのホスピス導入史におけるキー・パースンとなる。同じ1976年，聖クリストファーや聖ジョセフ・ホスピスを医事法の唄孝一，安楽死運動の太田典礼が相次いで訪ね，医学誌や全国紙に来訪記が掲載された[6-8]。同年「死の臨床研究会」が設立され，さらに米国での経験などから聖隷三方原病院や淀川キリスト教病院でホスピス病棟開設が準備されつつあったことはよく知られている。

3. 「安楽死」の展開

1）「安楽死」擁護論の主張

　ここで現在の問題に立ちもどり，「安楽死・尊厳死」を法的・倫理的に正当化する論理を，有馬斉による，主に英語圏の功利主義者による安楽死擁護論の整理を手がかりに考えてみよう[9]。有馬は「安楽死」の語を「主として臨床で人を殺したり死なせたりすること」と広く定義したうえで（したがって，日本でいう「尊厳死」，すなわち，いわゆる「延命」治療の停止だけでなく，PASや生命の短縮可能性があるとされる「深い持続的鎮静（セデーション）」も含まれる），安楽死を行うのは死を施される患者ではなく，投薬したり治療中止する医療者であることを明言するところから安楽死擁護論の整理を始めている。有馬の整理によれば，安楽死を倫理的に正当化する議論は，おおむね，①生命は何にもまして尊いという価値（生命の神聖さ）を批判する，②殺すこと死なせることは患者のためである（与益）と訴える，③死にたい患者本人の希望（自己決定）を尊重する，④医療資源の公正な分配を実現する価値に訴える，という4つの特徴を持つ。もちろん論者によって力点に強弱はある。

　安楽死擁護論の急先鋒である功利主義者の議論にしぼって展開される有馬の整理で重要なのは，その特徴が，最終的には常に「人々の利益」という一つの価値のみに訴える点にあるという指摘である。それゆえ，功利主義者は，致死薬の積極的な投与や新生児など同意を得られない人を対象にすることなど，幅広い条件で患者を殺したり死なせたりすることが許されると結論するし，その結論に導くために，殺すこと死なせることが障害者や難病者，重度障害新生児本人のためであるとする論理が展開される。有馬は最後に，功利主義者の安楽死擁護論が，患者本人の意に反して周囲の利益のための義務として安楽死を容認する余地が払拭しきれないことを指摘する。

2）拡張する「安楽死・尊厳死」

　上記の有馬の整理は，「安楽死」と「尊厳死」を峻別する日本の「尊厳死」法案をみると，一見乱暴なように見えるかもしれない。だが，オランダやアメリカなど「安楽死」先進国をみるとき，人工呼吸器や人工的な栄養分・水分補給などの差し控え・中止の合法化が致死薬投与やPAS合法化への一里塚であった歴史的事実が存在する。ジョセフ・フレッチャーのように，「人々の利益のために障害者や高齢者は死なせても良い」という思想を普及させるため，T4

作戦によって血塗られたイメージを持つ「安楽死」の語を言い換えるのに腐心した倫理学者も存在する[10]。1976 年に設立された日本安楽死協会が，1983 年に現在の日本尊厳死協会に会名を変更したのも同じ理由からである[11, 12]。

クインラン裁判を機に生命維持治療の差し控えや中止が順次合法化されていったのと並行して，米国では積極的安楽死の合法化運動が活発に展開されており，その過程では「死ぬ権利」ならぬ「死ぬ義務」論が主張された[13]。1990 年代半ばにオレゴン州法で PAS が法制化された後，ワシントン州（2009），モンタナ州（2009 最高裁判例），バーモント州（2013）と続き，2016 年以降は，カリフォルニア州，コロラド州，ワシントン DC，ハワイ州，ニュージャージー州，メイン州と，PAS の合法化が相次いでいる[14]。自殺幇助が国内在住者に限定されていないスイスへは，欧州を中心に＜自殺ツーリズム＞が増加しており，日本もその例外とはいいがたい。他方，今世紀初頭に医師による致死薬投与が合法化された「安楽死」先進国であるオランダでは，ほどなく肉体的苦痛のみならず精神的苦痛や認知症にも安楽死が適用されるようになった。近年では本人の意思の確認が困難な認知症進行期での適用が増加しており，「生きるのに疲れた」という事由の是非が議論されている[15]。知的障害者や発達障害者の事例が報告されていることも確認しておきたい[16]。精神的苦痛による安楽死が法で明記されたベルギーでは，2014 年の法改訂で年齢制限が撤廃されている[17]。

21 世紀に入って積極的安楽死や PAS の合法化が加速したこの 20 年，これをを望む人びととその推進団体は，自らの死の，あるいは死なせることの「公的な承認」を求めてメディアやネット上で発信し，メディアの側も積極的に報じてきた。それは必ずしも「事実」を報じるニュースや是非を問うドキュメンタリーだけではない。「尊厳をもって死を選ぶ権利」をテーマにした映画や TV ドラマ，小説や漫画には，有馬が整理した安楽死正当化の四つの特徴が家族愛やラブ・ロマンスとして情緒的にちりばめられている。ニュースや国会中継を見れば，障害者・難病者や高齢者にかかる費用の削減を企図する議論は日常的であり，「尊厳死」法案もそれらのただなかにあるのである。

4. 安楽死・尊厳死が含意するもの

「安楽死・尊厳死」論は，その歴史をたどれば，「慈悲」「自律」なる変数が強調されるかたわら，「死ぬ権利」推進論者がいかに否定しようと，常に「社

会に負担となるものの処遇」がその背後に見え隠れして来た。現在の日本においても，「質の低い生命」の処遇が少子高齢社会におけるリスク言説とともに語られている。それはしばしば「安らかな死」「尊厳ある死」の名において語られる「質の低い生命」の死への廃棄にもなりうる。生命倫理学がその倫理的正当化を，死生学がその宗教的・実存的 (スピリチュアル) な受容を，医学と法学がその実務を，教育がその啓蒙教育を，メディアがさらなる大衆啓蒙を担おうとしているようにも見える [18]。

この見立ては，各人が各人の持ち場において職業的誠実さをもって当たっている現実を批判するものではない。むしろ，喫緊の問題の解決の道を探ろうとする職業的誠実さや問題に直面した人びとの慈悲や善意にこそ，「安楽死・尊厳死」問題の争点が存在している。T4「安楽死」作戦において，ナチ党員である父親が重複障害のあるわが子の殺害許可を申し出たことがその契機の一つであったこと，カトリック教会を中心とするドイツ国民による反対で政策が1941 年には公的に中止されたのちも，精神病院で働く医師や看護師たち医療従事者によって殺害が大戦終了後まで継続された歴史的事実 [19] が物語るものは何か。戦時下で食糧制限にあった精神病院での医療従事者の「死にいたる哀れみ」が動機にあったというクラウス・ドゥルナーの指摘 [20] とあわせて，今なお考えねばならない論点である。

人為的な死の惹起の「肉体的な苦痛の除去」から「自分らしい，人間らしい，尊厳ある死」への力点の移行は，自律的な天命の受容（それはすぐれて今日的で日本的な，生命倫理学的な死の語りと死生学的な死の語りの接合である）のみならず，「精神的・実存的な苦痛苦悩の除去」のための慈悲と善意に基づく他律的な死の付与を，洗練されたことばで世間にうながす，価値転倒の装置となりうるのである。

5. おわりに

「死にたい」と口にする難病者や障害者，高齢者はけっして少なくはない。医療資源・社会資源の削減が叫ばれ，経済格差の進む現在，看護・介護に悩む家族を眼前にする人々に「死にたい」と思わせることは，それほど難しいことではない。安楽死・尊厳死の議論には，バブル崩壊後の厳しい時代を生きる人々が，さらには，同調圧力に反しない程度の「個性」を求められてあえぐ子ども・

若者たちが，自らの生きづらさと死を願う障害者・難病者・高齢者の生きづらさとを重ね合わせて安楽死や尊厳死に共感する様子とともに，生産性の多寡とその生（生命・人生・生活）の価値が比例する，現代社会の歪みの反映がみてとれる。2016年夏に起きた相模原障害者殺傷事件と「意思疎通のできない重複障害者は安楽死させるべき」という容疑者の犯行動機に寄せられた，正規・非正規を問わず厳しい労働環境にさらされている若者たちの共感の声も，この歪みと無縁ではない。そういう社会のまなざしを感じ取った障害者・難病者・高齢者が自らの意思で「尊厳死」を選び，家族と社会の「負担」となることを避けてくれれば，さらには，臓器提供を意思表示して自らの身体を医療資源として差し出して「世間」から承認されることを望んでくれれば，それは社会にとってこのうえなく都合がよいことであるとも言えよう[21]。

　だが，「死にたいほどのつらさ」のなかにあるからこそ感じ取るささやかな悦び，「死にたいほどのつらさ」をくぐり抜けてこその生の豊かさを健康に生きる「人々」とわかちあうこと，生産性の多寡だけでその価値を計られることなく存在を承認されることが「人々と社会の利益」になることもまた，間違いない真実なのではないだろうか。

参考文献

1) 水谷英夫・他：訳者注. ドゥオーキンR：ライフズ・ドミニオン —— 中絶と尊厳死そして個人の自由（水谷英夫・他訳）. 信山社，東京，pp. 42-43, 1998.
2) 香川知晶：死ぬ権利 —— カレン・クインラン事件と生命倫理の転回. 勁草書房，東京，2006.
3) 大谷いづみ：生権力と死をめぐる言説. 島薗進・他編：死生学1　死生学とは何か. 東京大学出版会，東京，pp. 53-73, 2008.
4) 実地医家のための会：第144回例会　安楽死をめぐって —— 治療行為の限界，蘇生，延命医療. 人間の医学14（2）：5-49, 1976.
5) 実地医家のための会：第155回例会　植物状態をめぐって —— 安楽死シンポジウム第2回. 人間の医学15（2）：5-21, 1977.
6) 鈴木荘一：聖クリストファーズ・ホスピス訪問記. 人間の医学15（6）：22-31, 1978.
7) 太田典礼：英国のホスピス —— 末期患者の看護施設　安楽死運動の太田氏が印象記. 毎日新聞1977年11月10日.
8) 唄孝一：かいまみたホスピス. 人間の医学16（2）：35-38, 1979.

9) 有馬斉：功利主義による安楽死正当化論．有馬斉・他編：生死の語り行い1 ── 尊厳死法案・抵抗・生命倫理学．生活書院，東京，pp. 89-172，2012.

10) 大谷いづみ：「尊厳死」思想の淵源 ── J. フレッチャーの anti-dysthanasia 概念とバイオエシックスの交錯．小松美彦・他編：メタバイオエシックスの構築へ ── 生命倫理を問いなおす．NTT 出版，pp. 207-233，2010.

11) 太田典礼：会名変更についてのお願い ── 安楽死協会を尊厳死協会へ（安楽死会報第 30 号より）．日本尊厳死協会編：安楽死論集 8：7-12，1984.

12) 大谷いづみ：太田典礼小論 ── 安楽死思想の彼岸と此岸．死生学研究 5：99-122，2005，http://repository.dl.itc.u-tokyo.ac.jp/dspace/bitstream/2261/20520/1/da005005.pdf

13) Hardwig J: Is There A Duty to Die? Hastings Center Report, 27(2): 34-42, 1997.

14) 安藤泰至：安楽死・尊厳死を語る前に知っておきたいこと，岩波書店，東京，2019.

15) 盛永審一郎：終末期医療を考えるために ── 検証 オランダの安楽死から，丸善出版，東京，2016.

16) Tuffrey-Wijne I, Curfs L, Finlay I et Hollins S: Euthanasia and assisted suicide for people with an intellectual disability and/or autism spectrum disorder: an examination of nine relevant euthanasia cases in the Netherlands (2012–2016), BMC Medical Ethicsvolume 19, Article number 17, 2018. https://bmcmedethics.biomedcentral.com/articles/10.1186/s12910-018-0257-6（2019.8.16 取得）

17) 盛永伸一郎監：安楽死法：ベネルクス 3 国の比較と資料，東信堂，東京，2016.

18) 大谷いづみ：第 6 章 患者および一般市民のための生命倫理教育－パッケージ化された「生と死の物語」の構造を読み解く：伴信太郎・藤野昭宏（責任編集）医療倫理教育（シリーズ生命倫理学編集委員会編：シリーズ生命倫理学 19）丸善出版，東京，108-128, 2012.

19) ギャラファー H.G.：ナチスドイツと障害者「安楽死」計画（長瀬修訳）．現代書館，東京，1996.

20) Dörner K: Wenn Mitleid Tödlich wird. Der Spiegel 34: 173-176, 1989.

21) 大谷いづみ：犠牲を期待される者 ──「死を掛け金に求められる承認」という隘路．現代思想 40（7）：198-209, 2012.

［その他の参考文献］

1) 宮川俊行：安楽死の論理と倫理．東京大学出版会，東京，1979.

2) 上田健二：生命の刑法学 ── 中絶・安楽死・自死の権利と法理論．ミネルヴァ書房，京都，2002.

3) 一ノ瀬正樹：死の所有 ── 死刑・殺人・動物利用に向きあう哲学．東京大学出版会，東京，2011.

4) 大谷いづみ：「自分らしく，人間らしく」死にたい？ ── 安楽死・尊厳死．玉井真理子・大谷いづみ編：はじめて出会う生命倫理．有斐閣，東京，pp. 187-208, 2011.

5) 小松美彦：生権力の歴史 ── 脳死・尊厳死・人間の尊厳をめぐって．青土社，東京，2012．

6) 甲斐克則・他（責任編集）安楽死・尊厳死（シリーズ生命倫理学編集委員会編：シリーズ生命倫理学5）．丸善出版，東京，2012．

7) 田中美穂・他：終の選択──終末期医療を考える．勁草書房，東京，2017．

8) 有馬斉：死ぬ権利はあるか ── 安楽死，尊厳死，自殺幇助の是非と命の価値．春風社，京都，2019．

9) ウーレットA.：生命倫理学と障害学の対話 ── 障害者を排除しない生命倫理へ（安藤泰至・児玉真美訳）．生活書院，東京，2014．

第 14 章

救急医療・災害医療

安　炳文

1. はじめに

　救急医療は医療におけるセーフティネットの一つである。近年医療の進歩に伴い，集中治療，終末期医療，生殖医療，新生児医療，移植医療，遺伝子医療などにおける医療倫理に注目が集まるようになったが，救急医療においても倫理的なジレンマに直面することは往々にしてある。平成 19 年（2007 年）11 月 5 日に日本救急医学会が「救急医療における終末期医療に関する提言（ガイドライン）」を公表し，平成 26 年（2014 年）11 月 4 日には日本救急医学会，日本集中治療医学会，日本循環器学会の 3 学会が合同で「救急・集中治療における終末期に関するガイドラン〜3 学会からの提言〜」を発表したことで，救急医療における終末期医療の倫理的問題はずいぶん整理された。しかし，救急医療の現場では未だに数多くのジレンマが存在する。医師はこれから行おうとする医療に関して，まず倫理的に正しいかどうかを検討し，次いでその行為を法律的側面から見直してみて問題がないかどうかをさらに検討する，という手順を踏むことが重要である。

2. 救急医療における医療倫理の難しさ

　救急医療の現場で医療倫理を考えるうえで難しい理由が五つある。

　第 1 に，意識障害のために本人の意思が十分に確認できないことがある。例えば昏睡状態の患者ではそもそも会話が成立しない。脳卒中や髄膜炎などの中枢神経系疾患，呼吸不全，ショック，高熱，アルコールや薬物中毒，精神疾患などでは，意識障害を伴うことがある。患者の自律的な意思を尊重しようとしても十分にその意思を聞き出すことが難しい場合が多い。仮に聞き出せたとしても，意識障害がない場合と同様の判断がなされているのかどうかの保証がない。

第2に，本人や家族の希望が事前に話し合われていない場合，決定できていない場合がしばしばある。例えば末期がんで終末期にある患者が急変し，救急搬送された場合，「急変時に蘇生しない（do not attempt resuscitation: DNAR）」という意思表明があらかじめなされていなかったために，本人が希望しないかもしれない蘇生処置が延々と継続されてしまう，といった事例がある。

第3に，家族が救急医療の現場に不在のことがある。例えば，出勤中や外出先での不慮の事故，職場での急病，デイケアサービスを受けている最中の急変などによる救急搬送では，本人の意思を推定する上で重要なキーパーソンとなり得る家族と，連絡が取れないことがある。他にも意思推定が困難な小児に対する救急医療でも，家族不在では診療が進めにくいことがある。

第4に，全身状態不良のために，緊急の処置に対する意思決定までの猶予時間が短いことが挙げられる。本来ならば医師からの十分な説明の後，本人を交えた関係者間で考えたり話し合ったりする時間が十分に与えられたうえで判断できるのが理想である。しかし，救急医療ではそのための時間が絶対的に不足している場合が多い。例えば肺気腫の末期状態にあり，誤嚥性肺炎を繰り返している高齢者が，再度の誤嚥性肺炎で重度の呼吸不全に陥った場合に，人工呼吸管理を含む集中治療管理を適応するのかどうか，本人や家族が迷う場合，などがある。

第5に，医療資源の相対的・絶対的な不足が挙げられる。医療従事者には，医療を求める患者一人ひとりに可能なかぎりベストの医療を提供したいという思いが潜在的に備わっている。また，応招義務の問題，医師には求められれば医療を提供すべきであるという義務論もある。その一方で，複数の患者の救急搬送依頼があった場合に，マンパワー，器材，ベッドなどの医療資源が限られている中ですべて受け入れられるか，受け入れたとしてどの患者の治療を優先するか，といった問題が生じうる。

上記に挙げたような複数の問題が同時並行的に生じる場合も多く，さらに問題を難しくしている。

3. 救急医療におけるインフォームド・コンセントと患者の意思決定

救急医療の現場でもインフォームド・コンセントは重要であり，可能なかぎり患者の自律性を尊重しなければならない。しかし，救急外来を受診する患者

は，比較的急速に状態が悪化して受診に至ることが多く，全身状態が不安定なために患者の意向を確認するための時間が十分にとれないことが多い。本人の意識障害のため，あるいは家族不在のために，急変時の事前の意思が確認できないこともある。そのような患者が緊急を要する病態で救急受診した際には，医師が本人または家族の代わりに本人にとって最善と考えうる医療を行うことが望ましい。

インフォームド・コンセントが免除される場合として①患者自身の拒否，②緊急事態，③強制措置，④患者に同意能力がないとき，の４つが挙げられている[1]。救急医療の現場ではこの条件に該当する場合が往々にしてあるが，あくまでもインフォームド・コンセントの免除は例外的な場合と認識すべきであり，救急外来においても患者本人の意向を最大限に把握する努力が常に求められる。

1）明らかに正常な判断能力を失っていると判断できる場合

患者自身が明らかに正常な判断能力を失っていると判断できる場合，患者本人からインフォームド・コンセントを取得することは難しい。患者の価値観を最もよく反映できる者（主に家族）を代諾者として，可能なかぎり患者の事前意思を確認し，患者の意向を反映していると思われる意思決定を引き出す必要がある。ただし代諾者が患者本人の価値観を絶対的に反映しているとは言えない。代諾者の意思表示をもって治療方針を決定する場合に留意すべき点は，あくまでも患者の意思を推定しそれを尊重するということ，その決定が代諾者の都合であってはならないということである。よって，医師からみて明らかに患者本人の利益を損なう意思決定を代諾者が行ったと判断できる場合，医師は患者に最善と思われる医療が提供できるよう，代諾者と話し合うべきである。なお，正常な判断能力を失っていた患者が，一旦開始した治療により正常な判断能力を回復した場合には，改めて本人からインフォームド・コンセントを取得し，本人の意思決定を引き出すべきである。

2）判断能力が正常かどうか判断に迷う場合

救急外来では，一見意識清明にみえるが実は注意深く観察すると意識障害が存在する場合がある。急性身体疾患，急性精神疾患の他，頭部外傷，強い痛みがある場合，アルコールの影響下にある者，薬物中毒，認知症，せん妄，精神発達遅滞などは，意思決定能力に影響を及ぼす可能性がある[2]。

患者に意思決定能力があるかどうかを判断するために，医師は以下の七つの要素について検討する[3]。

① 患者の精神機能は正常か

② 患者のもともとの精神機能（認知，適応，記憶，注意）はどうか

③ 患者は治療に関する情報を理解できているか

④ 患者は状態に関する情報の重要さを理解しているか

⑤ 患者は得られる結果と価値観という視点で代替治療について論理的に思考できるか

⑥ 患者にとって意思決定の課題が複雑すぎることはないか

⑦ 患者が意思決定することによってリスクが生じるか

このような評価を行うことで，患者が正常な判断能力を失っている，あるいは患者にとって判断が困難であると考えられる場合には，患者の理解力に応じた説明を行い，できるだけ患者自身の意思決定を引き出す努力をする。それでも難しい場合には患者の価値観を最もよく反映できる代諾者からインフォームド・コンセントを取得し，意思決定を引き出すことが必要である。

3）判断能力が正常と思われる患者が医学的に明らかに妥当と考える治療を拒否する場合

正常な判断能力があると考えられる患者が，医学的に明らかな妥当性がある，例えば患者にとって治療上の利益が大きく，副作用などの不利益が乏しいと考えられる治療について，十分な説明によっても特別な理由を挙げることなく拒否する場合には，さらに対応が難しい[4]。医師は患者の意思決定の理由は何か，何か重要な要素が見落とされていないかについて注意深く分析しつつ，患者と話し合いを続ける姿勢が望まれる。その過程で納得のいく拒否の理由が見つかれば自律性を尊重することも考慮する。しかし納得のいく拒否の理由が見つからずかつ説得が難しい場合には，最終的に患者の「自律性」と医師や家族が考える「善行」を比較衡量して方針を決定する。状況によっては「善行」を優先して緊急治療を行うことも妥当と思われる。

いずれの状況においても，医療者は個人で判断せずに複数の医療従事者間で話し合いを行い最善の方針を模索する，時間が許すのであれば精神科医師等にも面談を依頼し本人の意思決定能力が保たれているか意見を聞く倫理委員会などで方針を協議する，などの対応が望ましい。

4. 心肺蘇生

1）心肺蘇生の開始

　心肺停止に陥った患者に心肺蘇生を行わなければ患者は確実に死亡する。事前の意思表示，例えば終末期のがん患者が DNAR に関する事前計画（advanced care planning：ACP）があらかじめ立てられている場合を除き，現場では生存を目的として心肺蘇生を開始しなければならない。一方で人生の最終段階にある傷病者と主治医との間で DNAR に関する ACP が立てられている場合には，心肺蘇生を実施しないことで，蘇生処置に伴う苦痛や本人の意思とは異なる延命につながる苦痛を与えることがなく，安らかに死を迎えられるように配慮することができる。DNAR について検討する場合，① 心肺蘇生が医学的に無益であるか ② その意思は患者の意向であるか，③ 蘇生が成功した場合に予測される患者の QOL はどうかの 3 つを考慮すべきとされている[5]。

　近年，人生の最終段階にある傷病者が，DNAR に関する ACP を主治医との間に書面で交わしているにもかかわらず，心肺停止に陥った際に 119 番通報がなされ，本人の意思に反して心肺蘇生が行われてしまう，といった問題が生じている。このような状況は救命を目的として出動した救急隊にとっても大きなジレンマとなる。日本臨床救急医学会は平成 29 年（2017 年）3 月 31 日に「人生の最終段階にある傷病者の意思に沿った救急現場での心肺蘇生等のあり方に関する提言」を発表し，DNAR に関する ACP が立てられている傷病者の心肺停止事案への対応の考え方を示している[6]。救急隊は①心肺蘇生等の開始 ②傷病者の自律尊重 ③傷病者の意思の確認と心肺蘇生等の中止の判断 ④標準的な指針や地域の基準に沿った対応を行うべきであるとされ，救命の可能性を最大限にするための心肺蘇生開始を優先しつつも患者の自律を尊重するために最大限配慮するような提言となっている。しかし，心肺蘇生等の継続を強く求める家族や関係者がいる場合には，本人の意思にかかわらず心肺蘇生を継続するといった除外項目が存在する，全国の救急隊の活動プロトコールとして一律な対応を示すことができていない，といった限界もあり，今後の検討課題と思われる。他にも，DNAR に関する ACP が立てられている患者が自宅以外の場所で急変する，ということも考えられ，在宅医療・介護関係者，高齢者施設関係者，警察等，心肺停止に遭遇する可能性が高い職種との間で，119 番通報をせずに済むような事前の議論・調整も必要であろう。さらには一般市民に ACP の考

え方が広く受け入れられるように，医療界がイニシアチブをとって取り組んでいくことも重要である。

2）心肺蘇生の中止

　自己心拍が再開していない患者に対する心肺蘇生を途中で中止するということは，そのまま死に直結することを意味する。よって一旦開始した心肺蘇生をいつ中止するか，といった問題も倫理的な問題を抱えている。一旦開始した心肺蘇生に対する明確な中止基準はない。心肺停止場面の目撃の有無，バイスタンダー（心肺停止が発生した現場に居合わせた人）による心肺蘇生の有無，電気ショックの適否，病院到着前の自己心拍再開の有無，救急隊の応答時間，患者の年齢などが生存を予見する有用な判断指標であるといった報告もある[7]が，最終的には心肺停止発症からの時間経過，治療に対する反応性等も総合的に考慮し，個々の医師がこれ以上の蘇生行為は医学的に無益として，心肺蘇生中止の判断をしているのが現状である。

5. 救急医療での医師の応招義務

1）医師の応招義務と診療拒否

　すべての人には自身の健康を追求する権利があり，直感的には患者から診察依頼があれば医師は患者を受け入れて診療するのが当然と思われる。法律的にも医師法第19条1項は「診療に従事する医師は，診察治療の求があつた場合には，正当な事由がなければ，これを拒んではならない」と規定している。それに医療従事者は潜在的に患者一人ひとりにベストの医療を提供したいと考えるものである。

　救急受診を希望するすべての患者を受け入れてベストの救急医療を提供できれば理想だが，実際には患者の受け入れが困難な場合が存在する。専門医の不在，他の患者の処置中，満床などの理由で受け入れができない事例は日常的に発生している。そのような救急医療の最前線では，限られたマンパワー，ベッド，資機材などの医療資源の中で，常識的な範囲で患者の受け入れを行うことが個人のレベルで行える最大限の倫理的配慮になるだろう。医師法第19条1項 医師の応招義務の行政解釈（厚労省）を救急医療の領域に当てはめると，診療の拒否が正当な事由であると認められない場合として，

　① 自身の軽度の疲労

② 診療費の不払い

③ 診療時間外であっても症状が重篤な場合の応急処置

④ 専門外診療であることを了承している患者に対する応急処置

などが例示され，社会通念上健全と認められる道徳的な判断によるべきとされている[8-11]。

　しかし，診療費を払う能力がありながら再三病院側から支払いの督促を行っても診療費を払わない患者は存在し，その診療費について治療を提供する側の病院側が負担している，と言った問題が起こっている。また，緊急対応が不要な病状の安定している患者が，診療時間外に診療を求めて救急受診する，といったことも実際に存在する。このような患者の存在は救急医療に従事する医師の負担を大きくし，救急診療に対するモチベーションを下げる一因となっている。

　厚生労働省でも研究班を組織し，患者の病態の緊急性，診療時間内か否か等の諸般の事情で場合分けをし，応招義務に問われないケースが具体例として示された[12]。現在厚生労働省の社会保障審議会医療部会では，上記の研究成果に基づいて，応招義務に問われないケースの解釈通知を発出することが検討されている[13]。このような試みは応召義務に縛られる医師の負担軽減という意味で画期的ではあるものの，一方で不要不急の救急患者には対応せずとも良い，との議論に安易に発展することも考えられる。確かに不要不急と判断された患者のほとんどは軽症であるが，一方で一見不要不急とみられる患者の中に重症患者が紛れ込んでいることがあるのもまた救急医療の特徴と言える。「善行」の原則に基づき，求めがあれば診療することが基本的な姿勢であることを医学生や若手医師に伝えていくことも重要である。ただし，そのためには不要不急の救急受診を減らすべく社会を啓発していくこと，一部の医師，医療機関の献身的な努力に支えられた救急医療システムではなく，地域医療計画の中で持続可能性がある救急医療体制を立案し実現していく，といった医療行政上の工夫も求められる。

2）暴力行為・迷惑行為を行う患者

　救急医療の現場で暴力行為や迷惑行為を行う患者に対し，診療を行う必要があるかどうかは倫理的な問題を抱えている。1人の患者が医療を受ける権利を有する一方で，医療従事者や居合わせた他の患者も自分自身の健康や安全を守る権利を有する。暴力的な患者が治療を必要としている，一方で医師がそのような患者の診療を避ける，といったことが起こりえるのである。症状が重篤で

直ちに治療が必要な場合にはこの相反する状況が特に問題になる。

医療従事者は①自分自身の恐怖を認識する，②職務上の危険を減らす，③医療従事者のリスクと患者の利益のバランスを取る，の三つを実践する必要がある[14]。まず自分自身も恐怖を感じる存在であることを認め，職務上の危険を減らす努力，例えば日頃から院内の対応マニュアルを整備する，警察との連携を深めるなどの他に，患者から直接の脅威を感じる場合には，患者の暴力行為や言動に脅威を感じていることを伝える，予防策として患者と適切な距離を保つ，診察室のドアを開け放したままにして患者とドアの間にいるようにする，場合によっては警備員や警察官にドアの外に立っておいてもらう，などの対策を行ったうえで，診療を行うよう努力する。そのような適切な対策を講じているにもかかわらず自分自身への脅威がなお深刻な場合には，患者の診療より自分自身の安全を優先し診療を拒否することも妥当と判断できる。

6. 医療機関の外で行う救急医療

医療機関の外で行う救急医療についても倫理的問題が存在する。

例えば診療所の医師が患者や患者家族等の求めに応じて緊急で往診を行う場合や，ドクターカーやドクターヘリで搬送中に実施する救急医療の場合，医師はもともと医療機関外での救急医療に応じる準備をしており，かつ実施する医療行為自体も保険診療の範疇にあるため，求められる医療水準は違えども，医療機関内で行う救急医療と同じように考えることができる。

しかし，医師が乗り物内で偶然に傷病者に遭遇し，救急医療を提供する必要がある，といった場合には状況が異なる。もともと医療を提供するために医療機関の外にいた訳ではなく，しかも患者情報や医療器具，薬剤が満足に揃わない状況では，最善の措置が取れない可能性がある。米国やカナダでは Good Samaritan Law（よきサマリア人法）という法律があり，善意による無償の行為を提供した結果に対し免責が認められる[15, 16]。しかし，本邦にはそのような法律は存在せず，良い結果が得られなかった場合には何らかの法的責任を問われる可能性がゼロではない。善行の原則に従い，医師であれば躊躇なく手を挙げて傷病者の対応を行うべきだという意見がある一方で，上記のような問題から実際の行動をためらう医師がいることも事実である[17, 18]。

7. 救急・災害医療におけるトリアージ

1) 災害医療におけるトリアージ

　トリアージの語源はフランス語の「選別」を意味する trier で，医療におけるトリアージは古くはナポレオン戦争中に戦闘可能な兵士と戦闘不能な兵士を効率よく選別する目的で実施されたとされる[19]。

　災害現場ではきわめて多数の傷病者が短時間のうちに多発的に発生し，人的・物的な医療資源が圧倒的に不足する。災害医療におけるトリアージとは，このような状況の中で最大多数の救命可能な傷病者に対し，限られた人的・物的な医療資源を最大限に活用する目的で，傷病者の緊急度や重症度を一定の基準に従って短時間のうちに次々と評価し，救出，現場治療，搬送などの優先順位を決定することをいう[20]。例を挙げると，心肺停止にはまだ至っていないものの助かる見込みがない重症の頭部外傷患者と，現時点では生命に別状はないが治療が遅れれば片足や生命を失う可能性が高い傷病者とでは，後者に対する治療や搬送を優先することになる。

　災害現場でのトリアージでは，多数の傷病者を前にして，誰の治療や搬送を優先的に行い，誰の治療を見込みがないものとしてあきらめるのか，といった厳しい決断を迫られる。一定のトリアージ基準があるものの，トリアージを実施する者はその判断が一人ひとりの傷病者にとって重大な結果をもたらすことを承知のうえで行うことから，大きなジレンマを抱えることになる。

　トリアージの実施（免責）に関する法整備も不十分で，震災で実施されたトリアージをめぐり被災者の遺族が病院を提訴する，といった事態も生じており，さらに問題を難しくしている[21]。

　人は生きているかぎり，災害にあう可能性から逃れることはできない。誰もがトリアージを受ける可能性があるということを一般市民が理解し，トリアージの概念が広く受け入れられるように，平時から医療を提供する側と医療を受ける側の間でコンセンサスを作っていくことも重要である[22]。

2) 救急医療におけるトリアージ

　災害医療におけるトリアージと同様，近年救急医療現場においても受診した患者に対し，診療の優先順位を決定するトリアージがなされるようになった。欧米でのトリアージの歴史は長く，日本でも 2007 年 12 月 28 日付け厚生労働省医政局長による都道府県知事宛の通達の中で「夜間・休日救急において，医

師の過重労働が指摘されているなか，より効率的運用が行われ，患者への迅速な対応を確保するため，休日や夜間に診療を求めて救急に来院した場合，事前に，院内において具体的な対応方針を整備していれば，専門的な知識および技術をもつ看護職員が，診療の優先順位の判断を行うことで，より適切な医療の提供や，医師の負担を軽減した効率的な診療を行うことが可能となる」とトリアージの実施について言及がなされている。その後，2010年には小児救急外来におけるトリアージ実施に，2012年度にはすべての年齢層のトリアージ実施に診療報酬が加算されるに至っている。

トリアージの実施は，緊急治療を必要とする患者に優先的に医療を提供しようとする社会的正義の概念に基づいている。当然その実施基準が妥当であることを担保する必要があり，そのためにトリアージ結果と患者予後の比較などの事後検証を行うことで，さらにトリアージの質の担保を行う必要がある。同時に，災害医療におけるトリアージと同様，トリアージを受ける一般市民のコンセンサスを得る努力も必要である。トリアージにおける緊急度を判定するための支援システムも開発され[23]，講演会が開かれる等，標準化に向けた動きも加速している。

8. おわりに

これまで救急医療・災害医療における倫理についていくつかの問題を取り上げて述べてきた。文中では，主に個々の患者レベルや個々の医療従事者レベルの問題について焦点を当てたが，取り上げた問題の中には個人のレベルで考える選択に限界があることも理解できると思う。特に限られた医療資源の適切な配分といった社会的正義については，個人レベルで対応することは困難であり，組織や地域（病院，医療圏），国（医療政策）の考え方や方針がより重要である[24]。どのような救急医療を理想とするのかに，医療を受ける側と提供する側の双方を交えた議論が必要となってくるだろう。

参考文献

1) 前田正一：第8章 インフォームド・コンセント．赤林朗編：入門・医療倫理 I．勁草書房，pp.141-158，2005.

2）Larkin GL, et al: Emergency determination of decision-making capacity: balancing autonomy and beneficence in the emergency department. *Acad Emerg Med* 8(3): 282-284, 2001.

3）Moskop JC: Informed Consent and Refusal of Treatment Challenges for Emergency Physicians. *Emerg Med Clin N Am* 24: 605-618, 2006.

4）古澤有峰（赤林朗・他監訳）：第 2 章 患者の意向 2.5 治療の正当な拒否. 第 5 版 臨床倫理学 臨床医学における倫理的決定のための実践的なアプローチ. 新興医学出版社, pp.84-96, 2006.

5）白浜雅司・他（赤林朗・他監訳）：第 1 章 医学的介入の適応 1.2 蘇生を試みないという指示. 第 5 版 臨床倫理学臨床医学における倫理的決定のための実践的なアプローチ. 新興医学出版社, pp.40-49, 2006.

6）人生の最終段階にある傷病者の意思に沿った救急現場での心肺蘇生等のあり方に関する提言. 日本臨床救急医学会. 2017. https://jsem.me/news/1670.html

7）日本蘇生協議会監修：第 8 章 普及・教育のための方策（EIT）6 救命処置に関する倫理と法. JRC 蘇生ガイドライン 2015. 医学書院, pp496-500, 2016.

8）樋口範雄：医療と法を考える 救急車と正義. 第 5 章 医師の応召（応招）義務・診療義務. 有斐閣, pp.68-85, 2007.

9）昭和 24 年 09 月 10 日医発第 752 号：病院診療所の診療に関する件. 厚生労働省法令等データベースサービス. http://wwwhourei.mhlw.go.jp/hourei/

10）昭和 30 年 08 月 12 日医収第 755 号：所謂医師の応招義務について. 厚生労働省法令等データベースサービス. http://wwwhourei.mhlw.go.jp/hourei/

11）昭和 49 年 4 月 16 日 医発第 412 号：医師法第 19 条第 1 項の診療に応ずる義務について. 厚生労働省法令等データベースサービス. http://wwwhourei.mhlw.go.jp/hourei/

12）岩田太. 平成 30（2018）年度厚生労働行政推進調査事業費補助金（地域医療基盤開発推進研究事業）研究報告書. 医療を取り巻く状況の変化等を踏まえた医師法の応召義務の解釈に関する研究について. http://mhlw-grants.niph.go.jp/niph/search/NIDD00.do?resrchNum=201821061A#selectHokoku

13）第 67 回社会保障審議会 医療部会〔令和元年（2019 年）7 月 18 日〕. https://www.mhlw.go.jp/stf/shingi2/0000210433_00005.html

14）バーナード・ロウ：医療の倫理ジレンマ 解決への手引き —— 患者の心を理解するために. 西村書店, pp.224-233, 2003.

15）West B, et al: Good Samaritan Laws. StatPearls [Internet]. Treasure Island (FL): StatPearls Publishing, 2019.

16）Dachs RJ, et al: What you need to know when called upon to be a Good Samaritan. *Fam Pract Manag* 15(4): 37-40, 2008.

17）日本医師会. 【医師と患者】B-10. 行き倒れ患者や乗り物内の救急患者の診療. 医の倫理の基礎知識 2018 年版.

18）三島康典. 善きサマリア人の法（Good Samaritan law）. 日医 on-line. 日医ニュース平成 28 年（2016 年）7 月 5 日（火）.

19) トリアージ．日本救急医学会・医学用語解説集．http://www.jaam.jp/html/dictionary/dictionary/word/1022.htm（2019/8/18 にアクセス）

20) 日本集団災害医学会監修：Ⅲ 急性期災害医療対応の原則 6 トリアージ．DMAT 標準テキスト．へるす出版，pp41-46，2011.

21) 災害時のトリアージめぐり訴訟に　学会は法整備視野．朝日新聞デジタル 2019 年 3 月 18 日．https://digital.asahi.com/articles/ASM3L44VPM3LUBQU004.html（2019/8/18 にアクセス）

22) 安心院康彦・他：臨床的災害対応の方法論 4．トリアージ．Modern Physician 32(5): 566-572，2012.

23) 日本救急医学会・他監修：緊急度判定支援システム CTAS2008 日本語版／ JTAS プロトタイプ．へるす出版，2010.

24) 世界医師会（樋口範雄監訳）：第 3 章 医師と社会 3 資源配分．WMA 医の倫理マニュアル．pp. 53-57．http://www.med.or.jp/wma/mem/wma_mem_all.pdf

IV部

先端医療技術

第 15 章

遺伝子・ゲノム医療

滝　智彦

1. はじめに

　私たちのからだは1個の受精卵に由来する何十兆個もの細胞からできている。ヒトとしての形が形成され，子どもから大人への成長が完了してもなお，体の中では1個の細胞が2個に，2個の細胞のそれぞれが更に2個に分裂する（体細胞分裂）ということが繰り返されている。その体細胞分裂では，もちろん単に1個の細胞を2個に増やしているだけではない。核に保管されているDNAを正確に複製して2セットにし，分裂によってできる新たな細胞に1セットずつが分配される。したがって，私たちの細胞のそれぞれは，1個の受精卵に由来した同じDNAを保有していることになる（核を捨てることによって成熟を完了する赤血球のような例外はあるが）。

　DNAはまた，親から子に，子からその子（孫）にというように，世代を経て伝えられていく。すなわち，DNAの情報は私たち個人の情報であると同時に，それを受け継いだ血縁者間での共有物でもある。しかし，世代間でのDNAの伝達では，親の持つすべてのDNAが子どもに伝えられるわけではない。減数分裂によって23対の染色体の各々どちらか一方のみ，すなわち両親から受け継いだ半分の遺伝情報だけが次世代に伝えられる（残りの半分は伝わらない）ということも，遺伝子医療とゲノム医療を理解するうえで欠かせない。

　遺伝子医療とゲノム医療における生命倫理と医療倫理とは，DNAによって伝えられる遺伝情報の特性と，それを調べる検査の技術的な問題を理解したうえで，検査によって得られた遺伝情報が私たちの健康や生活にどのような影響を及ぼすのかを考えることに他ならない。本章では，遺伝子，ゲノム，遺伝についての基礎知識を学びつつ，それに付随する遺伝子医療とゲノム医療の技術的および倫理的諸問題について考察する。

2. 遺伝子・ゲノム医療とは

　本章のタイトルは，第3版までの「遺伝子医療」から「遺伝子・ゲノム医療」に変更された。ところで，"遺伝子医療"と"ゲノム医療"は何か違うのだろうか？何が違うのだろうか？

1）遺伝子医療の範囲

　"遺伝子医療"という用語を明確に定義したものを見つけるのは意外に難しい。"遺伝医療"という用語が"遺伝子医療"と同じように使われることが多いが，その場合は，"生殖細胞系列"の遺伝子の変化によるいわゆる単一遺伝子病や染色体異常症が通常はおもな対象である。日本医学会による「医療における遺伝学的検査・診断に関するガイドライン」（以下「医学会ガイドライン」）[1]においても，「本ガイドラインにいう遺伝学的検査はヒト生殖細胞系列における遺伝子変異もしくは染色体異常に関する検査，およびそれらに関連する検査を意味」し，がん細胞などで後天的に起こり次世代に受け継がれることのない遺伝子変異などは基本的にガイドラインの対象外という立場である。これは，研究に関する倫理指針である「ヒトゲノム・遺伝子解析研究に関する倫理指針」（以下「ゲノム指針」）[2]においても同様である。

　一方，2003年には全国遺伝子医療部門連絡会議が発足し，その基盤となった厚生労働省科学研究費補助金（子ども家庭総合研究事業）の研究課題名は「遺伝子医療の基盤整備に関する研究班」[3]であり，どちらも"遺伝医療"ではなく"遺伝子医療"という用語を用いている。"遺伝子"という用語を用いることによって，遺伝子医療で行う遺伝子検査には生殖細胞系列遺伝子検査だけでなく体細胞遺伝子検査までをも違和感なく含むことができ，最近のがんゲノム医療にもつながる用語としてきわめて適切なものであったと評価できる。

2）ゲノム医療とは

　"ゲノム医療"という用語が日本語の文献に登場するようになったのは2000年（平成12年）頃からである。同年6月にヒトゲノムの概要版の完成が宣言され，それによってもたらされる未来に皆が大きな期待を抱いた時期と重なる。しかし，文献から読み取れる当時考えられていたゲノム医療の内容はというと，遺伝子多型を用いた感受性検査に基づくオーダーメイド医療がいよいよ可能になるというような範囲に留まっていた。当時存在した大規模なゲノムを解析するための道具はマイクロアレイであり，ようやく1万個ほどの一塩基多型

169

を簡単に調べることができるという程度であった。米国国立衛生研究所による1000ドルゲノムプログラム[4]が開始されたのは2003年にヒトゲノムの完成版が公表された直後であり，最初のいわゆる次世代シーケンサー（next-generation sequencer; NGS）が世に出たのは2006年のことであった。その後更に進化したNGSを用いて行われる今日のゲノム医療は，2000年当時に描かれていたものとは大きく異なるものだった。

　一方，公式の文書に"ゲノム医療"という言葉が使われるようになったのがいつからなのかは不明であるが，2015年（平成27年）に首相官邸内の健康・医療戦略推進本部に設置されたゲノム医療実現推進協議会が同年7月に取りまとめた中間報告に次のように記載されている[5]。

『以降，本とりまとめにおいては，「ゲノム医療」とは，個人の「ゲノム情報」をはじめとした各種オミックス検査情報をもとにして，その人の体質や病状に適した「医療」を行うことを指す。具体的には，質と信頼性の担保されたゲノム検査結果等をはじめとした種々の医療情報を用いて診断を行い，最も有効な治療，予防及び発症予測を国民に提供することを言う。ここでいう「ゲノム情報」とは，生殖細胞系列由来DNA等に存在する多型情報・変異情報や，後天的に生じるゲノム変化（がん細胞に生じた体細胞変異），ゲノム修飾，健康に影響を与え得る微生物群（感染病原体など）のゲノム情報を指す。』

　ゲノム医療の対象は予想される特定の遺伝子ではなく，網羅的なものであり，しかもがん細胞における体細胞変異も含むとされている。

3. 遺伝の基礎知識

　遺伝子医療とゲノム医療はともにヒトの生命の根源的な情報である遺伝情報（DNAの配列）を扱う医療という点では同じである。したがって，まずは簡単に遺伝情報を構成する物質とはどのようなものなのかについての基本的知識を確認しておきたい。

1）ゲノムと遺伝子

　ゲノムの基本単位は，配偶子（精子と卵子）に含まれるDNAである。X染色体とY染色体の大きさの違いはあるものの，ヒトでは23本の染色体（22本の常染色体と1本の性染色体）に分配されているおよそ30億塩基対のDNAからなる。したがって，受精卵から複製される体細胞には父親由来と母親由来を

合わせた2セットのゲノムが存在し，そのDNA量は60億塩基対ほどとなる。

　DNAのもっとも重要な構造は，ワトソンとクリックによって明らかにされた二重らせん構造である[6]。DNAはアデニン（A），グアニン（G），シトシン（C），チミン（T）の4種類の塩基からなり，二重鎖を形成する別々のDNA鎖にあるAとT，GとCが水素結合によって結合することで，2本のDNA鎖の配列は相補的なものとなっている。両者が相補的であることによって，それぞれのDNA鎖を鋳型としてもう一本のDNA鎖の合成が行われる。その結果，1組のDNA鎖からまったく同じ配列を持つ2組のDNA鎖を合成することが可能になる（半保存的複製）。

　遺伝子とは，一般的にはDNA配列のうちの蛋白質を作るための情報を含む部分をいい，その数は2万個あまりとされる。ゲノム全体に占める割合は1%程度に過ぎないが，単純に塩基数に換算すれば3000万塩基対ほどとなるこの領域が通常ゲノム医療における解析対象となる。サンガーシーケンスでの1反応で解読できる塩基数が1000塩基に満たないことを考えると，遺伝子の領域の解析だけでも膨大であるが，NGSは当初の目標であったヒトゲノム（30億塩基対）の1000ドル（約10万円）での解読を可能にし（しかも1日程度で）[4]，そのことが従来の遺伝子医療から今日のゲノム医療への大きな変革をもたらすこととなった。

2）生殖細胞系列変異と体細胞変異

　生殖細胞系列の"細胞"という場合，それは受精卵から配偶子（精子または卵子）に到るまでの様々な段階の細胞をさす。体の中の全ての細胞のうちの生殖細胞系列の細胞以外のものが"体細胞"である。

　それに対して，生殖細胞系列の遺伝情報という場合，その情報は生殖細胞系列の細胞だけでなく，同じ個体のすべての体細胞に含まれる。したがってその遺伝子・ゲノム検査は，理論的にはどの細胞でも可能である。血液（の中の白血球）が用いられることが多いが，口腔粘膜や爪などが用いられることもある。一方，体細胞変異は後天的に体細胞に生じた遺伝子の変化である。がんがその代表で，最初の変化はたった1個の細胞に発生し，その変化を受け継いだがん細胞だけにみられる遺伝子の変化ということができる。

3）遺伝情報の特性

　病気が遺伝するということは，病気に関係するDNA塩基配列（遺伝情報）が次世代に伝わることがまず基本となる。その際に知っておく必要のある遺伝

情報の特性は，不変性，共有性，予見性の3つに通常整理される。

(1)“不変性”とは，すなわち，遺伝情報は生涯変化しないということである。受精卵が持つ遺伝情報はきわめて正確に体細胞に伝えられる。その一方で，私たちの体は絶えず紫外線や放射線などの影響を受けて遺伝子の変化を生じている。その変化の一部は，病気にまでは至らないものの，体の中に残り続けるものがあることも分かってきた。しかし，遺伝性の病気の原因となる生殖細胞系列の遺伝子の変化が，途中で消失する（全て正常に戻る）ことはない。遺伝子検査を受け，遺伝子に変化が見つかった場合，その結果は生涯変わることはない。それが不変性である。

(2)“共有性”とは，血縁者間で遺伝情報の一部を共有することを指すが，その基本は親から子への遺伝である。親の持つ遺伝情報は，減数分裂によってその半分が配偶子に含まれて子どもに伝わる。したがって，一度近親者間では半分，二度近親者間で4分の一，三度近親者間では8分の一の遺伝子を共有することになる。生命倫理と医療倫理を考える際には，対象者本人のことだけでなく，その遺伝情報を共有する血縁者への影響を考えなければならない。一方で，その際に伝わる遺伝情報はあくまで“一部”であることも遺伝子医療に関わる際に意識しておきたい重要なことである。伝わる確率が100％であるか，50％である（伝わらない可能性が50％ある）かは大きな違いである。

(3)最後の“予見性”とは，ある病気の原因となる遺伝子の変化を持つことが判明した場合，発症する前に将来の発症をほぼ確実に予測することができる場合があることである。その病気の治療法の有無，発症予防が可能かどうかなどによって，その予見性の意味は大きく異なってくる。その情報は不変であり，血縁者が共有している可能性があるものであることを忘れてはならない。知ることが有用であるのかどうかを，時には知らないでいることにメリットがある場合もあることを遺伝カウンセリングの場で十分に検討したうえで，検査を受けるかどうかを決めることが大切である。

4. 遺伝子医療の実際

1）遺伝子医療部門

2019年10月現在，全国遺伝子医療部門連絡会議（以下「連絡会議」）には127施設が参加しており，そのうちの88施設が臨床遺伝専門医制度（日本人

類遺伝学会，日本遺伝カウンセリング学会）の認定研修施設である。何らかの形の遺伝子診療体制はより多くの施設が持っていると思われ，臨床遺伝専門医と認定遺伝カウンセラーの他，各種領域の専門医，看護師，臨床心理士など，多くのスタッフが運営に関わっている。

2）遺伝学的検査（生殖細胞系列遺伝子検査）

遺伝情報を調べる検査についての用語は複数あり，整理しておく必要がある。2018 年 12 月 1 日に施行された改正医療法[6]では遺伝子関連検査という用語が用いられ，その中に"生殖細胞系列遺伝子検査"と"体細胞遺伝子検査"が含まれる。一方，医学会ガイドライン[1]で用いられている"遺伝学的検査"には，生殖細胞系列遺伝子検査に加えて，先天異常を調べる染色体検査や，遺伝病の診断が可能な生化学的検査などの，核酸を用いた検査以外も含むとされる。

（1）遺伝学的検査実施の際に確認すべきこと

遺伝学的検査実施においてまず重要なのは，検査の精度が十分確保されていることである（分析的妥当性）。検査法が確立しており，再現性の高い（信頼できる）結果が得られることは，検査を利用する際に求められるもっとも基本的なことである。そのためには後述する精度管理が必要であり，そのような検査を常に実施することが決して容易ではないことも知っていただきたい。

次に，たとえ検査の精度には問題がないとしても，その結果の解釈において，その検査の臨床的意義が確立しているかどうかという問題がある（臨床的妥当性）。血液を用いて行われる生殖細胞系列遺伝子検査の結果は，通常塩基配列の変化の有無という意味では非常に明確な形で結果が得られる。しかし，その結果が病的変異なのか否かについて常に正確に判定できるわけではない。

たとえば，遺伝性乳がん・卵巣がん症候群（以下「HBOC」）の代表的な原因遺伝子である *BRCA1/2* の検査結果は陽性，陰性，判定不能の 3 通りで報告される。遺伝子に何らかの変化が見つかった場合は，その変化が病的なものと判断できるかどうかによって「陽性」，「陰性（健常人にみられる多型のような場合）」，「判定不能」に分かれる。これらの評価というのは，通常多数の患者の検査結果の蓄積により決定されてきたものであるが，特に現時点で「判定不能」とされたものは，将来は「陽性」か「陰性」のどちらかに評価が変更される可能性がある。得られた塩基配列そのものは「不変」であっても，今後の解析の進展によりその評価が変わる可能性があることは注意しておかなければならない。

そしてもう一つ考慮すべきなのが，その遺伝子検査の実施が受検者に追って

本当に有益なものであるかどうかである（臨床的有用性）。

　検査結果を良い方向に生かすことを考えることはそれほど難しくない。しかし，病的変異が陽性であるという結果を知ったときに受ける精神的な負担などを事前にしっかり予測することは思っている以上に難しい。陰性の結果が必ずしも安心材料にならないことも見逃されがちである。前述の乳がんの場合，日本人女性の9%が生涯に罹患するというリスクを持っている。たとえ遺伝を完全に否定できたとしても，一般的な乳がんのリスクまでがゼロになるわけではない。安心を求めて検査を行った結果が必ずしも100%の安心にはつながらない場合があるということである。このようなことまでを含めて，実施しようとしている遺伝学的検査の臨床的有用性がどのようなものであるか（陽性と陰性のそれぞれの場合の検査を受けることのメリットとデメリット，検査を受けなかった場合のメリットとデメリット）を，検査前に十分理解しておくことが重要である。

（2）遺伝子関連検査の精度管理

　改正医療法における改正点の大きな特徴のひとつが，遺伝子関連検査の取り扱いに関するものであった[7]。「遺伝子関連検査・染色体検査」が臨床検査の一次分類の独立した項目として初めて整理され，新たに①責任者の設置，②内部精度管理の実施，③外部精度管理の受検（努力義務），④研修の実施，が求められるようになった。

　遺伝子関連検査の多くは，これまで研究的な遺伝子解析として大学などの研究室で行われることが多く，精度管理等については考慮されていないのが現状であったが，今後は他の臨床検査と同様に，より責任ある検査としての実施が求められるようになった。

3）遺伝カウンセリング

　遺伝カウンセリングは遺伝子医療およびゲノム医療における重要な役割のひとつである[8]。多くの施設の遺伝子医療部門は遺伝カウンセリングの実施を中心に遺伝学的検査も行う場として整備されてきたが，その中心的な役割を担っているのが臨床遺伝専門医と認定遺伝カウンセラー（いずれも日本人類遺伝学会と日本遺伝カウンセリング学会の共同認定）である。認定遺伝カウンセラーの養成は全国の20の大学院修士課程で行われ，2019年12月時点で267名が資格を有している。

　医学会ガイドライン[1]では，「遺伝カウンセリングは，疾患の遺伝学的関与

について，その医学的影響，心理学的影響および家族への影響を人々が理解し，それに適応していくことを助けるプロセスである。」と述べられている。そして，このプロセスに含まれるものとして，①疾患の発生および再発の可能性を評価するための家族歴および病歴の解釈，②遺伝現象，検査，マネージメント，予防，資源および研究についての教育，③インフォームド・チョイス（十分な情報を得た上での自律的選択），およびリスクや状況への適応を促進するためのカウンセリング，などをあげている。注意すべきは，遺伝カウンセリングは決して一方的な遺伝学的情報の提供だけではなく，クライエント（相談者）との良好なコミュニケーションによってクライエント自身が自律的に意志決定することを支援する医療であるといえる[8]。

5. 遺伝子医療からゲノム医療へ

1）個別遺伝子検査から網羅的解析へ

　近年は単一遺伝子疾患と考えられる疾患についても，網羅的なゲノム解析によって多数の遺伝子を対象として検査が行われる機会が増えてきた。

　2016 年に始まった未診断疾患イニシアチブ（IRUD; Initiative on Rare and Undiagnosed Diseases）[9] は，従来の医学的検査では診断がつかない患者さんについて，専門家の知識を結集し，最終的には網羅的遺伝子解析によって原因遺伝子を同定して診断を確定しようという，日本医療研究開発機構（AMED）の主導により実施されている研究である。原因となる遺伝子異常が判明し診断が確定できれば，その後の経過が予想できたり，治療法やさまざまな症状に対する対処法が見つかる可能性がある。また，遺伝形式が判明すれば，血縁者のリスクも正確に評価することが可能になる。この研究によるいくつかの成果が報告されている。

　一方，遺伝学的検査についての環境も近年大きく変化した。長らく 4000 点（4 万円）問題としてその普及を妨げていた遺伝学的検査の保険点数が，2018 年の診療報酬改定では，3,880 点（処理が容易なもの），5,000 点（処理が複雑なもの），8,000 点（処理が極めて複雑なもの）の 3 段階になった。これによって遺伝学的検査の実施態勢が急速に整いつつある。

2）がんゲノム医療

（1）がんゲノム医療推進の経緯

　我が国でのがんゲノム医療は，2019年6月からがん遺伝子パネル検査2製品について5万6千点（56万円）という料金での保険適用が開始され，新たな段階に入った。

　がんゲノム医療推進のもっとも大きな要因は，がんに対する多くの分子標的薬が開発され，病気ごとではなく遺伝子異常の種類によって治療法を選ぶことができるようになったことである。標準治療が効果がない患者でも，遺伝子変異を手がかりに効果が期待できる分子標的薬を見つけることができる可能性が出てきた。そのような状況を受けて，2017年3月に厚生労働省にがんゲノム医療推進コンソーシアム懇談会が設置され[10]，3か月後の報告書には，がんゲノム医療を中心的に担う中核拠点病院と，中核拠点病院と連携してがんゲノム医療を実施する連携病院という大枠が示された。その後両病院の認定要件の細部を詰めたうえで，12月の説明会を経て，翌2018年1月の公募，4月の認定と進み，先進医療としてのがんゲノム医療が開始された。そして1年が経過した2019年6月には前述のパネル検査2製品の保険適用が開始され，保険医療としてのがんゲノム医療がスタートした。

（2）がんゲノム医療推進についての懸念

　このような急速ながんゲノム医療の推進に対して，異なる立場でゲノム医療に関係する諸学会／団体によるさまざまな動きがみられた。

　2017年10月にがんゲノム医療の推進を目指す日本臨床腫瘍学会・日本癌治療学会・日本癌学会の3学会が「次世代シークエンサー等を用いた遺伝子パネル検査に基づくがん診療ガイダンス」（以下「3学会ガイダンス」）を発表したが[11]，これに対しては検査の技術的側面からと，得られる遺伝情報の取り扱いからのそれぞれの立場から，注意を促す声明が相次いで発表された。

①ゲノム医療の品質に関する懸念

　3学会ガイダンスの目的は「遺伝子パネル検査によって個々の人におけるがんのゲノム変異を明らかにし，その特性に応じた最適ながん治療の機会を供与すること」ということであり，ゲノム医療の恩恵をいかに患者に提供するかということに主眼が置かれていた。それに対して同年11月に臨床検査医学会が「がんゲノム医療推進の政策実装において，良質なゲノム医療を支える遺伝子関連検査の精度・品質確保に関する議論と反映は十分とは言えない状況にある」

と懸念を表明した[12]。そして，いよいよ先進医療としてのがんゲノム医療の開始が目前に迫った2018年10月には臨床検査振興協議会がその懸念事項を，検査前プロセス，検査プロセス，検査後プロセスに分けてより具体的詳細に説明した[13]。組織中の腫瘍細胞の割合がどのくらいかということだけでも結果に大きく影響するがんの遺伝子検査では，検体採取から結果報告までのすべてのプロセスでの適切な精度・品質確保がより重要であることが示されていた。

②遺伝情報の取り扱いに関する懸念

　もう一方の懸念の表明は，がんゲノム医療によって得られる遺伝情報の取り扱いに関するものであった。同年11月に日本人類遺伝学会が[14]，さらに翌2018年3月に日本医療研究開発機構研究班により[15]，がん遺伝子パネル検査によって明らかになる可能性がある生殖細胞系列変異の取り扱いについて，懸念とともに提言が出された。本来がんに対する遺伝子検査は，遺伝性乳がん・卵巣がん症候群のような遺伝性腫瘍を対象にして生殖細胞系列変異の有無を調べる検査と，多くのがんでみられる後天性の体細胞変異を調べる検査に比較的明確に分かれていた。しかし，がん遺伝子パネル検査に搭載されている遺伝子の中には多くの生殖細胞系列変異に関連する遺伝子が含まれており，がん診療を目的とした検査であるのにかかわらず，いわゆる二次的所見／偶発的所見として検査の目的ではない遺伝性疾患の保因の存在を明らかにしてしまう可能性が出てきたのである。それに対しての検査前の十分な説明と適切な遺伝カウンセリングの実施などが必要であり，検査を受ける患者への情報伝達のプロセスの問題点が抽出され，その対応についての提言がまとめられている[15]。

(3) がんゲノム医療における遺伝カウンセリング

　従来の遺伝性疾患（遺伝性腫瘍を含む）に対する遺伝子診断は，臨床診断に基づいて予想される少数の候補遺伝子を検査することが中心であった。したがって検査前の遺伝カウンセリングでは，対象となる遺伝子検査について，その遺伝子を調べることの意義や，血縁者への影響など，検査に関わるさまざまなことについて十分に時間をかけて検討することが可能であった[1), 8)]。

　しかし，がんゲノム医療においては，対象とする遺伝子の多くはがんの治療にとって有用な情報を得るためのもので，見つかる可能性が数％という生殖細胞系列の二次的所見／偶発的所見について検査前に十分な時間をとって説明するのは難しいのが現状である。また，検査を必要としているがん患者に対して，全国に200名あまりしかいない認定遺伝カウンセラーがすべてに対応すること

は難しいのが現状である。がんゲノム医療を推進する厚生労働省も遺伝カウンセリングの重要性は認めつつ，現状に対応するために，"がんゲノム医療コーディネーター"を育成することを始めている[16]。がんゲノム医療に関わる看護師,薬剤師,臨床検査技師等の医療従事者を対象として研修会への参加によって認定するもので，検査前後の説明を担当し，必要な患者を遺伝カウンセラーに紹介する役目を担うことが想定されている。2年間の大学院修士課程で遺伝カウンセリングの知識と技術を身につけた認定遺伝カウンセラーと同じことをがんゲノム医療コーディネーターに要求するのは無理なことではあるが，質の高い多数の遺伝カウンセラーが求められている現状に養成側が対応していく必要があり，多くの課題が残っている。

6. 遺伝子・ゲノム医療の新技術とその課題 — ゲノム編集

ゲノム編集は遺伝子組換え技術のひとつであるが，2012年にCRISPR（clustered regularly interspaced short palindromic repeats）-Cas（CRISPR associated protein）9（クリスパー・キャス9）という人工DNA切断システムが開発されたことによって，簡単で効率的に遺伝子を改変できるようになり，さまざまな分野で急速に応用が進んだ。

そんな中，2018年11月に香港からの衝撃的なニュースが世界中を駆け巡った。中国の科学者によってヒトの受精卵に対してゲノム編集が行われ，既に双子が誕生したというものであった[17]。父親から子どもへのエイズウイルス感染を防ぐために，エイズウイルスの細胞への侵入に関わる細胞側のタンパク質を無効化する目的で受精卵に対してゲノム編集を行ったというものであるが，多くの批判にさらされている。

今回のような受精卵に対するゲノム編集は基礎研究としては既にいくつか報告があるものの，目的としない部位でのゲノム編集が起こるオフターゲット効果の存在も知られていることから，次世代にも伝わる可能性がある生殖細胞系列での使用については，その安全性に懸念がもたれている。また，今回のような父親からの感染予防にはウイルスを除去した精子による人工授精が確立しており，そもそもゲノム編集自体を行う必要がなかったという。

ヒト胚に対するゲノム編集によって子どもが誕生したことが判明したとき，日本にはそれを規制する法律や倫理指針はなかった。2019年4月に「ヒト受

精胚に遺伝情報改変技術等を用いる研究に関する倫理指針」が制定され[18]，その中ではヒト受精胚でのゲノム編集を用いた研究は，生殖補助医療の向上に資する基礎研究に限定し，その取り扱いは原始線条出現までの最長 14 日間までに限られ，人および動物の胎内への移植は禁止されている。

7. おわりに

　医療法の改正によって，遺伝子関連検査にも他の臨床検査と同様の精度管理などが求められたことにより，図らずも診療で用いられている多くの遺伝子関連検査が認証された検査室においてではなく，大学などの研究室での研究の一環として行われていることが明らかになった。そのことからもわかるように，遺伝子関連検査の多くには診療と研究の両方の側面があり，両者を明確に区別することは難しい。診療であれば医療法に，研究であれば倫理指針に従った対応が必要になるが，2018 年 12 月の改正医療法の施行に際しては，多くの研究者がその対応に苦慮した[19]。

　一方，がんゲノム医療の推進で明らかになったように，生殖細胞系列変異と体細胞変異の境界も曖昧になってきた。研究としての前者の解析はゲノム指針[2]，後者は「人を対象とする医学系研究に関する倫理指針」（以下「医学系指針」）[20]での実施が求められているものであるが，両者にまたがる研究も多く，どちらの指針で実施するのが適当か難しいケースも現れてきている。また，ゲノム指針の全部改正から既に 6 年が経過し，この間現行の指針では対応が困難な状況も生じてきている。そこで，2018 年 8 月からゲノム指針と医学系指針の見直しの作業が行われている[21]。両指針で異なる用語の定義や研究責任者の責務，インフォームド・コンセントの手続きなどについての整合性を図ることを中心に作業が行われてきたが，最終的に両者は 2020 年には統合されることとなった。

　このような医療機関を通じて実施される遺伝子関連検査とは別に，医療機関を介さない，いわゆる消費者直販型遺伝子検査（Direct-to-Consumer Genetic Testing：DTC 遺伝子検査）も広がっている[22]。たとえば，自分の唾液（唾液中には口腔粘膜から剥がれた細胞が含まれ，そこから DNA を取り出すことができる）を郵便等で業者に送り，検査結果を郵送等またはネットで受け取るというものである。2010 年頃には既にテレビの報道番組の中の情報コーナーで

「遺伝子検査　あなたの体質調べます」というタイトルで，DTC 遺伝子検査がとても有用で便利な検査であると紹介されていた。当時筆者が勤務していた大学病院内の郵便局にも，ATM の順番を待つ人の目にとまりやすい場所にいくつもの DTC 遺伝子検査のパンフレットが置かれていたことを記憶している。DTC 遺伝子検査の問題は，消費者がこれまで述べたような検査前後の遺伝カウンセリングを受けることなく，検査を受け，結果を知るというプロセスをとることである。これまで述べたような，その検査の分析的妥当性，臨床的妥当性，臨床的有用性というものを十分に理解することなしに。いくつかの国では以前から法律で DTC 遺伝子検査を規制していたが，日本にはそのような規制はずっとなかった。改正医療法によって遺伝子関連検査において精度管理が義務づけられたことは，このような DTC 遺伝子検査の規制も意図したものであるというが[19]，施行から 1 年を経過しても状況はあまり変わっていないようにみえる。

　遺伝子医療とゲノム医療がおかれている環境は技術的にも制度的にも急速に変化している。そのような変化への迅速かつ適切な対応が必要である。

参考文献

1) 医療における遺伝学的検査・診断に関するガイドライン．日本医学会．2011 年 2 月
2) ヒトゲノム・遺伝子解析研究に関する倫理指針．文部科学省，厚生労働省，経済産業省．平成 13 年 3 月 29 日（平成 25 年 2 月 8 日全部改正）
3) 第 1 回全国遺伝子医療部門連絡会議報告書．平成 15 年度厚生労働省科学研究費補助金（子ども家庭総合研究事業）「遺伝子医療の基盤整備に関する研究班」（主任研究者：古山順一）
   http://www.idenshiiryoubumon.org/img/top/1stConference.pdf
4) 「1000 ドルゲノム」成功への軌跡．Nature ダイジェスト Vol. 11 No. 6
5) ゲノム医療実現推進協議会
   https://www.kantei.go.jp/jp/singi/kenkouiryou/genome/kaisai.html
6) 医療法改正等の経緯と検体検査の精度の確保に係る基準について．
   www.mhlw.go.jp/content/10800000/000402691.pdf
7) Watson JD, Crick FH: Molecular structure of nucleic acids; a structure for deoxyribose nucleic acid. Nature 171: 737-738, 1953
8) 遺伝カウンセリングマニュアル改訂第 3 版．福嶋義光監修，櫻井晃洋編集，南江堂
9) 未診断疾患イニシアチブ IRUD
   https://www.irud.jp

10）がんゲノム医療推進コンソーシアム懇談会
https://www.mhlw.go.jp/stf/shingi/other-kenkou_423605.html

11）次世代シークエンサー等を用いた遺伝子パネル検査に基づくがん診療ガイダンス．日本臨床腫瘍学会・日本癌治療学会・日本癌学会，2017 年 10 月 11 日
https://www.jca.gr.jp/researcher/topics/2017/171013.html

12）ゲノム医療における検体検査の品質確保に関する提言（がんゲノム医療推進を踏まえて）．日本臨床検査医学会，2017 年 11 月
https://www.jslm.org/committees/gene/gene20171121.pdf

13）がん遺伝子パネル検査の品質・精度の確保に関する基本的考え方．臨床検査振興協議会，2018 年 10 月 30 日
http://www.jpclt.org/info/201812/data/doc1.pdf

14）「次世代シークエンサーを用いた網羅的遺伝学的検査に関する提言」の公表について．日本人類遺伝学会，2017 年 11 月 18 日
https://jshg.jp/news/1416/

15）「ゲノム医療における情報伝達プロセスに関する提言—その 1：がん遺伝子パネル検査を中心に（改訂版）」及び「ゲノム医療における情報伝達プロセスに関する提言—その 2：次世代シークエンサーを用いた生殖細胞系列網羅的遺伝学的検査における具体的方針（初版）」の公開．日本医療研究開発機構，2019 年 3 月 29 日
https://www.amed.go.jp/news/seika/kenkyu/20190329.html

16）がんゲノム医療コーディネーター養成．厚生労働省委託事業
http://www.jsmocgt.jp/coordinator.html

17）ゲノム編集ベビー誕生の報告に非難殺到．Nature ダイジェスト Vol. 16 No. 2

18）ヒト受精胚に遺伝情報改変技術等を用いる研究に関する倫理指針
https://www.mhlw.go.jp/content/000498321.pdf

19）野坂佳伸．遺伝学的検査の精度管理のあり方（研究目的を含む）．第 16 回全国遺伝子医療部門連絡会議報告書．全国遺伝子医療部門連絡会議
http://www.idenshiiryoubumon.org/img/top/16thConference.pdf

20）人を対象とする医学系研究に関する倫理指針．文部科学省，厚生労働省．平成 26 年 12 月 22 日（平成 29 年 2 月 28 日一部改正）

21）個人遺伝情報保護ワーキンググループ（医学研究等に係る倫理指針の見直しに関する合同会議）．経済産業省
https://www.meti.go.jp/shingikai/sankoshin/shomu_ryutsu/bio/kojin_iden/index.html

22）ワークショップ 5）『ゲノム研究と"遺伝子検査"ビジネス』．第 12 回全国遺伝子医療部門連絡会議報告書．全国遺伝子医療部門連絡会議
http://www.idenshiiryoubumon.org/img/top/12thConference.pdf

第 16 章

再生医療

霜田 求

1. はじめに

　1970 年代の骨髄（幹細胞）移植に始まり，体性（組織）幹細胞および ES（胚性幹）細胞利用へと進展してきた再生医療は，2007 年に発表された iPS（人工多能性幹）細胞作製によって，新たな局面に入る。当時，「iPS 細胞は胚を破壊することなく作製できるので，倫理問題は回避できる」あるいは「倫理的ハードルが低くなった」といった論評がしばしば見られた。その含意は，iPS 細胞の場合，ES 細胞作製におけるように子宮に戻せば胎児として成長し出生も可能な胚の破壊（滅失）を伴わないので，「生命の尊厳の侵害」「生命の手段化・道具化」といった批判を免れることができる，ということである。

　たしかに，iPS 細胞の場合，宗教的信念に依拠する強硬な反対論や，「人の生命の萌芽」に介入することへの人々の抵抗感にさらされるという「倫理的葛藤」はもはや存在しない。しかし，それはあくまでも再生医療を取り巻く倫理問題の一側面を形づくるものであって，倫理問題そのものがクリアされる（あとは技術的問題だけだ）ということにはならない。

　「そもそも倫理問題とはいったいどのような問題なのか」という疑問を避けて通れないのだが，ここでは差し当たり「価値多元社会の中で，何らかの実践的ことがら（それを為す／為さないことが，正しい／不正だ，善い／悪い，許される／禁止される，といった規範的・価値的に評価・判断を下される人間的・社会的事象）に関する問いに対して，応答または可能な選択肢を示し，その応答・選択肢の根拠の正当性を検証するという営み（＝倫理的思考）の対象となるもの」としておく。再生医療に関連するものとしては，「難病治療法の開発のために当該患者の組織・細胞を提供してもらうことが必須だが，同意取得が困難な場合はその利用のための承認手続きを簡略化すること（提供者に連絡の取れない場合は倫理審査委員会の承認と機関長の許可でよい，等）は認めてよ

いか」,「倫理審査に時間がかかりすぎ研究開始が遅れて諸外国の研究グループとの競争に負ければ,特許権を取得されてしまい,そのことがわが国の患者の利益に反するので,倫理審査を迅速かつ簡素化すべきだ,ということになるのか」といった問いをめぐって議論が交わされてきたが,これらは依然として解決を図るべき倫理的・社会的問題であり続ける。

　本章では,まず再生医療の概要を整理し,再生医療の研究および臨床応用に関わる基本原則をまとめたうえで,各原則相互間に生じうる葛藤をいくつかの倫理的問いとして提示し,そのうち主要な問いに即して若干の考察を試みる。さらに,近年拡大しつつある再生医療ビジネスに着目し,その現状と課題を探る。

2. 再生医療の概要

　再生医療の基本概念について簡潔に説明しておく。

　①幹細胞：人の体を形づくる細胞は絶えず死滅しかつ新たに再生するというプロセスを繰り返しているが,その中心的担い手が幹細胞と呼ばれるものである。血液・骨・神経といった特定の機能を持った細胞に分化すると同時に,未分化細胞へと自己を複製するという特殊な増殖能を備えた幹細胞には,一定の機能細胞（またはその前駆細胞）に分化する組織幹細胞（造血幹細胞,神経幹細胞,骨幹細胞など）と,機能細胞とともに組織幹細胞にも分化可能な上位多能性幹細胞（間葉系幹細胞,ES細胞,iPS細胞など）とがある。

　②体性（組織）幹細胞：身体各部の組織や臓器の中には,一定の増殖能と多分化能を有する幹細胞がわずかではあるが存在する。体性幹細胞と呼ばれるこの細胞を用いた治療には,白血病患者などに骨髄液を移植して,そこに含まれる造血幹細胞の自己複製能および血球細胞への分化能を利用したものや,腹部などから採取した細胞に含まれる脂肪幹細胞を用いた糖尿病や変形性関節症などの治療,あるいは豊胸やしわ取りなど美容外科領域での利用が進められている。近年,十分な医学的根拠がないまま医療ビジネスとして拡がりつつあり,トラブルも多発している。

　③ES細胞：人の生命の発生に介入するという深刻な問題を抱えながらも,その無限増殖性や多分化能の比類のなさゆえにとりわけ注目度の高いのが,ES細胞である。体外受精で得た受精卵は卵割開始後5,6日で胚盤胞という段階となり,そのうち胎児へと成長する内部細胞塊を形づくる細胞を採取（この

段階で胚は「破壊」される）して一定の条件の下で培養すると，未分化状態を保持したまま無限に増殖（自己複製）し続ける細胞株すなわちES細胞が樹立される。1981年にマウスで成功し，1998年米国ウィスコンシン大で初めてヒトでの樹立に成功した。その用途として想定されているのは，病気治療のための特定の機能を有する組織幹細胞や機能細胞を大量に分化・培養して投与する細胞移植治療（例：糖尿病患者のためのインスリン産生細胞），血液，皮膚，骨・軟骨など組織バンクの充実，薬剤の安全性（毒性）テストのための組織供給，そして移植用臓器の作製である。

④iPS細胞：皮膚細胞など分化した体細胞へいくつかの遺伝子を導入して初期化し，様々な細胞に分化・増殖する能力を付与された幹細胞で，難病治療や創薬開発などに貢献することが期待されている。2006年にマウスでのiPS細胞作製，2007年にはヒトiPS細胞作製に山中伸弥（京都大学）が成功し，世界各国で「ヒト胚の破壊を伴わない幹細胞」への研究が一挙に加速した。iPS細胞から網膜細胞，神経細胞，心筋細胞，血液細胞などへの分化に成功し臨床研究も進められているが，分化制御技術が不完全であることによる腫瘍化のリスクをコントロールする技術の開発や，iPS細胞由来の精子・卵子による生殖医療への応用に伴う倫理問題など，未解決の課題も多い。2013年以降，加齢黄斑変性症，パーキンソン病，脊髄損傷，虚血性心筋症などの治療に向けた臨床研究が進められている。

⑤生体組織工学（ティッシュ・エンジニアリング）：この分野は，もともと再生能力の高い皮膚と，古くから人工材料の代用が行われてきた骨に関する研究開発が先行してきた。生きた細胞の増殖培養技術が確立するとともに，機能性（生体吸収性と生体内分解性）の向上と適用範囲の拡大が進んでおり，皮膚や骨・軟骨以外に，角膜，血管，筋肉，神経なども実用化されている。表皮細胞をコラーゲン上で培養して作る表皮培養シートや，各種幹細胞が含まれる骨髄細胞を高分子化学材料上で培養して作る人工骨は，特に需要が多いこともあって研究の進展も速く，すでに製品として産業化されている。

⑥クローン技術：「治療的クローニング」は，ES細胞由来の細胞・組織・臓器を用いた治療の際，患者に拒絶反応が起きないようにするために行われる技術である。患者自身の体細胞からDNA情報の入った核を取り出し，核を除去した未受精卵に移植して電気刺激で融合させてから卵割を開始させ，胚（＝クローン胚）を作り，そこからES細胞を樹立する。他方，ES細胞樹立目的と

同じ手順でクローン胚を作り，それをそのまま子宮に戻して妊娠・出産するとクローン人間が誕生するが，これを「生殖クローニング」と呼ぶ。そこで生まれてくるのは，体細胞提供者と同一の DNA（卵子由来のミトコンドリア DNA は異なる）を持つヒトクローン個体である。

3. 再生医療の倫理問題の論点整理

　新しい医療技術の研究開発およびその臨床応用において「倫理」が問われるとき，そこではいくつかの共通する原則への言及が認められる。「ヒトゲノム・遺伝子解析研究に関する倫理指針」（2001 年：初版制定年，以下同），「ヒト ES 細胞の樹立及び使用に関する指針」（2001 年），「特定胚の取扱いに関する指針」（2001 年），「ヒト幹細胞を用いる臨床研究に関する指針」（2006 年），「人を対象とする医学系研究に関する倫理指針」（2014 年）に至る，再生医療に関わる日本の主要な倫理指針から，基本原則とその関連事項をまとめておく。

①医学の進歩と国民の健康福祉増進：現在ないし未来の患者の救済，特に有効な治療法のない疾患の治療法開発や予防手段の確立

②人（人間／個人）の尊厳の尊重と権利の保障：当事者の自発的意思の尊重，適切なインフォームド・コンセントの取得，個人情報・プライバシーの保護，ヒト生命体（胚，胎児）の操作・破壊ないし利用の正当性要求

③研究および臨床応用の科学的に妥当な遂行：安全性および有効性の十分な確認（リスク・ベネフィット評価），動物の適正な利用（動物福祉に配慮した動物実験による事前検証），倫理審査委員会によるチェック，研究成果発表における研究公正の遵守

④研究および臨床応用の社会的に適正な実施：適切な情報公開，知的財産権（特許権）の保障，一般市民との対話と社会的合意の確立，利益相反への適切な対応，産業化・ビジネス化による広範な普及，政府によるサポート，医療資源の適切な配分

　さらに，iPS 細胞の実用化に向けて 2013 年 4 月に「再生医療推進法」が成立し，日本政府は国家事業として再生医療の展開を進める姿勢を明確にした。その主旨は，生命倫理に配慮しつつ，安全な研究開発や普及に向けて総合的に取り組むこと，その普及を促進する施策を策定・実施する責務が国にある，というものである。加えて 2013 年 11 月には「再生医療等の安全性の確保等に関

する法律」と「医薬品，医療機器等の品質，有効性及び安全性の確保等に関する法律」が成立し，臨床研究とその応用を推進する体制が整備された。

4. 再生医療をめぐる倫理的問いとその考察

　以上に挙げた基本原則は，再生医療の研究および臨床応用に適用されるものだが，個々の原則適用に際して内在的対立や原則相互の葛藤ないし優先順位をめぐる立場・意見の相違・対立がしばしば生じる。そのため，ルールの策定（国家ないし学会レベルの審議会など）およびその運用（研究機関内倫理審査委員会）において，推進／容認／慎重／反対論が交錯し，合意が得られないこともある。以下では，いくつかの重要な問いに即して検討を加える。これらの問いに共通する争点は，研究・臨床を推進・容認する論拠（医学の進歩・患者の救済）がどの範囲まで，そしてどの程度まで正当化できるのか，という点である。

1）胚の操作・破壊

　「治療法がなくて苦しんでいる，あるいは将来苦しむであろう多数の患者の治療法開発のために，胚への操作と破壊を伴う研究を行ってもよいのか」という問いに対しては，「生命の尊厳への侵害」「生命の道具化・手段化」という反対論がある一方で，「どうせ捨ててしまうなら有効利用するほうがよい」「染色体異常などによりかなりの割合で胚は自然に流れている」「人工妊娠中絶で多くの胎児の命が奪われているのに，それよりも未発達な胚の破壊をより厳しく規制するのはおかしい」「初期胚はまだ人とは言えない細胞の集合体にすぎない」といった正当化の理由が掲げられる。この問いは，「人の生命の始まりはいつか」「人はどの段階から尊厳や権利の担い手になるのか」といった，およそ合意不可能な生命（胚の道徳的地位）についての価値観の対立に関わるものであり，受精から原始線条形成までの14日間は実験・廃棄可能という「妥協」が一定の効力を持っているのが現状である。

2）倫理審査のあり方と知的財産権・産業化

　「はじめに」で挙げた「倫理審査の迅速・簡素化」という問いは，倫理審査のあり方（そしてその背後にある指針による規制）と，特許権を中心とする知的財産権および産業化という二つの問題を含む。いずれも，治療法のない難病患者の救済という「患者の利益」が強力な推進の根拠であるにもかかわらず，社会的な文脈の中で一定の制約を受けざるをえないのか，という問いとして考

えることができる。国際的に熾烈な競争に参加している研究者の中には，日本の倫理審査に対して，手続きが繁雑すぎる，時間がかかりすぎる，といった不満を抱いている人も少なくない。たしかに，各機関の審査内容の情報共有などの効率化や研究計画の軽微な変更などは届け出制とするなどの迅速化・簡素化が可能な部分もあるだろう。しかしそもそも「倫理審査における慎重さ」ということで何が求められているのだろうか。差し当たり，当該研究の推進に慎重ないし反対の意見がある場合はそれをじっくり吟味し，妥当であるとする意見が多数を占める場合はさらに議論を重ねる，といった「手続きとしての正当性」を担保することである。

　知的財産権・産業化については，米国を中心とする諸外国の企業・機関が特許を取ってしまえば，日本で当該技術を利用する際には特許料支払いの可能性が発生するためコストが上昇し，国民に多大な不利益をもたらす，といった「警告」がしばしば提示される。そのような考えには，「優れた治療法に関わる特許を取得した国家の住民は，安価でその治療にアクセスできるが，他国民は高額の費用を払わないとアクセスできない（結果として一部富裕層のみがアクセス可能）」，裏を返せば「早急に態勢を整えて特許を取得し，わが国民の健康増進に役立てるべきだ（他国民は特許料を払えばよい，結果としてその一部富裕層しかアクセスできなくても仕方ない）」という含意があるとも言える。医療という営みもまた国家という枠組みや市場経済に組み込まれざるをえない（知的財産権の保障は不可欠である）としても，医療が公正かつ平等に提供されるべきであるという理念は堅持されるべきであろう。

3）当人の自発的意思とリスク評価

　ここでの問いは「重大な有害事象が予想されるにもかかわらず，わずかな治癒可能性にかけて臨床試験に参加するという患者の意思決定をどのように取り扱うか」である。有害事象として懸念されるのは，治療目的で導入した幹細胞による腫瘍化やiPS細胞作製の際の遺伝子操作による影響である。当事者がリスクとベネフィットについて十分に説明を受けた上であれば，その決定を尊重すべきだ（仮に治療後の有害事象発生で健康被害があったとしても，医療側は責任を免れる）という意見もある。例えば，ヒト遺伝子導入ブタの膵臓細胞のヒトへの移植では未知のウイルス感染のリスクが指摘されることがあるが，人工透析や糖尿病の苦しみから解放されるのであれば，数年後にウイルス感染してもかまわない，という「選択」も認めるべきなのか。

　こうした「未知の将来リスク」は，例えばパーキンソン病やアルツハイマー病患者に対する iPS 細胞由来の脳神経細胞治療可能性といった「未知の将来ベネフィット」との相関のもとでその評価をされる。ただ，リスク（次世代の生殖能力への影響等）およびベネフィット（どのくらい研究予算を投入するかによって進展速度は左右される等）ともあまりに不確定要素が多いため，その選択は個々人の主観的決断に依存せざるをえない面もある。また，すでに知られている有害事象をどのように評価するのかについても，被験者・患者本人の価値観に委ねられるのか（万が一のことを考えると，臨床試験参加には踏み切れない／他に方法がないのなら，いちかばちか試してみよう），個人の自己決定権および幸福追求権は，科学的妥当性の客観的判断が困難な場合でも臨床応用の正当化根拠になりうるのか。こうした問題はそのつど科学的かつ倫理的・社会的に検証していくことが必要である。

4) 配偶子作製と生殖医療

　「iPS 細胞から作成した精子と卵子を用いて体外受精・胚移植を行い，妊娠・出産に至るという手法は認められるか」という問いに対しては，「せっかく受精卵の破壊という倫理問題を回避できたのに，不妊治療に利用しようなどという余計なことを言い出すのは困ったことだ」という見解がある一方，「第三者の手を借りずに精子や卵子を自分の体細胞から作製し，自分たちと遺伝的につながった子を得ることができる」として期待を寄せる関係者も少なくない。

　iPS 細胞作製の成功は，無精子症の男性や卵巣摘出した女性にとって，さらには同性愛カップルにとって，第三者の手を借りずに自分たちとの遺伝的つながりをもった配偶子による子どもを得る道を開くもの，いわば「究極の不妊治療」として注目されている。たしかに，iPS 細胞から生殖細胞や胚を作り，それをキメラ・ハイブリッド胚や ES 細胞作製につなげることもできる以上，iPS 細胞にもそれらと共通する倫理問題が依然として付いて回る。そうした中で，文科省は 2008 年 2 月 21 日に，全国の大学および研究機関に対して iPS 細胞由来の胚の子宮への移植および生殖細胞作製を禁止する通達を出したが，その後，不妊治療学会などの要請などにより方針転換し，不妊治療研究に限定して（個体生命作製は禁止）研究を認めている。2012 年には，マウスの ES 細胞/iPS 細胞から始原生殖細胞および精子・卵子の作製，さらには個体マウス出産に成功しており，いずれはヒト iPS 細胞からも同様の成果が得られる可能性があると考えられる。

5. 再生医療ビジネス

　インターネット上では「幹細胞は万能薬」「奇跡の幹細胞治療」という宣伝文句が飛び交い，通常の治療では治療効果が見込めない患者がそうしたクリニックに訪れることがある。自分の下腹部や大腿部の脂肪を採取して幹細胞を分離・培養し，それを「薬剤」として再び自分の体に投与（静脈注射）するという手法が一般的である。こうした手法を実施しているクリニックのサイトによると，糖尿病，心臓・肝臓・腎臓疾患，脳梗塞，関節リウマチ，アトピー性皮膚炎，アルツハイマー病，脊髄損傷などに効果があるとされる。また，しわ取り，肌の若返り，豊胸など美容目的で幹細胞を用いた施術が多数のクリニックで行われている。

　例えば，糖尿病患者にインスリンを産生する膵臓細胞になることを，あるいは脊髄損傷患者に神経細胞になることを期待して，幹細胞を静脈投与するという。これらは自由診療として実施されており，数十万から百万円を超える費用がかかることもある。しかし，次のような問題点が指摘されている。幹細胞を精製する際，純度が低くなる可能性や目的とする細胞への分化が不十分である可能性，さらには肺塞栓症を引き起こす可能性などである。

　こうした状況に対し，日本再生医療学会はそのウェブサイトに会員宛「勧告文」（2013年3月1日）を掲載し，警鐘を鳴らしている。「「医師の裁量権」を根拠に，ヒト幹指針の遵守や薬事法に基づく治験などの申請といった安全性の確保等のための正規の手続きを経ず，幹細胞の輸注，投与，移植などのいわゆる，再生・細胞医療と称する行為が行われている実態」や「科学的根拠が低く安全性を考慮しないいわゆる，「未承認の再生・細胞医療」が，患者に対する健康被害の発生や，国民の皆さんの幹細胞治療に対する誤った認識を生じさせ，今後の幹細胞治療の推進の障害になる可能性」に憂慮を表明し，そうした医療を容認しないように求めている。2017年には無届け臍帯血移植治療（美容目的のアンチエイジングやがん治療が目的）が発覚し，厚生労働省による実施クリニックに対する一時停止の緊急命令，再生医療安全性確保法違反容疑での関係者逮捕，日本再生医療学会による注意喚起といった事態が生じた。その後も医学的根拠が不明な幹細胞移植を提供するビジネスは後を絶たない。

　治療法のない疾患に苦しむ患者や家族に幻想を抱かせ，「藁にもすがる思い」を悪用するこうしたビジネスに対しては，適正な規制ルールを制定し，公的な第三者機関による認証（サービス内容の品質保証）を実施することが求められる。

6. おわりに

　細胞株バンクの設立と運営，動物利用による異種移植の展開，ゲノム編集技術との連携による精度の向上や適用範囲の拡大など，課題は山積しているものの，iPS 細胞の登場が再生医療を取り巻く科学界および社会全般に及ぼす影響は計りしれない。研究者にとってそれは関連領域を含めて新たなチャレンジの宝庫であり，治療法のない疾患に苦しんでいる人たちにとっては待ち望んでいた「福音」であり，産業界にとってはビジネスチャンスであり，さらに国家の科学技術（および経済）政策におけるビッグ・プロジェクトとして巨額の予算が投入される。こうした強力な推進力・駆動力が働く分野においては，とりわけ各問題点の妥当性をさまざまな角度から検証する「倫理的思考」の果たす役割がより一層重要になってくると言えよう。

参考文献

1）霜田求：再生医療の倫理的側面．治療　Vol.90: 2953-2958，南山堂，2008．［なお本章の記述は本論稿をベースに加筆改稿したものである。］

2）霜田求・虫明茂編：シリーズ生命倫理学第 12 巻　先端医療．丸善出版，2012.

3）坂上博：再生医療の光と闇．講談社，2013.

4）中辻憲夫：幹細胞と再生医療，丸善出版，2015.

5）黒木登志夫：iPS 細胞，中央公論新社，2015.

6）京都大学 iPS 細胞研究所：iPS 細胞が医療をここまで変える，PHP 研究所，2016.

7）甲斐克則編：再生医療と医事法，信山社出版，2017.

8）佐藤正人：日本における再生医療の真実，幻冬舎，2018.

第 17 章

脳・ロボット・AI
脳神経倫理

岡本　慎平

21 世紀に入ってからも，社会に大きな変革をもたらしうるテクノロジーは目覚ましい勢いで発展している。そうしたテクノロジーの普及は，もちろん人類にとって有益な影響をもたらすことも多いだろう。しかしその一方で，法や道徳などの既存の社会規範では対処できない混乱や危機をもたらす可能性もある。先端テクノロジーが引き起こす倫理問題を専門とする倫理学者ウェンデル・ウォラックは，様々な領域で次々と生じる，常識を覆すような先端テクノロジーの数々を「テックストーム（テクノロジーの嵐）」と名付けた。「にわか雨は植物の命を育むが，止むことのない激しい強い雨は破壊的な影響をもたらす可能性がある」からである [1]。

とはいえ，テックストームと称される先端テクノロジー群は——個別化医療，デザイナーベビー，脳のシミュレーション，人間より賢いコンピュータ，人間と見分けのつかないロボットなど——それらが近い将来に実現する可能性が高いのかどうかですら予測するのが難しい主題である。ましてや，実現し広く普及した際の社会的影響に関しては言うまでもない。そのため，本稿ではロボットやAI（人工知能），脳神経科学に関する先端テクノロジーが医療倫理に及ぼす影響について考察していくが，基本的には現状で生じつつある問題を中心に論じたい。

1. 医療におけるロボットと AI

現代において大規模な発展が生じ，社会を大きく変えつつあるテクノロジーとして真っ先に話題になるのはロボットと AI だろう。とはいえ厳密に言えば，ロボットと AI は，重なり合う部分も多いとはいえ異なる概念であり，それぞれが引き起こすであろう倫理的問題群にも違いがある。ロボットは，本質的にはセンサーにより外界を知覚しアクチュエータとモーターにより駆動する機械を指すのに対し，AI は——とりわけ現代大幅な発展が生じている AI は——大

規模なデータを統計的に処理するアルゴリズムと，それを用いたソフトウェアを意味するからだ。データ分析を動作アルゴリズムに含まないロボットも，ハードウェアを持たない AI も存在するし，もちろん AI を搭載したロボットも数多く存在する。しかしそのいずれもが，現在から近い未来における医療においても，倫理的問題を引き起こすと考えられている。

　現代の医療においても既に，われわれが「ロボット」という言葉で想像するようなロボット——動物や人間を模して動作する機械——が様々な場面で用いられている。例えば，ロボットを用いて，犬や猫の触れ合いよって生じるのと同じ効果を生じさせるロボットセラピーや，人間相手のコミュニケーションが難しい自閉症患者のコミュニケーション能力回復の第一歩として「ロボットとのコミュニケーション」を試みさせるロボット療育がその例である。他にも，認知症患者の行動を遠隔でモニタリングする「見守りロボット」や，高齢者介護施設で入所者のレクリエーションを行う「コミュニケーションロボット」も存在するし，さらに言えば，人間の代わりに病院の受付や案内を行う人型ロボットのように間接的な形で医療に関わるロボットも存在する。

　これらのロボットの使用が引き起こす倫理問題とはどのようなものだろうか？一つは，ロボットの判断能力やコミュニケーション能力を実際以上に過剰に信頼してしまう「擬人化」の問題である。今から半世紀以上前に，心理学者のハイダーとジンメルが，大小二つの三角形が動き回るだけのアニメーション映像を被験者に見せて「今見た映像を説明してください」と質問する実験を行った。すると被験者は，「小さい三角形が大きい三角形に追いかけられていた」とか「大きい三角形が怒っていた」というように，まるで人間の行動が描かれているかのように「擬人的な（anthropomorphic）」言葉で映像の内容を語ったという[2]。この実験から言えることは，われわれは単純な幾何学図形の動作ですら，その動きの仕方によっては，人間と同じような「意図」や「感情」を読み取ってしまうということだ。ましてや，現代のテクノロジーによって，より「生き物らしく」見えることを目的として設計されているロボットであれば，たとえ理屈では「これはプログラムに沿って動く機械に過ぎない」と分かっていても，そこに存在しないはずの意図や気持ちを帰属させてしまう可能性が高いのである[3]。例えば見守りロボットのような擬人化の余地があまりないようなロボットであっても，われわれはロボットが「見守っている」という言い方をしてしまう。そのためセンサーで感知することを想定していない情報であっ

ても，見守っているのであればわかるはずだと思い込んで，ロボットを過剰に信頼してしまう可能性がある。

　療養に用いられるコミュニケーションロボットやペットロボットの場合，問題は「欺瞞」という別の様相を見せるようになる。先に述べたように，ロボットセラピーやレクリエーションの場合，ロボットを用いて動物や人間が行うのと同じ効果をもたらすことが期待されている。言い換えれば，ユーザーがロボットを「生きている」かのように思えば思うほど，期待される効果も大きくなるはずである。これに対し，認知能力の低下した高齢者や自閉症児に意図的に幻想を与えて騙す行為にほかならないとか，本来人間が行うべき「ケア」を不十分な機械に押し付けることだとする批判がある[4]。

　擬人的な要素をもたない AI についても考えてみよう。医療における AI は，まず医療従事者の「意思決定支援システム」という形で導入されるだろう。例えば MedEthEx というシステムは，架空の事例に対して医療倫理の専門家が下した判断を元にして帰納的推論を行い，複雑な事例についても最適な倫理的判断を下し，医療従事者にアドバイスを行うことを目指して作られた[5]。MedEthEx 自体は実際の医療現場で用いられているわけではない。しかし医師による診断を補強するために，様々な症例のデータベースを参照して，もっとも可能性が高そうな診断を下して医師にアドバイスを提供する試みはすでに行われつつある。もちろんこの試み自体は，診断の精度を向上させる優れた試みだろう。ところがこうしたシステムが実際に用いられると，医師は自分の主体的判断よりも，「客観的」なデータに支えられた人工知能の方を信頼してしまうようになるかもしれない[3]。

　状況やシステムが単純な場合は，AI による診断の根拠や推論を洗い直すことで問題は解決するだろう。しかし AI が発展すればするほど，そうした推論の明示化は難しくなる。数学者のキャシー・オニールは，医療分野に限らず様々な場面で「不適切なモデル」に基づいたアルゴリズムが乱用されて社会的混乱が引き起こされていると指摘し，そうした有害なアルゴリズムを「数学破壊兵器（Weapons of Math Destruction）」と名付けている[6]。数学破壊兵器の最大の問題点は，モデルやアルゴリズムに問題点が指摘されても，計算や推論が複雑を極めるために使用者や設計者ですらどこに失敗があったのかを特定するのが難しいという点にある。AI が直接・間接を問わず患者の生死を左右する判断に関わるようになった場合，最大の問題はその透明性や説明可能性となるだろう。

2. ロボット・AI と脳神経科学

　ロボット・AI に関連する医療倫理問題の中で，とりわけ重要なのが「ブレイン・マシン・インターフェイス（BMI）」あるいは「ブレイン・コンピュータ・インターフェイス（BCI）」と呼ばれる分野である（以下「BMI/BCI」）。通常われわれが機械やコンピュータを操作するとき，指や腕などの身体動作によってマウスやキーボードを動かすことで，それを行っている。BMI/BCI とは，機械やコンピュータを操作するにあたってこのような身体動作を介さず，脳活動そのものを直接的なインターフェイスとして用いるテクノロジー全般を指す概念である。もちろんこれは狭義の BMI/BCI であり，研究者によって，何を「BMI/BCI」に含めるかは大なり小なり異なっている。とはいえバーウェルらによれば，BMI/BCI と呼ばれるテクノロジーには次の四つの特徴が共通している[7]。

1. 脳活動を直接的に検出すること。
2. リアルタイムないしほぼリアルタイムでのフィードバックを提供すること。
3. 脳活動を分類すること。
4. ユーザーにフィードバックを提供し，ユーザーがうまく目的を達成したのかどうかを反映すること。

　例えば，fMRI による血流動態の視覚化は脳活動を検出する代表的な手法であり，後に述べる非侵襲的 BMI/BCI でも多く用いられているが，厳密に言えば fMRI 自体はフィードバックを伴わないため BMI/BCI ではない。単に脳活動を検出するだけでなく，「それを機械に識別可能な出力に変換する」テクノロジーが BMI/BCI である。

　BMI/BCI は脳とコンピュータを繋ぐインターフェイスであるため，脳を出力としてコンピュータに入力する場合もあれば，その反対にコンピュータを出力として脳に入力が行われる場合もある。例えば筋萎縮性側索硬化症（ALS）などにより身体を動かすことのできない患者が P300 という脳電位を BCI によって電気信号に変換し自分の思考を文字化する場合は前者にあたり，脊椎損傷により身体が麻痺してしまった患者の脳神経を外部から刺激することでリハビリテーションを支援する場合は後者にあたる。

　また，BMI/BCI 技術はロボット工学とも，AI とも密接に関連している。例

えば身体が麻痺した患者が BMI/BCI によってロボットアームの義肢を操作する場合,そこでの義肢の設計や開発はロボット工学分野との連携が必須となる。また,BMI/BCI により読み取った情報の解読や分類には,AI 技術によるデータ処理が大きな役割を果たしている。ロボット工学と AI の進展に並行して研究が進んでいるという点では,BMI/BCI 研究は脳神経科学とロボットと AI が交差する接点にあるとも言えるだろう。

多様な BMI/BCI 研究を分類する基準として,倫理的観点から見れば,「侵襲的 BMI/BCI」と「非侵襲的 BMI/BCI」の相違が最も重要な区別となる。侵襲的 BMI/BCI とは,外科手術により頭蓋内に電極などを埋め込み,脳活動を文字通り直接的に検出する手法を指す。脳活動について様々なデータを詳細かつ効率的に検出することが可能だが,人工物を頭蓋内に埋め込まなければならないため,また,一度電極を埋め込んでしまうと安易に取り外したり新たな電極に交換したりすることは難しいため,安全面でのリスクが懸念されている。

他方でこのようなリスクを回避して,外科手術を行わずに頭蓋外部から脳波や血流を測定する手法を非侵襲的 BMI/BCI と呼ぶ。例えば脳波図（EEG）や機能的磁気共鳴画像法（fMRI）や近赤外分光分析法（NIRS）によって読み取った脳活動情報を機械信号に変換する方法がこちらになるだろう。情報の精度や同時性は落ちるものの,安全面から人間を対象とする研究では非侵襲的手法が中心となっている。

3. BMI/BCI 研究の倫理

BMI/BCI は比較的新たな手法であるため,既に確立された医療行為というより現在研究中の実験的テクノロジーといった側面を強く持つ。それゆえ,BMI/BCI 研究においても,インフォームド・コンセントやプライバシーの遵守といった,通常の臨床研究と同様の倫理的課題に対処しなければならない。

ヴレクらは具体的な架空事例を用いて,BMI/BCI 研究において生じやすい様々な倫理的懸念を明らかにしている。次の「ジェーン」事例はその一つである。

ジェーンは 46 歳の主婦であり,神経変性疾患 ALS を十年にわたり患っている。ジェーンは自宅でフルタイムの介護士の支援により生活していたが,一年前から閉じ込め症候群（Locked-in Syndrome）を発症し,一切の

コミュニケーション手段を失ってしまった。ジェーンは法的代理人により，非侵襲的ブレイン・コンピュータ・インターフェイス実験の被験者として認められた。ところが非侵襲的 BCI を用いた研究者は，「努力の甲斐なく，ジェーンさんの脳活動をうまく読み取ることができないことが分かりました」と伝えた。ジェーンの夫──妻と再びコミュニケーションすることを切望している──は，メディアで侵襲型 BCI の存在を知り，この方法を試してみたいと望んでいる。かれは BCI チームに，妻に脳外科手術を行うことができるかどうかと尋ねた[8]。

これは臨床研究におけるインフォームド・コンセントの典型的事例であるように思われるが，BMI/BCI が焦点となっている点で重要な論点がいくつか含まれる。

既に述べたように，非侵襲的 BMI/BCI と比べて，侵襲的 BMI/BCI には大きな健康リスクが伴う。またこの事例での患者（ジェーン）は，閉じ込め症候群によってコミュニケーションの手段を失っているとはいえ，本人が意識をしっかり持っていることは明らかである。そのため手術の実施には，患者本人への説明と同意が不可欠となる。ところが前提により，非侵襲的 BMI/BCI ではジェーンの意志を確認することができない。ジェーンの意志を確認するためには侵襲的 BMI/BCI を用いなければならないが，侵襲的 BMI/BCI を実行するには意志の確認が必要となる，という倫理的ジレンマがここで生じている。

もちろんこうした同意の問題は，事前に代理人を指定しておくことで大部分が解決される。この場合であれば，ジェーンの夫がその役割を担っているであろうことは想像に難くない。だがそこに二つ目の論点がある。ジェーンの夫は，医師や研究者から非侵襲的 BMI/BCI の選択肢を提示されたわけではなく，メディアでその情報を知っただけだというのがそれである。BMI/BCI に限らず，先端テクノロジーの研究成果は実際よりも大きく喧伝され，過剰な期待を背負うことが少なくない。この場合も同様である。確かに侵襲的 BMI/BCI は，非侵襲的な手法と比べれば情報量の多いデータを読み取ることが可能かもしれない。しかし，だからといって侵襲的 BMI/BCI であれば読み取りがうまくいくという保証はまったくない。一般的に，被験者の「意図」を読み取って出力する BMI/BCI には長期にわたる訓練が必要となる。例えば，画面上に表示された文字列の点滅を数え，その注意によって生じる P300 を用いて任意の文字を

出力するシステムには特別な訓練が必要ないとされているが[9]，それでもうまく出力するにはある程度の習熟が必要である。また，どの手法を試みるにしても，BMI/BCI にうまく適応できる被験者もいればそうではない被験者もいる。そのためこの事例におけるジェーンの夫の思いつきを——それがどれだけ切実な希望によって出されたものであったとしても——そのまま承諾するのは倫理的に問題があるだろう。

　もちろん，だからといって医師や研究者が科学的根拠に基づいて実験への参加を呼びかければそれでよいとは限らない。次の「ベン」事例を考えてみよう。

　　ベンは 9 ヶ月前に脳卒中で倒れてしまい，その結果として右腕が麻痺してしまった。かれは何ヶ月も広範囲の運動リハビリテーションを行ったことで，腕の機能を少し回復した。ベンの主治医はかれに対して，「BCI 神経フィードバックがあなたの回復を促進するかどうか調査する研究の被験者にならないか」と尋ねた。ベンは脳卒中の後遺症で軽度の認知障害が生じていたため主治医が何を尋ねているのか理解できなかったが，主治医を信じることにした[8]。

　この事例におけるベンは，ジェーンの場合とは異なり本人の同意を得ることができている。しかし，それでも適切な例とは言い難い。というのも，ベンは医師による説明を理解して同意しているわけではないからである。

　一般的にインフォームド・コンセントにおいて，主治医が単に選択肢を提示するだけだったとしても，それが患者にとってある種の強制として作用してしまう可能性がある。例えばこの事例のベンは，「主治医の先生が言うからには実験の被験者にならなければいけないのだろう」と感じている。もちろんベンが一刻も早い腕の機能回復を望んでおり，BMI/BCI を用いた実験がその最適な手段であるのかもしれない。しかし逆に，実験内容を理解したならば，ベンには BMI/BCI よりも通常のリハビリテーションを好む可能性もある。この事例では説明が適切になされているとは言い難いため，妥当な同意が得られているとみなすこともできない。ベンは，BMI/BCI 研究を発展させるために最適な被験者候補なのかもしれない。たとえそうだとしても，あくまでこの研究への参加が任意であること，そして研究途上であるがゆえに被験者となっても計画通りに治療が進むとは限らないなどの説明は，本人および関係者に対して必

要だろう。

　このように，医学研究においては被験者に対するインフォームド・コンセントの徹底が必要であり，それは BMI/BCI 研究といった先端テクノロジーにおいても例外ではない。

4. 今から少し先の未来：マインド・リーディングとプライバシー

　ヴレクらによれば，BMI/BCI 技術が世間に普及した後，さまざまな場面で用いられるようになった際には，「マインド・リーディング」に関する懸念が生じる。例えば，次の「トーマス」事例がそうした場面である。

　　トーマスは 30 歳の航空管制官である。かれは今月のはじめに上司から，新たな神経技術的ツールを装着した注意力向上トレーニングを受けるように指示された。このツールは，かれに神経フィードバックを提供するのだという。トーマスは，このデバイスが何をするのかよく分かっていないが，このトレーニングを始めたことで自分の注意力がある程度向上したという印象を持った。トーマスはこの新ツールについて，「このツールはあなたの脳を読み取る」と説明を受けた。かれはこのツールが自分の思考を読み取ってしまうのではないかと恐れている。さらに先週の月曜日，トーマスは上司からレクチャーを受けたとき，上司から「おまえは日曜の晩にアルコールを飲んだ可能性が非常に高いと分かっている」と言われた[8]。

　この事例におけるトーマスは，「脳活動の読み取り」によって，記憶や意識といった心的「内容」が読み取られてしまったのではないかと恐れている。もちろん，この恐れは——少なくともテクノロジーの現状とその延長線では——杞憂である。侵襲的であれ非侵襲的であれ，脳からいくら情報を読み取っても，それを「心的内容」として解読する手法は存在しないからだ[10]。上司から釘を刺されたとしても，それは上司がトーマスの脳から読み取った情報を知ったのではなく，もっと他の情報源や証拠に基づく推論だと考えるべきだろう。しかし，だとしてもここには重要な論点が含まれている。それは，BMI/BCI 研究において脳活動を読み取られた被験者は，自分の脳活動をどこまで読み取られたのか分からない場合が多く，そして BMI/BCI が研究室での実験ではなく

広く社会的に用いられるようになった場合には，その情報が誰に知られているのか分からなくなる可能性が高いという点である[8]。

　確かに BMI/BCI は脳活動を読み取るとはいえ読心機ではない。だが，そこで取得された情報が本来の目的——この事例の場合は注意力向上トレーニング——以外に用いられる可能性はある。例えばユーザーの脳活動を元に商品の需要を発掘しようとするニューロマーケティングはそうした目的の代表例である。現在，われわれはインターネット上でのさまざまな行動，例えば検索エンジンでの入力履歴や頻繁に訪問するウェブサイトの情報などを分析され，そこから「私」だけに焦点を絞った「ターゲッティング広告」を提示されている。これもまた，AI によって顧客の「弱み」を見つけてそこにつけこもうとする商法だとして，倫理的に批判されることの多い問題である[6]。BMI/BCI で読み取られた情報が，これらのウェブ上の行動と紐付けられれば，同様の処理によって「個人をターゲットにした」オンライン広告や，さらにハッキングにより悪用された場合には，脅迫や詐欺にも使われる懸念がある。

　もちろんこれは今すぐ生じかねない懸念ではない。現時点での BMI/BCI の大半は，商業利用や民間の営利活動に用いられる段階には達していないからである。だが将来，BMI/BCI が科学研究や医療の範囲を超えて様々な社会的場面で活用されるようになれば，そして現在のインターネットと同じようにデータが使用されるなら，こうした懸念は現実のものとなるかもしれない。

5. おわりに

　もちろん，以上で論じてきたことだけで，ロボット・AI と脳神経科学に関する倫理問題が尽きるわけではない。BMI/BCI および侵襲的な電極のインプラントが発展すれば，人間性が大きく変質してしまうと懸念する人々もいるだろう[7]。士郎正宗の漫画『攻殻機動隊』で描かれたように，あるいはレイ・カーツワイルが予言するように，脳活動のすべてを信号として読み取ることができるなら，コンピュータ上に「第2の自分」を作り出すことすら可能になるかもしれない[11]。BMI/BCI を用いてロボットアームや電動車椅子を操作しているときに他者を傷つけた場合，それが誤動作なのか——「殴ってやりたい」という衝動を自制したはずが，BMI/BCI がそれを本当の意図として読み取ってしまったなど——それとも正常に動作してそうなったのか——本当に殴るつもり

だった——を区別するのが難しく，倫理的責任の帰属が難しくなる可能性もある[7]。ただしこれらの問題は，マインド・リーディングと同じくらい，あるいはそれ以上に未来の話だという点は心に留めておくべきだろう。

参考文献

1) W．ウォラック（大槻敦子訳）：人間 VS テクノロジー：人は先端科学の暴走を止められるのか？原書房，東京，2016.

2) Heider F, Simmel M: An experimental study of apparent behavior. *The American Journal of Psychology* 57: 243-259, 1944.

3) W．ウォラック，C．アレン（岡本慎平，久木田水生訳）：ロボットに倫理を教える——モラル・マシーン．名古屋大学出版会，愛知，2019.

4) Sparrow R: Robots in aged care: a dystopian future? *AI & Society* 31: 10, 2015.

5) Anderson M, et al: MedEthEx: A Prototype Medical Ethics Advisor. *Proceedings of the Eighteenth Conference on Innovative Applications of Artificial Intelligence*. 2006.

6) C．オニール（久保尚子訳）：あなたを支配し，社会を破壊する，AI・ビッグデータの罠．インターシフト，東京，2018.

7) Burwell S, et al: Ethical aspects of brain computer interfaces: a scoping review. *BMC medical ethics* 18(1): 60, 2017.

8) Vlek J, et al: Ethical Issues in Brain–Computer Interface Research, Development, and Dissemination. *Journal of neurologic physical therapy* 36: 94-99, 2012.

9) 入戸野宏：P300 応用　認知科学の立場から．臨床神経生理学 41 (2)：86-92, 2013.

10) 染谷昌義, 小口峰樹：「究極のプライバシー」が脅かされる !?——マインド・リーディング技術とプライバシー問題. 信原幸弘・他編：脳神経倫理学の展望. 勁草書房, 東京, 2008.

11) R．カーツワイル（井上健・他訳）：ポスト・ヒューマン誕生 コンピュータが人類の知性を超えるとき．NHK 出版，東京，2007.

V部

医療と社会

医学研究

伏木　信次

1. はじめに

　医学の目的は人間の健康の維持増進を図ることにあり，疾患の治療も，そして今日ますますその重要性が増しつつある疾患の予防も，この目的の下にある。しかし，疾患に対する安全で有効な治療法や予防法を確立するには，さまざまなレベルでの医学研究が必要であり，科学的合理性を備えた研究計画が十分な倫理的配慮のもとに実施されなくてはならない。

　近代医学における実験の意義を説いたクロード・ベルナールは『実験医学序説』のなかで，人を対象とする医学研究について次のように述べている。

　「われわれは人の生命を救うとか病気を治すとか，その他その人の利益となる場合には，いつでも人間について実験を行う義務があり，したがってまた権利もある。内科および外科における道徳の原理は，たとえその結果がいかに科学にとって有益であろうと，すなわち他人の健康のために有益であろうと，その人にとっては害にのみなるような実験を，決して人間においては実行しないということである。しかしながらそれを受ける患者の利益になるようにという見地に立ってつねに実験したり，あるいは手術をしたりしつつ，同時にこれを科学のために利用することは少しも差し支えない。実際またこのようにすることは当然である。」

　また彼は，動物実験にも言及し，以下のように述べている。

　「私一人の考えでは絶対にこの権利があると思う。一方においては各種の日常生活のために，あるいは家畜用としてあるいは食料品として動物を用いる権利があるのに，他方においては人類のために最も有益な科学の一つにおいてこれを研究に供することを禁じているとしたら，これは実際きわめて不合理なことと言わねばならない。何もここで躊躇している必要はない。生命の科学は実験によってのみ築き上げられるのである。」

　さて，医学研究は今日ではベルナールの時代よりも科学的合理性と倫理的妥当性が厳しく求められるようになっているが，ここでは，医学研究を，動物を対象にした医学研究と人を対象とした医学研究の二つに分け，社会との関係の中でそれらの医学研究カテゴリーごとに求められる倫理的視点を論じることとする。

2. 動物を対象とした医学研究

　マウスやラット，ウサギ，イヌ，ブタ，ヤギ，サル等，医学研究には小型から大型に至る各種動物が用いられる。最も汎用されるのがマウスやラットであり，その理由は個体サイズと実験動物として特化した目的をもって繁殖維持されてきたゆえの遺伝的均質性にある。

　しかしながら，動物実験の倫理性に関してはこれまでから激しい論議が繰り返されてきた。動物虐待という視点から感情にゆさぶりをかけるような写真を用いての動物実験反対，動物の権利擁護の主張がなされ，ウェブサイトにもそのようなアピールを見出すことができる。しかし筆者は，適切な動物実験であれば認められるべきであると考えている。そこで，何をもって「適切な」と判断するかに関して具体的な検討をする必要があるが，その際に着目すべき第1の点は，動物実験に関するコスト・ベネフィット分析と考える。その場合，コストには，動物実験を実施するにあたっての動物購入・飼育等の諸経費に加えて，飼育環境や実験そのものによって動物の受ける苦痛や死も含まれる。一方，ベネフィットには，動物実験を通じて得られる新たな医学的知識の獲得や疾患に対する新しい治療法の開発が含まれる。その視点に立つとき，最も重要になるのが動物の苦痛をできるかぎり軽減する方法を見出すことである。つまり，動物の苦痛を取り除く技術があれば一般の人々が動物実験に対して感じる抵抗や不安は減少するにちがいない。ベネフィットの面を考えるために，医薬品の開発という事例を取り上げると，動物実験の果たす意義はきわめて大きい。なぜならば，のちに述べる培養細胞を用いた実験では，ある化学物質が体内でどのような変化を受け，体外へ排泄されるかという体内動態を解明することは不可能であり，個体としての動物を用いた実験的研究によって初めて薬効や安全性（副作用）の適切な評価が可能となるからである。

　さらに動物実験の適切性を担保するために考慮すべき点を挙げる。一つは実験に供する動物の個体数であり，統計学的に意味のある結果を得るためにはあ

る一定の個体数が必要であるが，必要最小限であることが求められる。次に，動物の飼育環境であり，これに関しては動物福祉の観点から十分な配慮が必要である。すなわち，動物実験施設の気候因子（温度，湿度，気流，風速，気圧，光，音，臭気，塵埃等），住居因子（ケージサイズ，床敷，給餌，給水器等），栄養因子（飼料，飲み水等），同居動物因子〔系統，性，年（週）齢，数〕，微生物因子（常在微生物叢，病原体等）を適正に保持するよう努めなければならない。これらに関しては推奨値や最小許容値が提示されている。また，実験を行う際には，実験目的に支障を及ぼさない範囲で，適切な麻酔剤の投与等によって実験中，実験動物には無用な苦痛を与えないように努める（表1）とともに，実験を終了し実験動物を処置するときには，致死量以上の麻酔薬の投与等により速やかに動物を苦痛から解放させなければならない。

　動物実験に際して，もう一つ忘れてならない視点が，実験者ならびに周囲環境への配慮である。実験操作により実験者が動物に嚙まれるなどの危害を受けることがないように，動物に無用な苦痛を与えない範囲で適切な保定を行うことは必須である。また，実験動物の死体・糞尿，悪臭等によって人の健康および生活環境が損われないように努める必要がある。

　ともあれ医学研究における動物実験の是非をめぐってはさまざまな立場から論争がなされていて，ベルナールのように「何も躊躇している必要はない」と動物実験の正当性を当然のごとく主張しても問題解決には至らない。そこで研究者に求められるのは一般国民への説明責任であり，動物実験を行う研究者が，その研究がなぜ必要であるのかをコスト・ベネフィットの視点に基づき，国民に説明し同意を得るよう努力することが求められている。

　動物実験の持つ複雑な要因を理解していただくために以下に具体的な事例を挙げる。

　（1）ラットに強いストレス（冷水の中に長時間浸漬し拘束する，というような高度なストレス）を与える実験を考えてみる。これはヒトで近年問題となっている，PTSD（post-traumatic stress disorder；心的外傷後ストレス障害）の基礎的研究として計画される。高度なストレスに曝露されたラットの脳内でどのような変化が起こるかを調べることによって，人間のPTSDの病態解明，治療法の開発につなげようとするもので医学的意義の大きな研究と考えられる。ある一定時間とは言え，高度なストレスをラットに与えることが倫理的にまったく許容されないとすれば，それに代わる別の実験的方法を見出さなければならな

表1 動物の苦痛の分類（SCAWの分類）(1987年 Scientists Center for Animal Welfare)

アメリカ合衆国およびカナダにおける倫理的基準に基いたヒト以外の動物種を用いた医学，生物学実験

カテゴリー	処　置　例
カテゴリーA 生物を用いない実験，あるいは植物，細菌，原虫，または無脊椎動物を用いた実験	生化学的研究，植物学的研究，細菌学的研究，微生物学的研究，無脊椎動物の研究，組織培養，剖検により得られた組織を用いた研究，屠場から得た組織を用いた研究，発育鶏卵を用いた研究。 無脊椎動物も神経系を持っており，刺激には反応する。したがって，無脊椎動物も人道的に扱われなければならない。
カテゴリーB 脊椎動物を用いた実験で，動物に対してほとんど，あるいはまったく不快感を与えないと思われるもの	実験の目的のために，動物をつかんで保定すること。あまり有害でない物質を注射したり，あるいは採血したりするような簡単な処置，動物の体を検査すること，深麻酔により意識のない動物を用いた実験，短時間（2～3時間）飼料や水を与えないこと，標準的な安楽死法で瞬時に殺処分できる場合，たとえば，大量の麻酔薬の投与，軽く麻酔をかけ鎮静状態に陥った動物を断首することなど。
カテゴリーC 脊椎動物を用いた実験で，動物に対して軽微なストレスあるいは痛み（短時間持続する痛み）を伴う実験	麻酔状態で血管を露出させたり，カテーテルを長時間挿入すること，行動学的実験において，意識のある動物に対して短時間ストレスを伴う保定を行うこと，フロイントのアジュバントを用いた免疫，苦痛を伴う刺激を与える実験で，動物がその刺激から逃れられる場合，麻酔状態における外科的処置で，処置後も多少の不快感を伴うもの。 カテゴリーCの処置は，ストレスや痛みの程度，持続時間によって，いろいろな配慮が必要になる。
カテゴリーD 脊椎動物を用いた実験で，避けることのできない重度のストレスや痛みを伴う実験	行動学的実験において，故意にストレスを加えること，麻酔状態における外科的処置で，処置後に著しい不快感を伴うもの，苦痛を伴う解剖学的処置，苦痛を伴う刺激を与える実験で，動物がその刺激から逃れられない場合，長時間（数時間あるいはそれ以上）にわたって動物の体を保定すること，母親を処分して代理の親を与えること，攻撃的な行動をとらせ，自分自身，あるいは同種他個体を損傷させること，麻酔薬を使用しないで痛みを与えること，たとえば，毒性試験において，動物を死に至らしめる場合，動物が耐えることのできる最大の痛みに近い痛みを与えること，つまり，動物が激しい苦悶の表情を示す場合，たとえば，放射線障害をひきおこすこと，ある種の注射，ストレスやショックの研究など。 カテゴリーDに属する実験を行う場合には，動物に対する苦痛を最小限のものにするために，あるいは苦痛を排除するために，別の実験計画を考案する責任が研究者にはある。
カテゴリーE 麻酔していない意識のある動物を用いて，動物が耐えることのできる最大の痛みに近い痛み，あるいはそれ以上の痛みを与えるような処置	手術する際の保定のため，麻酔薬を使わずに，筋弛緩薬あるいは麻酔性薬剤，たとえばサクシニルコリンあるいはその他のクラーレ様作用をもつ薬剤を使うこと，麻酔していない動物に重度の火傷や外傷をひきおこすこと，精神病のような行動をおこさせること，家庭用の電子レンジあるいはストリキニーネを用いて殺すこと，避けることのできない重度のストレスを与えること，ストレスを与えて殺すこと。カテゴリーEの実験は，それによって得られる結果が重要なものであっても決して行ってはならない。カテゴリーEに属する大部分の処置は，国の法律によって禁止されており，したがって，これを行った場合は，国からの研究費は没収され，そして（または）その研究施設の農務省への登録は取り消されることがある。

い。麻酔薬の投与によって苦痛を軽減させることは可能であるが，麻酔下での
ストレスと非麻酔下でのストレスとは異なったものであり，これも代替手段と
しては取り得ないことになる。

　(2) 脳の活動を記録する電極をあらかじめサルの脳に埋め込んだうえで，サ
ルにさまざまな学習体験をさせ，神経回路の機能解明を目的とする実験を考え
る。この実験では，最初，脳に電極を埋め込む手術は麻酔下で実施するが，そ
のあとは覚醒状態ですべての実験を施行する。なぜならばサルにある学習をさ
せ，それに対する脳の反応を調べるためには麻酔は妨げになるからである。電
極を埋め込んだ状態でサルは 1 ヵ月程度飼育されることになる。さてこの実験
計画はサルに無用の苦痛を与えるという観点から却下されるべきであろうか。

　(3) 動物に発がん物質を投与してがんの研究をする実験を考えてみよう。こ
の場合，これまでの研究によって発がん性が明白となっている化学物質を用い
る場合と，発がん性の有無がまだ確定していない化学物質を用いる二通りが想
定される。前者の物質を用いる実験では，例えばその物質投与によって発がん
の標的となる臓器にどのような変化（細胞のみならず，DNA やタンパク質の
変化）が起こるか，時間を追って詳しく調べるという実験が計画されることに
なろうし，後者の場合には動物の体内にがんが発生するか否かを長期にわたっ
て追跡するという実験計画になる。これらの実験では，動物にがんが発生する
ことにより動物は相当程度の苦痛を受けることになる。しかし前者の研究計画
においては，がんの発生過程を解析することによって，ヒトがんの診断や治療
に活用され得る情報を入手できるし，後者の実験計画では，当該化学物質が発
がん性を有するかどうかを明らかにすることによってそれを環境中から除去し
たり，例え除去できない場合であっても曝露を減少させたりする方策の立案に
寄与することになる。

　(4) 脳梗塞の治療法や予防法を開発することを目的として，ラットやマウス
の脳を灌流している動脈を結紮するという実験を考えてみる。動脈結紮手術を
麻酔下で行うことによって動物に対する苦痛の軽減を図るが，脳に病変が生じ
たのち，一定期間にわたり動物を飼育し，その病態を解析したり薬剤や幹細胞
を投与してその効果を判定したりする過程では動物に何らかの苦痛が発生して
いるにちがいない。しかしながら，このような実験によってこそ，脳梗塞の詳
細な病態が解明され，あるいは新規薬剤・細胞の病態改善への効果が判明する
ことになり，ヒトの脳梗塞治療に貢献することとなる。

　いま例示したような動物実験は，人間の疾患の病態解明や治療法開発に対する貢献が期待されるがゆえに，筆者は倫理的に許容されて然るべきと考える。

　ところで大学などの研究機関では，動物実験の研究計画を十分吟味し，動物に対する倫理的配慮が十分なされているかどうかを審査する動物実験委員会が設置されていて，すべての動物実験計画は動物実験委員会で審査され承認を得なければならない。国際的学術雑誌に論文として当該研究が発表される際には，動物実験倫理審査委員会の承認を受けたものであることを証することが求められる。

　なお，ここで動物実験代替法について簡単に触れる。動物実験代替法とは，科学研究や教育，毒性試験等の目的のために動物を用いる方法を，動物を用いない方法に置き換えること（Replacement）であり，動物使用数の削減（Reduction）や動物使用に伴う苦痛の軽減・除去（Refinement）を含む。代替法開発は元来動物愛護の精神に根ざすものであるが，無駄な動物実験の廃止や化学物質の安全性の経済的な評価などにも有効である。主たる代替法としては，培養細胞を用いた実験のほか，コンピュータ・シミュレーションや，微生物を用いた実験を挙げることができる。しかしながらこれらの方法が従来からの動物実験と比べ少なくとも同等あるいはそれ以上の有用性を持つものであることが科学的な評価により示されなくてはならない。参考として，「ボローニア宣言」（表2）と，「動物の愛護及び管理に関する法律」の要旨（表3）を付する。

表2　ボローニア宣言（1999年第3回国際動物実験代替法会議にて採択）

1. すべての国がすべての研究・試験・教育に3R[注]の原則を積極的に組み入れるための法的な枠組みを作るべきである。　注：Replacement, Reduction, Refinement
2. いずれの動物実験においても，関係する科学者や行政官のすべてに教育や訓練を行う公式あるいは非公式の機構がなければならない。
3. すべての動物実験は事前に専門家により科学および倫理の両面について，独立した審査を受けなくてはならない。
4. 動物実験の結果得られる利益と想定される動物の苦痛の両方を評価し計ることが，審査委員会の重要な機能の一つである。
5. どのような状況においても許されるべきでない動物の苦痛のレベルについての国際的な合意があるべきである。
6. より厳しい実験動物に対する規制を避けるために動物実験を他の国に依頼することを受け入れるべきではない。

＊邦訳の全文は http://hayato.med.osaka-u.ac.jp/index/societies-j/alt/No.15.htm# ボローニア宣言を参照

表 3 「動物の愛護及び管理に関する法律」要旨
(1973 年制定，2005 年改正，その後数次にわたり改正，最新版は 2019 年改正)

1. 動物を「命あるもの」として位置づけた。
2. 動物取扱業者の責務（適正な飼育管理，届出義務等）が明記された。
3. 地方公共団体の動物愛護担当職員は，動物取扱い業者の飼育施設の立入り検査を行うことができる。
4. 罰則が強化された（2 年以下の懲役または 200 万円以下の罰金）（2012 年改正）。
5. 爬虫類が「動物」に追加された。
＊法律の全文は以下のサイトで検索できる。
  https://elaws.e-gov.go.jp/search/elawsSearch/elaws_search/lsg0500/detail?lawId=348AC1000000105

3. 人を対象とした医学研究

　人を対象とする医学研究の国際的倫理指針は，いわゆる「ニュルンベルク綱領」（1947 年）（ナチスドイツの戦争犯罪を裁くために連合国によって開かれたニュルンベルク裁判のなかの小法廷の判決文の一部）を出発点とするが，世界医師会は 1964 年，人を対象とする医学研究の包括的倫理指針として「ヘルシンキ宣言」（全文の邦訳は http://www.med.or.jp/wma/helsinki08_j.html を参照）を採択した。この宣言は二度の大改訂を含めて数度にわたって修正され，最新版は 2013 年のもの（2002 年にはプラセボの使用に関して注釈がつけ加えられ，2013 年には総則の中に被験者への補償が追加されるとともに，研究の登録と結果の公表が新たな項目として設けられた）である。

1）人を対象とした医学研究の一般的倫理条件

　ヘルシンキ宣言で定められた人を対象とする医学研究の一般的倫理条件はおよそ以下のようにまとめることができる。

①研究の必要性，研究者の資格，研究の科学的妥当性

　研究によって求められる知識が重要なものでなければならず，また他の手段で得られるようなものであってはならない。さらに研究は有能な資格ある者によって行われなければならない。研究は，一般に受け入れられた科学原則に従い，科学上の十分な知識・情報，動物実験を含む十分な実験に基づいて行わなければならない。

②被験者の権利と福利の保護

被験者の権利と福利が，科学的，社会的利益によって犠牲にされてはならない。

③危害と利益のバランス

被験者にもたらされる危害が研究によって得られる利益と比較して合理的なものでなければならない。

④最小限のリスク

被験者への危害のリスクが最小でなければならない。したがって，科学的に妥当な研究計画のもとで最もリスクの小さい研究手段および研究方法がとられなければならない。

⑤公正

被験者は公正に（equitably）選ばれなければならない。ゆえに，被験者が社会の特定の集団 —— 一般に「社会的弱者」と呼ばれる人々 —— から多く選ばれることがあってはならない。また，強制や不当な影響に屈しやすい被験者を守る手段が講じられなければならない。

⑥被験予定者からのインフォームド・コンセント

研究に際し，被験者となる者からインフォームド・コンセントを得なければならない。提供されなければならない情報は，被験予定者として選ばれた理由，研究目的，予定される研究手順および代替法，被験者にもたらされることが合理的に予測可能な危害の大きさ，およびその蓋然性，被験者や他の人々にもたらされる利益，研究記録の機密性の範囲，被験者への可能な補償，研究への参加を拒否する権利，研究途中で参加をやめる権利，研究に参加することを拒否しても不利益を被ることがない，研究に関連した情報を知る権利，資金源，起こり得る利害の衝突などである。被験者が自律的意思決定能力を持たない場合，代理同意を得なければならない。

なお，被験者はインフォームド・コンセントを与えたからといって —— 他の倫理的条件からも明らかなとおり —— 情報を知る権利，プライバシーの権利，個人のためのケアを求める権利，適正な科学的・医学的水準を求める権利，平等権，心身の保全に対する権利，生命に対する権利等を放棄したわけではない，ということに留意する必要がある。

⑦プライバシーの保護

研究の過程で得られた被験者の個人的情報と被験者のプライバシーが適切に保持されなければならない。

⑧第三者によるチェック

人を被験者とする医学研究は倫理審査委員会の考察，論評，助言及び適切な場合には承認を受けなければならない。また，同委員会は研究を監視する権利を有する。

⑨公開

研究計画や研究成果に加えて，倫理審査委員会の審議経過も原則として公開することが求められている。

なお，わが国には，人を被験者とする医学研究に関する包括的な法律はないが，治験（製薬会社が新薬の製造承認を厚生省に申請するため，必要な資料を収集することを目的として，病院等に依頼して行う臨床試験）については，「医薬品，医療機器等の品質，有効性及び安全性の確保等に関する法律（2015年改正）」と省令（医薬品の臨床試験の実施の基準に関する省令）の下で1997年から法制化されている。また，2003年には，治験以外の臨床研究の適正実施のために「臨床研究に関する倫理指針」が，2002年には「疫学研究に関する倫理指針」が厚生労働省より公表され，その後これら二つの指針を統合しようとする議論が進められていた折の2013年，高血圧治療薬の薬事法上の承認後に実施された臨床研究事案に関して，研究データ操作や論文撤回などが複数の大学に関連した形で発生した。2014年12月に，研究の信頼性確保を新たに章立てした「人を対象とする医学系研究に関する倫理指針」（https://www.mhlw.go.jp/file/06-Seisakujouhou-12600000-Seisakutoukatsukan/0000168764.pdf　2017年2月一部改正）が，既存の臨床研究ならびに疫学研究に関する各倫理指針を統合した形で策定・公表された。さらに臨床研究事案発生を契機として，臨床研究の質の担保および被験者保護ならびに研究機関と製薬企業の利益相反管理などを担保するための法制度の必要性が議論されその結果，2017年4月に臨床研究法（平成29年法律第16号），2018年2月に同法施行規則等が公布され，2018年4月1日から施行された（http://www.mhlw.go.jp/stf/seisakunitsuite/bunya/0000163417.html）。

以下において，細胞を対象とした研究，疾患に罹患した人を対象とした研究，健康な人を対象とした研究，遺伝子解析研究に分けて，それぞれの研究カテゴリーにおいて特に留意されるべき点を述べる。

2）細胞を対象とした医学研究

細胞を対象とした医学研究で用いられる細胞には，動物由来のものとヒト由来のものがあるが，ここではヒト由来のものについて述べる。

　医学研究で用いられるヒト由来の細胞は，多くはすでに培養細胞株として研究者によって樹立され，ATCC（American Type Culture Collection）のような世界的に認知された機関から購入できるが，中には手術で摘出されたヒト悪性腫瘍などから研究者が新たに細胞株を樹立しようとする場合もある。

　現在の「ヘルシンキ宣言」では，「個人を特定できるヒト由来の試料およびデータに関する研究」も人間を対象とする医学研究に含まれるものとして明記されているため，手術によって摘出（切除）されたがん組織から細胞をばらばらにし培養に移したのち，培養細胞株として樹立するという研究を実施するに当たっては，患者にその研究目的を十分に説明し同意を得たうえでなされなければならない。

　一旦，培養細胞株として樹立されるとその細胞は世界中の研究者に配布が可能であり，HeLa 細胞（1951 年に米国人女性 Henrietta Lacks の子宮頸がん組織から Johns Hopkins 大学において樹立された，世界最初のヒト培養細胞株）のように，がんにとどまらず多様な研究に活用され，医学研究に大きく貢献することになる。

　細胞株としては，がん細胞株以外に，ES 細胞（胚性幹細胞）や iPS 細胞（人工多能性幹細胞）のように多彩な細胞種に分化しうる株細胞もある。

3）疾患に罹患した人間を対象とした医学研究

　疾患に罹患した人間を対象とした医学研究は，多くの場合，治療的見地からなされる。ある白血病の患者集団に対して，ある新たに開発された薬剤（抗がん剤）を投与して，その治療効果を既存の薬剤による効果と比較する研究を考えてみよう。このような場合には，白血病の患者集団をランダムにいくつかのグループに振り分け，一つのグループには A という新しい抗がん剤を投与し，もう一つのグループには B という標準的治療として使われている抗がん剤を投与し，その効果や副作用を検討することになる。投与量を何段階かに設定する場合にはさらにグループを分ける必要がある。また別の実験デザインとしては，一つのグループには B＋A，もう一つのグループには B＋A のプラセボ（偽薬）を投与するという計画もあり得る。ここで科学的エビデンスを得るために大切なポイントは，対象とする白血病患者を登録する際の診断基準が揃っていることと，主治医も患者本人もどちらの抗がん剤が用いられているかを知らないこと（二重盲検性）である。これを実現するためには患者を登録する事務局が，患者の診断基準適合性に基づいて，登録後にランダムに各群に割り付けるとい

う研究計画になっていなければならない。

　効果の明らかな既存の抗がん剤と，新しい抗がん剤の効果を，多数の患者集団を対象に，大きな規模で検証していくためには，上記のような医学研究が欠かせない。しかしながら，「効果の明らかな既存の抗がん剤を使ってほしい」という患者と，「より大きな効果の期待されるかもしれない新薬を使ってほしい」という患者と二通りが想定されるので，患者に説明のうえ同意を得なければ，倫理的には決して許容され得ない。

　ここで，プラセボ（偽薬）投与の倫理的問題点に触れる。プラセボが標準的治療に上乗せして使われるのは非倫理的ではないが，プラセボが一般に認められている治療の代わりに使われるとすると非倫理的と判断される。なぜならば，プラセボの使用によって，回復不能で重篤な被害を対象者に引き起こすリスクが高くなると想定されるからである。

　先端的な基礎研究の成果を臨床に応用することを目指す臨床研究の一例として，心筋梗塞に罹患した患者の心臓に，骨髄中の間葉系幹細胞（自己複製能：自分と同じ能力を持つ細胞を複製する能力と多分化能：異なる系列の細胞に分化する能力，をともに有する細胞を，幹細胞を呼ぶ）を注入する臨床研究を考えよう。同一の冠動脈領域に発生した心筋梗塞患者を，幹細胞を注入する実験群と，全く細胞を注入しない対照群とにランダムに割り付けしその効果を比較する研究計画となるが，患者が不利益を被ることのないように，心筋梗塞に対する標準的治療としての血管拡張治療は全例実施する必要がある。すなわち，標準的治療に新規の幹細胞治療を上乗せするという研究計画でないと倫理的には不適切である。一方，この臨床研究の承認申請をする前提としては，当該手法の安全性（とりわけ幹細胞から腫瘍が発生しないかどうか：造腫瘍性の確認）や効果・作用機序を十分な動物実験によってあらかじめ科学的に証明しておくことが求められる。なお，このような幹細胞を用いた臨床研究は，iPS 細胞やES 細胞等をも含めた再生医療等の技術を用いて行われる医療として，再生医療等の安全性の確保等に関する法律〔平成 25 年（2013 年）法律第 85 号，改正平成 26 年（2014 年）法律第 69 号，改正平成 30 年（2018 年）法律第 98 号改正〕の対象となるので，厚生労働大臣による認定を受けて各機関に設置された認定再生医療等委員会での審査を受けなければならない。

　本カテゴリーには,原因がこれまで明らかになっていなかった遺伝性疾患や,高血圧や糖尿病のような多因子疾患の患者を対象に遺伝子解析を行う研究が入るが,近年,次世代シーケンサーと呼ばれる最先端研究機器の導入により個人の遺伝子すべての塩基配列を比較的低コストでしかも迅速に読むことが可能になったことによって,例えば高血圧発症に関わる遺伝子を見出すべく解析している過程で,がんになりやすい遺伝子変異がたまたま見つかってしまったというような事態が発生する。つまり本来の研究目的とは別の,偶発的なしかも臨床的意義の大きな遺伝子変異が検出されてしまった場合,どのような対応をすべきであろうか。2013年2月に改正された「ヒトゲノム・遺伝子解析研究に関する倫理指針」(http://www.lifescience.mext.go.jp/files/pdf/n1115_01.pdf)では,提供者及び血縁者の生命に重大な影響を与える偶発的所見が発見された場合における遺伝情報開示の方針については研究責任者があらかじめ検討したうえで,提供者などからインフォームド・コンセントを受ける際に説明し理解を得るよう努めることと記載されている。

4）健康な人を対象とした医学研究

　現在,特定の疾患に罹患していない健康人を対象とした医学研究には,ある疾患の発症に関わるさまざまな生活環境要因や遺伝子要因を明らかにする目的で,地域や職域を対象に,現在は健康な状態にある人間集団を対象として,長期にわたる追跡調査を行う,いわゆるコホート研究があり,このような研究では,「人を対象とする医学系研究に関する倫理指針」や「ヒトゲノム・遺伝子解析研究に関する倫理指針」に従って行う必要がある。このような疫学的研究以外に,ある特定の生理学的指標を得る研究のような場合が想定される。例えば,温度や湿度等体外環境を通常とは異なる条件に設定した特殊な状況(人工気候室内のような特定の場の設定が必要である)において,ヒトの循環や呼吸動態がどのように変化するかを解析する研究が該当する。このような研究は,外部環境の変化に人間が何らかの対応を迫られるような場合,どのような点に注意を払えばその健康を維持できるかなど,の対策を医学的に立案するうえで大切であり,極寒の地や宇宙空間で人間が生活を維持していくための重要な基礎情報を提供してくれる。

　最新版のヘルシンキ宣言の総則16には,「人間を対象とする医学研究は,その目的の重要性が研究に内在する被験者のリスクと負担に勝る場合にのみ行うことができる」とあり,このような研究はあらかじめ,研究に参画する人の同

意を得ることはもちろん，その健康状態等を十分吟味し，しかも実験中に発生しうる不測の事態に対して直ちに対応できる体制を確保したうえで実施されなければならない（総則 17-18）。

5）遺伝子解析研究

現在，疾患の発生メカニズムの解明や，診断，予防，治療のために遺伝子解析研究がさかんに行われている（遺伝子診断に関しては第 15 章参照）。遺伝子解析研究では，すでにふれたように，疾患の罹患者の遺伝子も健康人の遺伝子も対象になりうるが，遺伝情報はいわば個人の究極のプライバシーとみなすべきものであり，その取り扱いには十分な配慮が求められる（遺伝情報については第 19 章参照）。そのため，わが国では，「ヒトゲノム・遺伝子解析研究に関する倫理指針」（文部科学省・厚生労働省・経済産業省，2013 年 2 月 8 日全部改正，http://www.lifescience.mext.go.jp/files/pdf/n1115_01.pdf）による規制の下で遺伝子解析研究が進められている。

なお，ヒト胚や胎児を対象とした医学研究一般については現在のところ国レベルの指針がない — ヒト胚研究に関係する法律及び指針として，「ヒトに関するクローン技術等の規制に関する法律」（2001 年 6 月施行），「特定胚の取り扱いに関する指針」（文部科学省，2001 年），「ヒト ES 細胞の樹立及び使用に関する指針」（文部科学省，2001 年）があるが，それらは胚研究一般に関する指針ではない。「ヒト幹細胞を用いる臨床研究に関する指針（☞ 212 頁）」も策定されている。今後，これらを対象とした法制化をも含めた国レベルでの対応が求められることになるだろう。

4. 科学者の行動規範と不正行為，利益相反

日本のみならず海外でも近年，データの捏造や改ざんなど科学者の不正行為の事案が発生し，科学に対する社会の信頼をゆるがすようになった。

日本学術会議はそのような状況に鑑みて，2006 年 10 月 3 日付けで，声明「科学者の行動規範について」を発表した（http://www.scj.go.jp/ja/info/kohyo/pdf/kohyo-22-s168-1.pdf）。そこには，科学者が社会の信頼と負託を得て，主体的かつ自律的に科学研究を進めることによって，科学の健全な発展を促すべく，すべての学術分野に共通する科学者の行動規範が示されている。その後，東日本大震災および東京電力福島第一原子力発電所事故を契機として，科学者の

責任問題に注目が集まるようになったことなどを受けて，2013年1月25日付けで改訂版が発表された（http://www.scj.go.jp/ja/info/kohyo/pdf/kohyo-22-s168-1.pdf）。改訂版では，社会との関係にも力点が置かれ，科学者は研究資金の使用にあたって社会的期待に応えることを自覚することや，科学者自身の意図に反して研究成果が悪用される可能性を認識すること，さらに不正行為抑止の教育啓発に継続的に取り組むこと等が盛り込まれた。

加えて学術会議は，各大学・研究機関，学協会が，「科学者の行動規範」を参照しながら，それぞれの学術領域の特色と社会的環境に相応しい行動規範を策定し周知することを要望している。

ここでは科学者の行動規範の中に挙げられている不正行為と利益相反を説明する。

不正行為（ミスコンダクト）とは，科学研究とその発表に関する誠実さに違反する行為として定義され，データの捏造，改ざん，研究成果・アイディア・論文の盗用，不適切なオーサーシップ（当該研究に貢献していない研究者には著者資格を認めない，等），研究資金の不正使用，論文の多重投稿などが含まれる。なかんずく，捏造，改ざん，盗用（この三つは，「研究活動における不正行為への対応等に関するガイドライン，平成26年8月　文部科学大臣決定」の対象とする不正行為（特定不正行為），と位置付けられている）は科学を根底から揺るがす不正行為として科学者が決して自らしてはならないものとして認識されるべきである。科学者が研究活動を遂行するうえで共有すべき価値としては，誠実さ，正確さ，効率性，客観性の四つがSteneckにより明示されていて，上記に挙げた不正行為はこれら共有すべき価値に悖るものである。

また利益相反COI（Conflicts of Interest）とは，米国医科系大学連盟Association of American Medical Collegeの定義によれば，「金銭その他の関係によって，研究成果の発表に際し，研究者の専門的判断を損なう，あるいは損なわれるようにみられる状況」とされている。すなわち，個人または組織上の利益によって研究者の専門家としての判断力が損なわれるか損なわれたように第三者から見える状態が，COIとして問題となる。大学等研究機関と企業との産学連携が推進される状況にあってCOIの取扱いは重要であり，とりわけ医学研究の中では，例えば研究者と企業間での経済的利益（寄附金，講演料等）を介した結びつきがあると，研究者が個人的利益を優先させ企業にとって有利となるようなデータ操作を行うことになるなど，研究上の不正行為が発生するリスクを孕んでいる。中でも臨床研

究は人間を対象としているので，研究に参加する被験者の安全や人権を第1に
しなければならない。加えて，臨床研究の信頼性に関して疑念をもたれることの
ないよう，研究者の潜在的な COI を，学術機関や学術団体が組織として適切に
マネージメントし，研究計画書の作成ならびに論文などでの成果発表に際しては
COI 状態を適切に開示し，公正性，透明性を担保することが求められる。

　米国では 1999 年にペンシルバニア大学で遺伝子治療の臨床研究に際し発生
したゲルシンガー事件を契機として，全米の医学系大学で臨床研究に係る COI
マネージメントに関して厳しい対応がなされるようになった。わが国でも米国
にやや遅れて，利益相反に対する取り組みが始まり，「臨床研究の利益相反ポ
リシー策定に関するガイドライン」（文部科学省，2006 年），「厚生労働科学研
究における利益相反の管理に関する指針」（2008 年，厚生労働省）が公表され
た。2011 年 2 月には，日本医学会によって「医学研究の COI マネージメント
に関するガイドライン」（http://jams.med.or.jp/guideline/coi-management.pdf）が
公表され，日本医学会に属する各分科会に対して，各学会の特性に応じた COI
指針等を策定し COI をマネージメントするよう要請がなされた。日本医学会
の COI ガイドラインにおいては，「予防，診断および治療方法の改善，疾病原
因および病態の理解の向上ならびに患者の生活の質の向上を目的として行われ
る産学連携の研究であって，生命科学研究や基礎医学研究から人間を対象とす
る臨床医学研究，臨床試験までの研究」を医学研究と定義し，これらの研究を
すべて COI マネージメントの対象に位置づけている点に特色がある。マネー
ジメントの眼目は，企業や営利を目的とする団体から研究者に提供される経済
的利益や関連する利益（地位や利権等）の情報を適切に開示することによって，
十分な透明性が確保された中で科学的適正さをもって医学研究を遂行すること
にある。研究者が企業等から経済的利益を受けることによって，当該研究の信
頼性が損なわれたり，臨床研究に参加する被験者の福利・安全が脅かされたり
してはならないからである。

　なお，2017 年には当該ガイドラインの改定（「日本医学会 COI 管理ガイドラ
イン」と名称変更された）がなされ，加えて「日本医学会診療ガイドライン策
定参加資格基準ガイダンス」が公表され，患者のケアや治療の最適化を推奨す
るために策定される診療ガイドラインの質ならびに信頼性の確保に向けた取り
組みがはじまった。すなわちこの取り組みは，診療ガイドライン策定に関わる
参加者の資格基準（COI 深刻度の判断に基づく）を明確にすることによってバ

イアスリスクの回避を図ろうとするものである。一方，日本製薬工業協会は2011年に「企業活動と医療機関等の関係の透明性ガイドライン」（2018年に，臨床研究法の趣旨・目的を踏まえた改定が実施された）を策定し，それに基づいて2013年度から各製薬企業のウェブサイトを通じて，奨学寄附金を含む学術研究助成費等の公開を開始した。

参考文献

1) クロード・ベルナール著（三浦岱栄訳）：実験医学序説．岩波文庫，東京，1970.
2) 田中智之・小出隆規・安井裕之　著：科学者の研究倫理　化学・ライフサイエンスを中心に．東京化学同人，2018.
3) Steneck NH: ORI Introduction of Responsible Conduct of Research, NIH, USA, 2007.

第 19 章

医療情報 —個人情報, 医療 (診療) 情報, 遺伝情報の保護と共有—

稲葉　一人

1. 医療情報の特性と範囲

　医療に関する情報は多岐にわたる。そこで, ここでは広義の医療行為 (診療に限らない) に関連して発生する, 個人情報を指すこととする。例えば, 診療情報は, 医療情報のうち,「診療の過程で, 患者の身体状況, 病状, 治療等について, 医師またはその指揮・監督下にある医療従事者が知り得た情報」を言い, そのうち, 医師法24条所定の文書に記載されたものが診療録 (カルテ) であり, その他の診療記録 (手術記録, 麻酔記録, 検査記録, 看護記録その他) と同様, 同じ医療情報ということになる。そして, これらの情報の中には, しばしば個人の人格に関わり, 他人に見られたくない情報が多く含まれる (ゲノム情報等はこれに該当する)。

　他方, 医療情報は, さまざまな目的で利用される。通常, 患者は, 自己の医療情報は, 自らの健康の回復・維持のために用いられることを期待し, それ以上のことを考えていない。しかし, 日常診療を念頭においても, 医療従事者が直接上記目的のために使う場合から, 院外処方に用いられたり, 直接の医療担当者ではない者や, 医療従事者でない者を含む院内の会議 (例えば, 院外の有識者を入れた倫理委員会等) や, 研修用 (例えば, 臨地実習における実習生や看護教官の閲覧) に用いられたり, 場合によっては, 外部に委託される場合もある (例えば, 外部への検査委託)。さらに, 患者個人の利益に直接還元されない医学研究に用いられることもある。

　これらは, 個人情報保護法との関係では, ①治療目的で患者の情報を第三者に提供する場合, ②医療機関内部で患者の情報を治療目的以外で使用する場合, ③患者の情報を, 治療目的以外で, 第三者に提供する場合に分けられ, ①③は, 第三者使用の, ②③は, 目的外使用との問題を生ずる。

　しかし, 多くの論者が述べるように, 医療情報は, 医学の発展という社会的な

目的のためには，開かれた，共有可能な情報であることが望ましい。医学研究・医学教育・公衆衛生の発展のため，医療情報は不可欠とも言える（その意味で，「適切な」第三者使用と目的外使用の調整という課題は医療情報においては，不可避である）。

　さらに，このような問題に追い討ちをかけているのが，ITの進展が目覚ましく，インターネットにより外部とつながり，同時にデータベース化されることと関連する。これに呼応し，医学研究・公衆衛生（疫学）が大規模化し，多くの医療情報がデータベース化されている。そして，その過程で出てきたのが，より個人の識別性が高く，人の人格に関わる情報である，ゲノム・遺伝情報の集積化の問題である。これらは，かつて地域住民検診情報と連結される過程でさまざまな問題を生じさせている。

　以下，医療情報を守るという枠組み，提供・開示という枠組み，利用・活用という枠組みを，「これまで」と，個人情報保護法施行後，さらに今回の個人情報保護法の改正後とに分けて検討をする。がん登録制度が法制度化されるなど論ずることは多いが，ここでは論旨が散漫にならないように，論点を絞って論じたい。

2. これまで

1）医療情報の保護の枠組み

（1）職業倫理としての守秘（秘密保持）義務（Confidentiality）

　医療情報の保護は，古くから，医療従事者の職業倫理として確立していた。紀元前4世紀頃，古代ギリシアの医師たちによって作られ，その後2000年に渡って西洋世界における医師の職業倫理の中核となったヒポクラテスの誓いでは，「医に関すると否とにかかわらず，他人の生活について秘密を守る」とされ，近代看護学の普及に尽力した従軍看護婦ナイチンゲールが作ったとされる誓詞では，「わが任務にあたりて取り扱える人々の私事のすべて，わが知り得たる一家の内事のすべて，われは人に洩らさざるべし」とされていたのである。また，世界医師会の患者の権利に関するリスボン宣言（1981年，1995年，2005年）8条では，「守秘義務に対する権利」を規定している。

8. 守秘義務に対する権利

a. 患者の健康状態，症状，診断，予後および治療について個人を特定しうるあらゆる情報，ならびにその他個人のすべての情報は，患者の死後も秘密が守られなければならない。ただし，患者の子孫には，自らの健康上のリスクに関わる情報を得る権利もありうる。

b. 秘密情報は，患者が明確な同意を与えるか，あるいは法律に明確に規定されている場合に限り開示することができる。情報は，患者が明らかに同意を与えていない場合は，厳密に「知る必要性」に基づいてのみ，他の医療提供者に開示することができる。

c. 個人を特定しうるあらゆる患者のデータは保護されねばならない。データの保護のために，その保管形態は適切になされなければならない。個人を特定しうるデータが導き出せるようなその人の人体を形成する物質も同様に保護されねばならない。(日本医師会訳)

　しかし，このような職業倫理としての守秘義務は，医療者と患者が一対一で対応していた時代には適していたが，すでに医療はチーム医療として行われ，多くの医療関係者が患者情報と接している中で生ずる現代的な問題の解決にはそぐわない面も出てきている。

(2) 法的義務としての守秘義務

　法的規制として，資格や業務の特性に着目した守秘義務規定があり，資格に着目して法律で守秘義務が規定されているのは，医師，薬剤師，医療品販売業，助産師等（以上刑法 134 条），保健師・看護師（保健師助産師看護師法 42 条の 2，44 条の 3），社会福祉士，介護福祉士（社会福祉士及び介護福祉士法 46 条，50 条），臨床工学技士（臨床工学技士法 40 条），臨床検査技師・衛生検査技師（臨床検査技師，衛生検査技師等に関する法律 19 条，23 条），歯科技工士（歯科技工士法 20 条の 2，31 条），歯科衛生士（歯科衛生士法 13 条の 5）等である。また，業務の特性に着目して守秘義務が法律で規定されているのは，国家公務員（国家公務員法 100 条），地方公務員（地方公務員法 34 条）等である。

刑法（秘密漏示）

第 134 条　医師，薬剤師，医薬品販売業者，助産師，弁護士，弁護人，公証人又はこれらの職にあった者が，正当な理由がないのに，その業務上取り扱ったことについて知り得た人の秘密を漏らしたときは，六月以下の懲役又は十万円以下の罰金に処する。

2）医療情報の提供・開示

　医療情報の（診療契約の相手方たる患者に対する）提供・開示は，法的には，準委任契約（民法656条による，同法643〜655条の準用）と通常解される，診療契約の効力として論じられる。そして，これまでこの問題は，カルテ・看護記録を中心とする診療情報の開示を主に検討されてきた。

　1998年のカルテ等の診療情報の活用に関する検討会（旧厚生省）報告書では，開示請求権や開示義務についての法制化の方向に理解を示したが，それ以降の指針では，医療関連団体の反対から見送られてきた。これは，裁判を前提とする場合についてまで認めると，防衛的医療や萎縮医療を招くというのが理由であった。しかし，しだいに，医療情報の開示は，一部個別の病院では実現され，医療法は，「医師，歯科医師，薬剤師，看護師その他の医療の担い手は，医療を提供するにあたり，適切な説明を行い，医療を受ける者の理解を得るように努力しなければならない」（1条の4第2項）と規定し，条件はしだいに整っていった。個人情報保護法が施行された後は，開示義務は，医療情報にも原則的にも当てはまるので，診療情報の開示は，一部法制化されたことになった（個人情報保護法28条）。

　前記リスボン宣言にも，情報に対する権利が規定されている。

7．情報に対する権利

a. 患者は，いかなる医療上の記録であろうと，そこに記載されている自己の情報を受ける権利を有し，また症状についての医学的事実を含む健康状態に関して十分な説明を受ける権利を有する。しかしながら，患者の記録に含まれる第三者についての機密情報は，その者の同意なくしては患者に与えてはならない。
b. 例外的に，情報が患者自身の生命あるいは健康に著しい危険をもたらす恐れがあると信ずるべき十分な理由がある場合は，その情報を患者に対して与えなくともよい。
c. 情報は，その患者の文化に適した方法で，かつ患者が理解できる方法で与えられなければならない。
d. 患者は，他人の生命の保護に必要とされていない場合に限り，その明確な要求に基づき情報を知らされない権利を有する。
e. 患者は，必要があれば自分に代わって情報を受ける人を選択する権利を有する。

3）医療情報の利用・活用という枠組み

　医療情報は，その主体である患者に開示される前に，これまで医療関係者によって無断で利用・活用されてきた，というのが偽らざる実態である。そして，

遺伝情報の無断利用に象徴される，医療情報の安易な利用が発覚し，それがさまざまな警鐘を鳴らすことになった。

このため，遺伝子研究を経済発展の牽引車と考えた政府の主導により，いち早く遺伝子研究を巡るガイドラインが作られ，保護のルール作りと，共有のルール作りが行われた。

現存する主要医学研究ガイドラインは，今回の個人情報保護法改正に合わせて改正されている（https://www.mhlw.go.jp/stf/seisakunitsuite/bunya/hokabunya/kenkyujigyou/i-kenkyu/index.html）。

1　人を対象とする医学系研究に関する倫理指針〔平成 29 年（2017 年）2 月 28 日一部改正〕

2　ヒトゲノム・遺伝子解析研究に関する倫理指針〔平成 29 年（2017 年）2 月 28 日 一部改正〕

3　遺伝子治療等臨床研究に関する指針〔平成 29 年(2017 年)4 月 7 日一部改正〕

3. 個人情報保護法

個人の情報保護に関する法律は，関連 4 法と同時に，2003 年 5 月に成立し，2005 年 4 月に全面施行され，施行に伴い，厚生労働省ガイドライン（医療・介護関係事業者における個人情報の適切な取扱いのためのガイドライン〔平成 16 年（2004 年）12 月 24 日通達〕や，Q & A（「医療・介護関係事業者における個人情報の適切な取扱いのためのガイドライン」に関する Q & A（事例集）〔平成 17 年（2005 年）3 月 28 日掲載，以後数度の改定〕が規定された。その後，個人情報保護法は，10 年ぶりに全面的に改正され，2015 年に「改正個人情報保護法」が成立し，2017 年 5 月 30 日から全面施行された。その仕組みは複雑であり，通常個人情報保護関連の，法・政令・規則とガイドラインは次のようなものである（図 1）。

医療については，個人情報保護委員会事務局・厚生労働省の「医療・介護関係事業者における個人情報の適切な取扱いのためのガイダンス」と，これに関する Q&A（事例集）が参考になる。

1）個人情報の定義

個人情報の定義には旧法と改正法との間に変更はないが，次のように「個人識別符号」という概念が導入された。

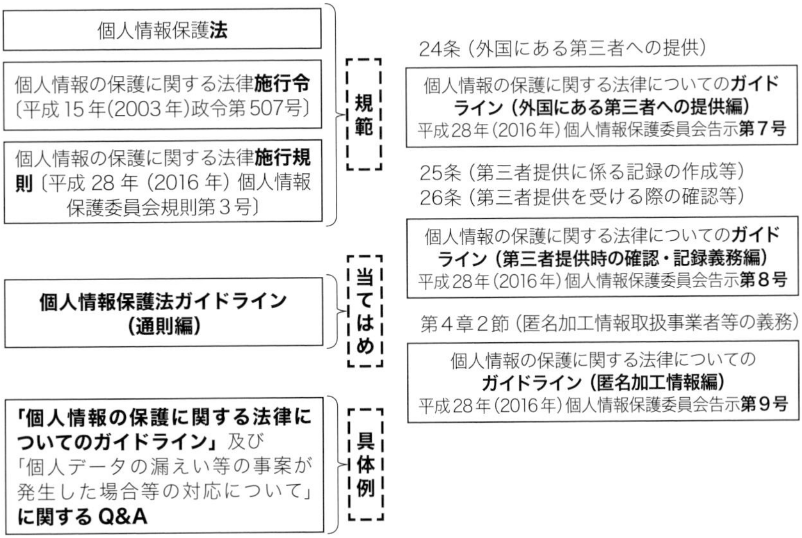

図1　法・政令・規則・ガイドライン

第２条　この法律において「個人情報」とは，生存する個人に関する情報であって，次の各号のいずれかに該当するものをいう。

一　当該情報に含まれる氏名，生年月日その他の記述等（文書，図画若しくは電磁的記録（電磁的方式（電子的方式，磁気的方式その他人の知覚によっては認識することができない方式をいう。次項第二号において同じ。）で作られる記録をいう。第十八条第二項において同じ。）に記載され，若しくは記録され，又は音声，動作その他の方法を用いて表された一切の事項（個人識別符号を除く。）をいう。以下同じ。）により**特定の個人を識別することができるもの**（他の情報と容易に照合することができ，それにより特定の個人を識別することができることとなるものを含む。）

二　**個人識別符号**が含まれるもの

2）個人情報の保護の枠組み―個人情報取扱事業者の義務

　個人情報保護法は，「個人情報を取り扱う事業者（個人情報取扱事業者）の義務」を，OECD 8 原則[*1]に即して定めるが，個々の情報を扱う者に対する規範を示したものではない。

　旧法では，個人情報取扱事業者は，「その取り扱う個人情報の量及び利用方法からみて個人の権利利益を害するおそれが少ないものとして政令で定める

223

者」（同法2条3項5号）は除外され，個人情報データベースが，過去6月内に5,000件を超えない場合は，対象外とされてきたが，この要件は撤廃された（個人情報は1件から保護義務が生じる）。

3）利用目的に関するルール

利用目的に関するルールは以下の通りである。

個人情報取扱事業者は，①その利用の目的をできるかぎり特定しなければならない（15条1項），②利用目的を変更する場合には，変更前の利用目的と関連性を有すると合理的に認められる範囲を超えて行ってはならない（15条2項），③利用目的の達成に必要な範囲を超えて利用してはならない（16条1項），④個人情報を取得した場合は，あらかじめその利用目的を公表している場合を除き，速やかに，その利用目的を，本人に通知し，又は公表しなければならない（18条1項）とされている。

4）第三者提供のルール

第三者提供のルールは下記のとおりであるが，第三者へ提供するには，予めの本人の同意を得るか，23条1項所定の要件がある時には許されるというルールである。

（第三者提供の制限）

第23条　個人情報取扱事業者は，次に掲げる場合を除くほか，あらかじめ本人の同意を得ないで，個人データを第三者に提供してはならない。

一　法令に基づく場合

二　人の生命，身体又は財産の保護のために必要がある場合であって，本人の同意を得ることが困難であるとき。

三　公衆衛生の向上又は児童の健全な育成の推進のために特に必要がある場合であって，本人の同意を得ることが困難であるとき。

四　国の機関若しくは地方公共団体又はその委託を受けた者が法令の定める事務を遂行することに対して協力する必要がある場合であって，本人の同意を得ることにより当該事務の遂行に支障を及ぼすおそれがあるとき。

5）開示の枠組み

個人情報保護法は，生存する個人の情報であって，情報に含まれる氏名，生年月日その他の記述等により特定の個人を識別できる情報（個人情報）（2条1項）について，本人からの開示の求めに応じ，事業者は，開示（28条），訂正（29条）を行い，場合によって，利用の停止・消去（30条）を行う義務を負う。この意味で，カルテ等の医療情報は原則開示が法制化されたことになる。

（開示）

第 28 条　本人は，個人情報取扱事業者に対し，当該本人が識別される保有個人デー
　　タの開示を請求することができる。

2　個人情報取扱事業者は，前項の規定による請求を受けたときは，本人に対し，
　　政令で定める方法により，遅滞なく，当該保有個人データを開示しなければな
　　らない。ただし，開示することにより次の各号のいずれかに該当する場合は，
　　その全部又は一部を開示しないことができる。

一　本人又は第三者の生命，身体，財産その他の権利利益を害するおそれがある場合

二　当該個人情報取扱事業者の業務の適正な実施に著しい支障を及ぼすおそれがあ
　　る場合

三　他の法令に違反することとなる場合

3　個人情報取扱事業者は，第一項の規定による請求に係る保有個人データの全部
　　又は一部について開示しない旨の決定をしたとき又は当該保有個人データが存
　　在しないときは，本人に対し，遅滞なく，その旨を通知しなければならない。

4　他の法令の規定により，本人に対し第二項本文に規定する方法に相当する方法
　　により当該本人が識別される保有個人データの全部又は一部を開示すること
　　とされている場合には，当該全部又は一部の保有個人データについては，第一項
　　及び第二項の規定は，適用しない。

6）利用・活用の枠組み

　この点で，重要な改正点を指摘する。

1　個人識別符号という概念が導入されたこと

　「個人識別符号」とは，「次の各号のいずれかに該当する文字，番号，記号そ
の他の符号のうち，政令で定めるものをいう（法 2 条 2 項）」とされ，（1）特
定の個人の身体の一部の特徴を電子計算機の用に供するために変換した文字，
番号，記号その他の符号であって，当該特定の個人を識別することができるも
のとされ，政令では「（ア）DNA を構成する塩基の配列」が挙げられている。

2　要配慮個人情報という考えを導入したこと

　「要配慮個人情報」とは，「本人の人種，信条，社会的身分，病歴，犯罪の経
歴，犯罪により害を被った事実その他本人に対する不当な差別，偏見その他の
不利益が生じないようにその取扱いに特に配慮を要するものとして政令で定め
る記述等が含まれる個人情報」（法第 2 条 3 項），政令では，「**第二条**　法第二
条第三項の政令で定める記述等は，次に掲げる事項のいずれかを内容とする記
述等（本人の病歴又は犯罪の経歴に該当するものを除く。）とする。

一　身体障害，知的障害，精神障害（発達障害を含む。）その他の個人情報保
　　護委員会規則で定める心身の機能の障害があること。

225

二　本人に対して医師その他医療に関連する職務に従事する者（次号において「医師等」という。）により行われた疾病の予防及び早期発見のための健康診断その他の検査（同号において「健康診断等」という。）の結果

三　健康診断等の結果に基づき，又は疾病，負傷その他の心身の変化を理由として，本人に対して医師等により心身の状態の改善のための指導又は診療若しくは調剤が行われたこと。

　が挙げられている。（以下省略）

3　要配慮個人情報については，「取得の際には本人の同意が必要なこと」「第三者提供の際にオプトアウト手続きが認められない」というルールが採用されたこと

　オプトアウトとは，「必要な事項を提供者等に通知又は公開し，研究の実施や 試料・情報の提供について 提供者又は代諾者等が拒否できる機会を保障することすることで，第三者提供を可能とする」仕組みであるが，要配慮個人情報には許されないことになった。

4. ゲノム情報について

　そこで，ゲノム情報等のいわゆる機微情報の取り扱いが問題となる。つまり，ゲノム情報は，個人識別符号であり，これは要配慮個人情報であるのであるから，「取得には本人の同意が必要ではないか」「オプトアウトはできないのではないか」が問題となった。

　ここでは，医療における扱いと，研究における扱いについて，関連するQ&Aについて，引用するにとどめる。

(1) 医療について

　「医療・介護関係事業者における個人情報の適切な取扱いのためのガイダンス」と，これに関するQ&A（事例集）から，改正法関係で重要な部分を引用する。

番号	質問（Q）	回答（A）
総論 4-1	患者・利用者の個人情報を研究に利用する場合，匿名化する場合であっても，本人の同意が必要ですか。	大学その他の学術研究を目的とする機関若しくは団体又はそれらに属する者が学術研究の用に供する目的で個人情報等を取り扱う場合は，個人情報保護法の適用を受けません。 ただし，医学研究分野に関しては，「人を対象とする医学系研究に関する倫理指針」などガイダンスの別表5に掲げる3つの医学研究に関する指針が策定されており，これらの指針に該当する研究は，当該指針の内容に従う必要があります。これらの指針において，研究を実施するに当たり，原則としてインフォームド・コンセント（同意）を得る必要があるとされていますが，一定の条件を付してインフォームド・コンセントを必ずしも要しない場合についても規定しています。
各論 2-5	**本人から病歴等の要配慮個人情報**を聞き取る場合，別途，その取得について本人の同意をとらなければならないのでしょうか。	要配慮個人情報を取得する時は，原則としてあらかじめ本人の同意を得る必要があります。一方で，医療機関の受付等で診療を希望する患者は，傷病の回復等を目的としており，医療機関は患者の傷病の回復等を目的としてより適切な医療が提供できるように治療に取り組むとともに，その費用を公的医療保険に請求する必要が生じます。良質で適正な医療の提供を受けるためには，また公的医療保険の扶助を受けるためには，医療機関等が患者の要配慮個人情報を含めた個人情報を取得することは不可欠です。このため，例えば，患者が医療機関の受付等で，問診票に患者自身の身体状況や病状などを記載し，保険証とともに受診を申し出ることは，患者自身が自己の要配慮個人情報を含めた個人情報を医療機関等に取得されることを前提としていると考えられるため，医療機関等が要配慮個人情報を書面又は口頭等により本人から適正に直接取得する場合は，患者の当該行為をもって，当該医療機関等が当該情報を取得することについて本人の同意があったものと解されます。（参照：ガイダンス p23）

（2）研究について

　「ヒトゲノム・遺伝子解析研究に関する倫理指針」と，これについての Q&A から，改正法関係で重要な部分を引用する。

番号 指針の条文	質問（Q）	回答（A）
Q 12 指針 14	「匿名化されているもの（特定の個人を識別することができないものに限る。）」とは，具体的にどのような事例があるか。	「匿名化されているもの（特定の個人を識別することができないものに限る。）」に含まれる事例としては，以下のような場合が考えられる。 ①当該既存試料・情報を，当該研究を実施する目的で匿名化する場合 ②当該研究を開始する以前から既に匿名化されている試料・情報を用いる場合 ①について，対応表を作成して匿名化する場合は，対応表によって元の情報と照合することにより特定の個人を識別することができるため，ここには含まれない。また，ゲノム解析を行い個人識別符号に該当するゲノムデータを取得することを予定している場合は，たとえゲノム解析前の当該既存試料・情報が特定の個人を識別することができない場合であっても，ここには含まれない。 ②について，当該研究を開始する以前から既に対応表が作成されない形で匿名化されている場合や，当該研究以外の研究で用いるために外部の機関で試料・情報が匿名化された際に対応表が作成され，その匿名化された試料・情報を外部の機関から提供を受けて保有しているが，その対応表の提供を受けていない場合が含まれ得る。ただし，対応表を保有している部署と研究を実施する部署が同一法人内にある場合は，当該法人として対応表を保有しており対応表を用いて元の情報と照合が可能な状態であることから，ここには該当しない。また, 対応表の所在する場所が同一法人内ではない場合であっても，実質的に研究を行う機関の研究者等にとって対応表を用いて元の情報と照合することができる場合は，ここには該当しない。
Q18 11(4) 14 15(1)(2)	特定の個人を識別することができる試料・情報を用いて研究を実施又は他の研究を実施する機関に提供する場合であって，指針の規定に沿ってオプトアウト（必要な事項を提供者等に通知又は公開し，研究の実施や試料・情報の提供について提供者又は代諾者等が拒否できる機会を保障すること）を実施することが必要となる場合でも, 当該試料・情報が個人識別符号に該当するゲノムデータのみで氏名や住所等が含まれていない場合，オプトアウトは困難ではないか。	オプトアウトについて規定している, 指針 11（4），14, 15（1）及び（2）においては，「原則として」提供者又は代諾者等が拒否できる機会を保障することとしており，研究に用いる試料・情報について，個人識別符号が含まれる等により個人情報として取り扱う必要があるが，本人の連絡先を保有していない等により提供者又は代諾者等が拒否できる機会を保障することが困難な場合を例外として想定している。このような場合，指針 7（14）のアからエについて提供者等に通知し又は公開すれば足りる。

5. まとめ

　多岐にわたる医療情報について，「適切な」第三者使用と目的外使用の調整という課題は医療情報においては，不可避である。各論としては，①医療情報管理は，医療情報の保護の枠組み，医療情報の提供・開示の枠組みと，医療情報の利用・活用という枠組みによって構成されていること，②医療については，個人情報保護委員会事務局・厚生労働省の「医療・介護関係事業者における個人情報の適切な取扱いのためのガイダンス」と，これに関する Q&A（事例集）が参考になる。

　特に，改正個人情報保護法では，個人識別符号という概念が導入されたこと，要配慮個人情報という考えを導入したこと，要配慮個人情報については，「取得の際には本人の同意が必要なこと」「第三者提供の際にオプトアウト手続きが認められない」というルールが採用されたことの理解が重要であり，またゲノム情報等のいわゆる機微情報の取り扱いなどが喫緊の課題となる。

〔註〕

＊1　OECD8 原則とは，「収集制限の原則」，「データ内容の原則」，「目的明確化の原則」，「利用制限の原則」，「安全保護の原則」，「公開の原則」，「個人参加の原則」と「責任の原則」を指す。

　　参考文献

1）開原成允・樋口範雄編：医療の個人情報保護とセキュリティ第 2 版．有斐閣，2005.
2）宇都木伸・他編：人体の個人情報．日本評論社，2004.
3）稲葉一人：ゼロから学ぶ　改正個人情報保護法．税務研究会，2017.
4）稲葉一人・阿部晋也：これって個人情報なの？　税務研究会，2019.

第 20 章

公衆衛生の倫理

大北　全俊

1. 公衆衛生とは

　公衆衛生（public health）の関わる領域は広範でかつ多様である。公衆衛生に関する教科書などを開けば，疾病を予防することや積極的に健康を増進することに関わる様々な営みが並ぶ。自殺対策や時にシートベルトの着用など交通の安全性に関することに触れられることもある。海外の公衆衛生に関する倫理の文献には，バイオテロリズムや遺伝子診断，バイオバンクなど遺伝子技術をめぐる出来事にも言及される。

　さらに，IoT（Internet of Things）や人工知能によるデータ解析技術の進展により，個々人が装着するウェアラブル・デバイスを通じたデータ分析および新規介入の可能性なども予見されている。

　また，公衆衛生の施策は国内にとどまらず国際的な広がりを持つ。新型インフルエンザなどの感染症は瞬く間に世界規模で拡大していく。ヘルス・プロモー

表 1　米国 CDC（Center for Disease Control and Prevention）
による「20 世紀に公衆衛生が達成した偉大な 10 項目」

・ワクチン接種
・自動車の安全性
・より安全な労働環境
・感染症のコントロール
・冠状動脈性心疾患や脳卒中による死亡の減少
・より安全で健康的な食品
・より健康的な母子
・家族計画
・水道水のフッ素化
・健康の危険因子として喫煙が認識されたこと

（MMWR April 02, 1999/48 (12); 241-243）

ションの視点から喫煙や飲酒についても，WHO（世界保健機関）のイニシアティブのもと世界的な規制の枠組みが構築されつつある。

　このような広範でかつ多様な公衆衛生の定義は，機関および人によりその定義は微妙に異なる。しかし，それらの定義に共通する主な点をまとめれば，「個人ではなくある集団の健康問題に関与する」ということになるだろう。

　以下，公衆衛生の歴史，公衆衛生の倫理的議論のための枠組みを概観し，公衆衛生の主な倫理的な課題について，感染症対策とヘルス・プロモーションに焦点を絞って確認する。

2. 公衆衛生の歴史

　生活する環境を整備し衛生的にするという営みは，人々が集まって生活し始めた，はるか古代より行われていた。しかしながら，現在のように国家のイニシアティブのもと制度的に行われるようになったのは，近代以降と言われている。

　現代の形態の公衆衛生につながる端緒として，重商主義に基づく絶対王政時代の「人口」に対するまなざしが挙げられる。「人口」の増大は国力の増大につながると考えられ，国内人口の有効な利用のために健康問題に国家レベルで関心が持たれるようになった。

　その後の公衆衛生の歩みを画するものとしては，産業革命に伴う社会的変化が挙げられる。産業構造が大幅に変化し，農業から工業へと労働力の流動化が要請される中，都市への人口の集中が起きる。都市を中心とした生活環境，労働環境，そして交通技術の発達による人と物資の移動の様態の変化は，これまでにない健康問題を生み出していた。おりから発達してきた統計学(疫学)によって，そういった社会的変化と健康問題との相関関係を裏付ける報告が生み出され始める。そしてそれらの報告は，個人や地域的な対策だけではそれらの健康問題の解決には追いつかないことを明確にし，国家のイニシアティブのもとに地方自治体と連携した公衆衛生の制度の必要性を浮かび上がらせる。また公衆衛生は，疾病や障碍を予防することによって，労働力の増大と財政負担の縮小につながる技術，つまりは国力の増大に不可欠な技術と位置づけられ始める。産業革命がいち早く生じた英国で，現代の国家のイニシアティブによる公衆衛生の制度が形作られるが，その形成に大きく関与した人物として，「最大多数の最大幸福」を倫理の原理にすえた J. ベンサムの弟子，E. チャドウィックの名前が挙げられる。

その後，統計学および細菌学の進展など技術的な歩みと，福祉国家の形成と国際化といった政治的な歩みと相まって，現代の公衆衛生の形態へと形作られてきた。日本の公衆衛生の歴史も，近代国家が形成される明治期以降に位置づけられることが多い。

3. 公衆衛生 —— 責任の主体と議論の枠組み

1）責任が問われる主体

公衆衛生の歴史から理解されるように，現代の公衆衛生の倫理的な課題を考察するにあたり，最終的な責任は「国家」が負うものとされる。英国の生命科学や医療の倫理的な問題に関する研究機関である「バイオエシックスに関するナフィールド・カウンスル Nuffield Council on Bioethics」がまとめた公衆衛生の倫理に関する報告も，「ある人口集団に影響のある施策を，国家が策定することが許容されるのはどの程度か」という問いを公衆衛生の中心的な問いと位置づけている。

もっとも公衆衛生の施策は，国家のみによって実施されているわけではない。禁煙など，ヘルス・プロモーションに関する施策についても，WHO など国際機関のイニシアティブをはじめ，企業，市民団体の関与なしにはすすめられない。冒頭でも言及したような IoT 技術などの進展により，健康増進の産業化も加速することが予想される。このような多様な関係機関の働きや責任についても注意が向けられるべきだろう。ただし，公衆衛生の施策が多様な関係機関に担われているとしても，その連携を誰が最終的に担保するのかといった点で，国家にその責務が求められる。

このように人々の健康問題に国家はどの程度関与するのか，またしないのかということが，公衆衛生の倫理的な議論の外枠を形成している。つまるところ，公衆衛生をめぐる倫理的な議論は，どこまでの責務を国家に求めるのか，そしてどのような社会を求めるべきかという問いにまでさかのぼる。感染症予防やヘルス・プロモーションへの注意など個人にもそれらは呼びかけられるが，それらをどの程度個人の責務とするのかということも，上記の問いと並行して考察されなければならない。

2）議論の枠組み

上記のように，公衆衛生の施策の責任が国家など公的機関に求められることから，倫理に関する議論で援用される枠組みは，生命倫理で用いられる原則な

表 2　公衆衛生の施策を正当化するにあたり顧慮するべきとされている要件の例

・有効性　effectiveness
　　公衆衛生の施策が目的達成のために有効なものであること
・均衡性　proportionality
　　公衆衛生の施策によってもたらされる利益が侵害される諸価値よりも勝っている
　　こと
・必要性　necessity
　　実施される施策が必要不可欠で他の方法がないこと
・最小限の侵害　least infringement
　　なるべく侵害を最低限におさえること
・公的な正当化　public justification
　　施策の決定過程やその結果などについて十分に説明するなど公的に正当化すること

（出典：Childress J.F, et al: Public health ethics : Mapping the terrain. Journal of Law, Medicine &
　　　　Ethics 30: 170-178, 2002）

どの他に，政治哲学において議論されてきた枠組みも多く用いられる。

　これまでの公衆衛生倫理に関する議論は，欧米でのものが主であることから，自由主義国家をモデルとしており，「他者への危害を防止するということ以外に公的権力は個人に介入するべきではない」という J. S. ミルの危害原理が前提となっている。もっとも，公衆衛生という社会に対するより積極的な介入を要する営みの是非ついて議論するには危害原理だけでは不十分であり，功利主義および社会正義の観点から議論が深められている。

　J. ベンサムの「最大多数の最大幸福」の原理に代表されるように，人口全体の福利の向上を目指す公衆衛生は功利主義と親和的である。

　また，公衆衛生には，人口全体の福利の向上と同時に，公平性も求められる。健康状態の差は個人的なものばかりではなく，その個人が置かれた社会経済的な状況（社会経済的地位：Socio-economic Status）によって大きな影響を受けていることが多くの疫学的研究によって明らかとなり，「健康格差」としてその対策が求められている。このような健康格差対策の正当化根拠として，J. ロールズの正義論をはじめとする社会正義の議論が多く援用されている[*1]。

　以上の政治哲学での議論を総括し，公衆衛生の施策に責任を持つ国家のモデルとしてナフィールド・カウンスルの報告書で援用されているものが，管理責任国家（stewardship state）というモデルである。自由主義国家としてあくまで個人の自由を尊重しつつも，より個人が健康的な生活を営めるように環境を整

える責務を国家に求めている。同時に，国民の平等の確保といった点で，健康格差の縮小も国家の責務とされている。貧困など，社会的な困難を抱えている人々のほうが健康問題をより多く抱え，またそのリスクがあるとされていることから，ただひとしなみに施策を展開するのではなく，貧困層や移民などのマイノリティに特別の配慮をしながら公衆衛生の施策を展開する責務があると指摘されている。

4. 感染症対策とヘルス・プロモーションの倫理的課題について

1) 感染症対策について

20世紀の中頃，高所得国などの健康問題は感染症からがんや慢性疾患に移行する。しかし，20世紀の終わりに近づくにつれ，新たに世界規模で感染症が問題化し始めた（もっとも低所得国では感染症が問題であり続けていた）。その代表がHIV感染症である。近年でも，新型インフルエンザ，SARS（重症急性呼吸器症候群）などの新興感染症，エボラ出血熱のパンデミックなど絶えず感染症の脅威は続いている。結核など薬剤耐性の問題も依然として重要な課題である。このように将来的にも，感染症対策は国内のみならず国際的に予断を許さないものとなっている。

①調査，通告，隔離など薬剤を用いない対策

古くより感染症対策として行われてきたものに，調査，通告，そして隔離などが挙げられる。これらの対策によって，ときに個人の利益と社会の利益とが対立することがある。

個人の諸権利を最も制限するものとして，検疫や隔離などの措置が挙げられる。2009年に世界的に感染拡大した新型インフルエンザ（A/H1N1）の日本の対策においても，「水際対策」として海外より到着した航空機内の乗客の調査，およびそこで感染疑いのある人の「停留」，感染が明確になった場合の「入院措置」など隔離に準じる措置がとられた。この様子は当時マスメディアで連日大きく報道され，感染がわかった乗客の居住地などが報道された。その後，厚生労働省で行われた感染症対策を振り返る会議「新型インフルエンザ（A/H1N1）対策総括会議」（2010年3月～6月）で，それら水際対策がおよそ感染拡大の防止という点で科学的根拠が乏しいにもかかわらず実施されていたこと，またマスメディアの過熱報道の問題などについても言及されていた。

　感染症対策に求められる倫理的配慮として3節の**表2**にあるように，まず科学的根拠に基づき必要でありかつ効果のある対策であること，個人や社会等に与える損害は最低限に留めること，そしてその効果と損害との均衡がとられていることなどが挙げられる。しかしながら，インフルエンザなどの感染症はその拡大のスピードは速く，十分な科学的根拠を待って対策を実施することは非現実的である。つまり，実施される感染症対策は常に科学的に不確実なものとならざるを得ない。そのため，対策の実施後に当該対策の妥当性を検証する作業をはじめ，どういった根拠とまた過程を経て当該対策が実施されたのかその過程を公的に検証可能にする「透明性」の確保など，「公的な正当化」の過程が重要である。また，隔離などの対象となった個人は，感染拡大防止という社会的な利益の保護に寄与したがゆえに，隔離などによって生じた損害を公的に補償されるべきという議論もある[*2]。

②ワクチンなど薬剤を用いた対策

　ワクチンは個人的な感染予防という意味もあるが，集団の感染予防を意図したものでもある。ある集団内に感染症の免疫を持つ割合が一定程度維持されると，感染が発生してもその拡大が抑制されるというもので「集団免疫」と呼ばれている。

　ワクチンの接種が公衆衛生の観点から倫理的な問題となるのは，まずはこの「集団免疫」の形成と個人の負うリスクとの関係である。ワクチンはごく少数とはいえ接種により副反応が生じ，場合によっては死に至るケースもある。つまり，感染拡大予防という社会防衛のために，個人が損害を負い犠牲になることがありうる。ワクチン接種を国民に義務化するべきか，それとも勧奨で足りるのか，また勧奨するとは言えどれほどの重要性に位置づけるのか，科学的な議論のみならず倫理的な検討が必要である。

　また「ただのり（フリーライド）」の問題がある。集団内で一定の免疫水準が維持されればそれで集団免疫は形成される。必ずしも全員が接種しなくてもよい。そうするとワクチンを接種した人とワクチン接種を断る人との間に不均衡が生じる。一方に副反応のリスクを引き受けつつ集団免疫の形成に寄与する人がおり，他方で副反応のリスクを避けつつも集団免疫の恩恵を受ける人が出てくることになる。このようなリスク配分の不均衡を生じさせてよいか否かということも倫理的な課題として議論されている。

　ワクチン接種やインフルエンザの特効薬など治療用薬剤については，数が限

られている場合，誰に優先的に配分するべきかという問題もある。

2）ヘルス・プロモーション（健康増進）

　日本を含む多くの社会福祉国家は，慢性疾患の増加と人口の高齢化など医療費の公的負担増に対応するため，1970年ごろよりヘルス・プロモーションに力を入れ始め，人々がより健康的な行動がとれるようにさまざまな取り組みを実施し始めた。それまでの感染予防中心の公衆衛生から，ヘルス・プロモーションにより力点をおくようになったことで「新公衆衛生運動」と呼ばれる。1974年，カナダのラロンド・レポートを皮切りに，その後オタワ憲章などヘルス・プロモーションに関する提言がWHOのイニシアティブのもと提示された。

　「新公衆衛生運動」としてのヘルス・プロモーションの施策は，疫学に基づく「数値目標」の設定を一つの特徴としている。すなわち，国民の慢性疾患の罹患率を下げるために，国家が血圧など身体の状態を示す数値の適正な値を定め（数値そのものは関係学会などによって提示されることもある），健康診断などで国民の健康状態をモニタリングしながら，なるべく多くの国民が適正な数値に収まるよう，摂取する食物や運動量などの数値目標を設定し，国民の生活に介入する施策を始めたのである。

表3　日本におけるヘルス・プロモーションの主な歩み

1978年	第一次国民健康づくり運動
2000年	第三次国民健康づくり運動：健康日本21（数値目標の設定）
2002年	健康増進法（健康増進を国民の責務に位置づける）
2008年	「メタボリック・シンドローム」特定健康診査・特定保健指導の対象に（医療制度改革の一環）
2012年	第二次健康日本21（健康寿命の延伸・健康格差対策など）

　健康であることは，多くの人が望むことであるだろう。またヘルス・プロモーションの施策の主なものは，環境整備と個々人の行動をより「健康的なもの」へと変容するよう働きかけることに留まり，強制的な措置は多くない。

　しかしながら，感染症対策にみられるような明確な個人の諸利益との衝突は見えにくいとしても，社会と個人の生活全般への介入という，より広範囲でかつ長期的な施策を展開することによる影響は注意を向けるべき問題であるだろう。

① リスクについて

　ヘルス・プロモーションの施策は，まず，どのような環境及び行動が健康を
脅かす「リスク」であるのかということを特定し，それをもとに，そのリスク
の低減あるいは回避を目指して行われる。

　しかしながら，何が健康を脅かす「リスク」であり，そして公衆衛生の対策
を要するものとみなすかということは，単に疫学など科学的データにのみ基づ
いて設定されるものではなく，何らかの価値選択などに基づいてなされる。生
活のあらゆる場面に疾病や怪我につながる要因はある。そのなかで，例えばな
ぜ喫煙を特に対策を必要とする健康リスクと位置づけるのか，疫学的根拠のみ
で自動的にその優先順位が特定される訳ではない。

　健康リスクとしてモニタリングの対象とされているものに血圧が挙げられる
が，その適正とされる数値も必ずしも科学的根拠のみによって自動的に決まる
訳ではなく，その恣意性は以前より高血圧を専門とする研究者自身によっても
指摘されている[*3]。また，健康日本21などで示される適正値に国民を誘うこ
との根拠は，全人口の疾病罹患リスクの低減が目的である。少しばかりの血圧
の数値の低下は，全人口の疾病罹患リスクを低下させるとしても，個人には特
に利益はないとも言われている[*4]。

　これらのリスクやその回避のための数値目標の設定は，厚生労働省という公
的な機関で議事録を公開されながらすすめられてはいる。しかし，医科学や疫
学などを根拠にすすめられるリスクや数値目標の設定過程は，それらが人々の
生活の多くの場面に影響を与えるものであることを考えれば，公衆衛生の倫理
として求められる「透明性」や「公的な正当化」といった要件を満たしている
か否か，議論の余地があるだろう。

② スティグマ化と「犠牲者非難（victim-blaming）」

　喫煙場所がここ20年ほどでドラスティックに限定されてきたことは誰もが
気づくところであるだろう。企業の中には，喫煙していないことを入社の条件
としているところまででてきているという。メタボリック・シンドロームの広
がりは，「太っている」ということをもってそのまま健康問題を抱えている人
というまなざしを生み出す。

　このように，国民全体へのヘルス・プロモーションの推奨は，その目標に合
致しないとされる人々を「健康問題を抱える人々」として可視化する。国家が
主導するヘルス・プロモーションの施策は多くの場合強制的な措置ではないが，

国民全体の周知を目指すがゆえに広範囲かつ持続的にすすめられる。こうした過程で，ヘルス・プロモーションの動きから外れているとされる人々がスティグマ化される可能性もある。

　また，オタワ憲章などに代表されるヘルス・プロモーションの理念は，本来，健康的な生活や行動は，個人の選択のみの問題ではなく，環境によって左右されることをもって環境への介入をその主旨としていた。しかしながら，「生活習慣病」という名称からイメージされるように，慢性疾患などの疾病罹患は個々人の生活習慣に起因するものとして，疾病罹患の責めを個人に帰するまなざしは根強い。健康増進法の第2条では，健康の増進に努めることが国民の責務であるとされている。このような考え方に基づけば，「不健康」な生活を送ることで疾病に罹患することは，医療費という形で公的な負担をかけることになり，ひいては国民としての責務を怠っていることになる，という見方を生み出しうる。このような見方に対し，疾病罹患という形ですでに病に苦しんでいるにもかかわらず，さらにその罹患の責めを加えることを「犠牲者非難（victim-blaming）」であると指摘する議論もある[*5]。先に言及した健康格差に関する議論のように，個々人の生活様式や行動がかなりの程度，社会や環境に左右され，社会・経済的に不利な立場にいる人はより疾病罹患のリスクが大きいとすれば，疾病罹患の責任を個人にのみ帰する犠牲者非難や「自己責任」の考え方は，その人が置かれている社会・経済的な不利益を考慮していない不公正な見方であるという指摘もある。また，犠牲者非難のまなざしは，国家による環境整備の責務を隠蔽する可能性もある。

③「ヘルシズム」の懸念

　では，環境整備にいそしむ管理責任国家のあり方には注意するべき課題はないのか。環境整備は個人の行動を直接規制してはいないが，事実上行動の選択を限定する働きを持つ。知らぬ間に，環境ごと個人の行動が一定のものになるよう統制される可能性もある。

　健康であることを何より至上の価値と位置づけ，その価値のもとに国民の生活様式を統制するような動きを「ヘルシズム」と呼ぶことがある。ヘルシズムに基づき環境整備が進められると，自由主義国家が何よりその価値をおいていたはずの個人の行動の自由が，それが健康的であるか否か（ある意味では医療費という形で国家の負担になるか否か）という基準によって判断され，なるべく健康的であるように環境ごと統制される可能性もある。

　実際，昨今ノーベル経済学賞の受賞などで話題となっている行動経済学に基づき，強制的な手段を取ることなく，個々人をある一定の行為へ誘うように環境を整備するような介入（ナッジ）が模索されている[*6]。個人に選択の自由を残しつつ，集団として一定のアウトカムの向上をもたらすよう介入することから「リバタリアン・パターナリズム」とも呼ばれる。強制的な手段を用いないことから倫理的な問題を回避するものとしても注目されているが，同時に個々人への統制につながることも懸念される。

　もっともヘルシズムと呼ばれるような国民の統制は，いわゆる環境整備という手法をとらなくても実現する可能性はある。自由競争を促進し同時に公的な保障を縮減する新自由主義（ネオリベラリズム）は，「自己責任」という考えをもとに行動のリスクを個人化する。疾病に罹患したときに公的な支援が得られないとなれば，選ぶまでもなく誰もが健康づくりに関心を向けざるを得ない。このように，特に環境整備などをせずとも，一定の健康的とされる行動を個人がとるよう，画一化される可能性もある。

5. まとめ

　健康とは何か，WHO の定義が示唆しているようにそれは個人によって多様であるだろう。また日本国憲法の第 25 条にあるように，健康であることは国民の権利であるとも規定されている。しかしながら，健康日本 21 などで設定された細かな数値目標が健康の基準とされ，健康増進法の第 2 条にあるように，それらの数値目標を達成するようにヘルス・プロモーションにいそしむことが国民の「責務」とされるようになった。国民の幸福追求の権利は，ヘルス・プロモーションを軸に国家の指定する一定の枠に収まるよう行動する義務へとゆるやかに転換しつつあるのかもしれない。

　公衆衛生は，どのような国家および社会を求めるのかということと並行してすすめられる。公衆衛生に関する倫理的な問題を考察するためには，現在の公衆衛生の動きが，どのような社会，国家そして国際社会の形成に寄与しているのか冷静に見つめ，それが本来目指すべきあり方であるのか否か，たえずラディカルに問うことも求められる。

　では，このような公衆衛生の倫理的な課題に，誰がどのように取り組むことが可能であるのか。公衆衛生への公的な参与の可能性を問うことも，公衆衛生

の倫理を考察するうえで不可欠である。

[註]

*1　参考文献 1

*2　L. O. Gostin et al, "Ethical and Legal Challenges Posed by Severe Acute Respiratory Syndrome: Implications for the Control of Severe Infectious Disease Threats"（参考文献 2 所収：261-277）

*3　参考文献 3：87-126.

*4　上島弘嗣：「循環器疾患対策の展開　連載「健康日本 21」と自治体・12」（『公衆衛生』 65（3）：209-213，2001.

*5　M. Minkler "Personal responsibility for health: Contexts and controversies"（参考文献 4 所収：1-22）.

*6　参考文献 10

参考文献

1)　ダニエルズ，N・他（児玉聡監訳）：健康格差と正義　公衆衛生に挑むロールズ哲学. 勁草書房，東京，2008.

2)　Bayer, R. et al: Public Health Ethics. Oxford University Press, 2002.

3)　重田園江：フーコーの穴　統計学と統治の現在. 木鐸社，東京，2003.

4)　Callahan, D. et al: Promoting Healthy Behavior. Georgetown University Press, 2000.

5)　Nuffield Council on Bioethics: Public Health Ethical issues. 2007.
http://www.nuffieldbioethics.org/public-health（2013 年 12 月 9 日にアクセス）

6)　Childress, J.F. et al: Public health ethics: Mapping the terrain. *Journal of Law, Medicine & Ethics* 30: 170-178, 2002.

7)　Holland, S.: Public Health Ethics. Polity Press, 2007.

8)　多々羅浩三・他：公衆衛生―その歴史と現状―. 改訂新版. 日本放送出版協会，東京，2009.

9)　フーコー，M.（小倉孝誠訳）：社会医学の誕生. フーコー・コレクション 6. 筑摩書房，東京，pp.165-200，2006.

10)　セイラー，R・サスティーン，C（遠藤真美訳）：実践行動経済学　健康，富，幸福 への聡明な選択. 日経 BP 社，東京，2009.

第 21 章

医療機関における医療安全への取り組みの現状

任　和子

1. はじめに

　誰しも安全で安心の医療を受けたいと望む。安全性は医療の質の最も根幹をなすものと言える。しかし，医療において，不確実性は避けられない[1]。治療においては予期せぬ合併症が起こったり，医療者が失敗をしたり間違いをすることもある。したがって，医師や看護師，薬剤師など医療者はもちろんのこと，医療現場で働く者すべてが，医療の特性を理解し，患者の安全を最優先させて考える安全文化の構築が重要である。

　ジェームズ・リーズンは，安全文化とは情報に裏付けられた文化であり，それを推進していくためには，報告する文化，公正な文化，柔軟な文化，学習し続ける文化が必要であるといっている[2]。医療安全への取り組みは安全文化を創るための努力である。

　安全の確保においても，患者が中心であることに変わりはない。安全を高めるためにも患者と医療者の対話を深め，患者自身の意思が尊重されることが何より重要である。

　本章では，近年急速に発展した日本における医療安全の取り組みについて概観し，現在，医療機関が取り組んでいる医療安全対策について述べる。

　なお，医療安全に関する重要な用語として，まず「医療事故」と「医療過誤（過失）」がある。これらは法的責任との関連で区別する必要がある（図1）。一方

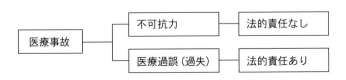

図 1　医療事故と医療過誤

医療機関における医療安全への取り組みを考えるうえではこれらを厳密に区別することよりも，患者の安全を確保するための改善活動として，さらには医療事故防止活動を通じて医療の質を保証することとして，捉えることが重要である。

2. 日本における医療安全への取り組み

1）1999 年の重大な医療事故

　日本において，医療機関における医療安全について，社会的関心が高まるきっかけとなったのは，1999 年に発生した二つの重大事故である。一つは，特定機能病院で起こった肺手術予定患者と心臓手術予定患者を取り違えて手術が行われた患者誤認事故[3] である。もう一つは公立病院で起こった消毒薬の誤注入事故[4] であり，誤注入された患者は死亡した。これらの事故の当事者は刑事責任を追及されることになった。これら 2 つの事例は，大学病院と都立病院という公的病院で起きており，マスコミにも大きく取り上げられ，医療に対する社会的信頼を揺るがすこととなった。その後，2000 年にも特定機能病院で人工呼吸器の加温加湿器へのエタノール誤注入事故があり患者が死亡，さらに内服薬を中心静脈から誤注入し患者が死亡するという事故が続いた。

　図 2 は，1993 ～ 2018 年の「医療事故」及び「医療過誤」の報道件数の推移である。ここに示されているように 1999 年より件数が増えている。このことは 1999 年以降医療事故が増えたと捉えるよりも，医療事故等に報道機関が着目するようになり，病院も社会的責任として医療事故を公表するようになったことによると考える方が自然であろう。

　これらの事故を契機に，日本においては医療安全施策が整備され，各医療機関における医療安全に向けた取り組みが推進されてきた。日本ばかりではなく米国でも 1991 年のハーバード研究[5] によって医療過誤による患者の死亡数が交通事故よりも多いなどというデータが出され，1999 年には米国医学研究所（Institute of Medicine：IOM）が "To Err is Human：building a safer health system"（以下 IOM レポート）を公表した。この報告は世界でも注目され，医療安全に対する関心が高まっていた日本でもすぐに「人は誰でも間違える―より安全な医療システムを目指して」[6] とのタイトルで翻訳出版され，医療界に大きな影響を与えた。

　このタイトルにわかりやすく表現されているように，1999 年の事故を契機に，

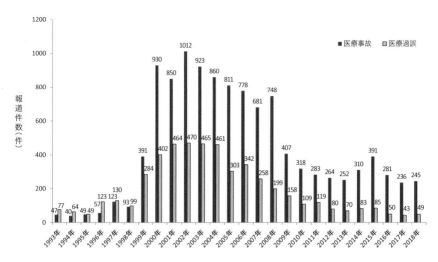

図2 「医療事故」及び「医療過誤」の報道件数の年次推移
「日本経済新聞」「朝日新聞」「毎日新聞」「読売新聞」「産経新聞」の合計値
※日経テレコン（https://t21.nikkei.co.jp/）データベースより
「医療事故」及び「医療過誤」というキーワードで検索，本文のみ

「専門職である医療者が間違えるはずがない，間違ってはならない」から「医療者も間違える」，だからこそ「個人の問題」から「システムの問題」として捉える必要があるという考え方へ，施策も社会の意識も大きく変化したといえよう。

2）1999年以降の医療安全施策の整備

　日本における医療安全施策は1999年の医療事故を契機に急速に整備されてきたものであり，始まったばかりであるといえる。厚生労働省のホームページには「医療安全対策」として，医療安全に関する法令・通知等がまとめられている。これらを参考に，表1に医療安全に関する国の取り組みをまとめた。以下，特記するべき点について解説する。

①「医療安全推進総合対策」報告書（2002年）

　2001年厚生労働省医政局総務課に医療安全推進室が新たに設置され，医療安全対策検討会議がもたれた。ここでは，今後の医療安全対策の目ざすべき方向性と緊急に取り組むべき課題が検討され，「医療安全推進総合対策」報告書が出された。

　この報告書の冒頭には「患者の安全を最優先に考え，その実現を目指す「安

表1　1999年以降の医療安全に関する国の取り組み

厚生労働省　医療安全対策　法令・通知等を参考に作成
http://www.mhlw.go.jp/topics/bukyoku/isei/i-anzen/hourei/

2000年3月	厚生省健康政策局長・医療安全局長連名通知「医療施設における医療事故防止対策の強化について」
2001年3月	患者の安全を守るための医療関係者共同行動（PSA：Patient Safety Action）—2001年を「患者安全推進年」とし，医療安全推進週間制定
2001年4月	厚生労働省医政局総務課に医療安全推進室設置，医療安全対策検討会議が開催される
2002年4月	「医療安全推進総合対策」報告書（医療安全対策検討会議）
2002年8月	医療法施行規則一部改正（病院，有床診療所における安全管理体制の確保について）—安全管理の指針整備・委員会開催・職員研修実施・改善のための方策
2002年10月	医療法施行規則一部改正（特定機能病院における安全管理のための体制の確保）—特定機能病院等に，医療安全管理者・部門・患者相談窓口配置を義務づけ
2002年10月	診療報酬：医療安全管理体制が未整備の病院には，1人1日当たり「入院基本料から10点減算」
2003年12月	厚生労働大臣医療事故対策緊急アピール
2004年9月	医療法施行規則の一部改正（特定機能病院などにおける事故事例の報告に関する事項）—特定機能病院等に医療事故報告を義務づけ
2005年3月	ヒヤリ・ハット事例収集事業の実施：事故の報告及びヒヤリ・ハット事例収集・分析を厚生労働省から受託した日本医療機能評価機構医療事故防止センターが実施
2005年6月	「今後の医療安全対策について」報告書（医療安全対策検討会議）
2006年4月	診療報酬：医療安全管理者の専従配置に対して「医療安全対策加算」
2006年6月	第5次医療法改正　「医療の安全の確保」の項目が第三章として追加
2007年4月	良質な医療を提供する体制の確立を図るための医療法等の一部改正の施行—医薬品安全管理責任者・医療機器安全管理責任者の配置，無床診療所，助産所の医療安全管理体制の整備，都道府県に医療安全管理センター設置を義務づけ
2010年4月	診療報酬：医療安全の専任配置に対しても「医療安全対策加算」
2014年6月	第6次医療法改正「医療の安全の確保」に「医療事故調査制度」が追加
2015年5月	地域における医療及び介護の総合的な確保を推進するための関係法律の整備等に関する法律の一部の施行（医療事故調査制度）—すべての医療機関に予期せぬ死産と死亡事故が生じた場合は医療事故調査・支援センターへ報告することを義務づけ

全文化」が醸成され，医療が安全に提供され，国民から信頼される医療が実現されることを願う」と医療安全対策のビジョンが示されている。また，医療安全対策は「医療政策の最重要課題であり，行政をはじめすべての関係者が積極的に取り組む」ものであり，「医療従事者個人の問題ではなく，医療システム全体の問題」であるという考え方を示している。さらに，医療安全対策が取り組むべき課題として，①医療機関における安全対策，②医薬品・医療機器等にかかわる安全性の向上，③医療安全に関する教育研修，④医療安全を推進するための環境整備等の4つの対策分野が示され　その後の医療安全施策の根幹となっている。

②医療法に定められた医療安全対策

　医療法は，医療施設のあり方の基本を定める法律であり，その開設・管理・整備の方法などが定められている。この法に従って，各医療機関は義務として医療安全対策をすすめている。

　2002年の医療法施行規則一部改正では，病院，有床診療所において，安全管理の指針整備・委員会開催・職員研修実施・改善のための方策を講ずることが義務づけられた。

　2006年6月に公布された第5次医療法改正では，全般に亘って大幅に手が加えられており，医療安全については，第三章として「医療の安全の確保」が新たに追加された（表2）。これにより，2007年4月から，医薬品安全管理責

表2　第5次医療法改正により第三章として追加された「医療の安全の確保」

第六条の九	国並びに都道府県，保健所を設置する市及び特別区は，医療の安全に関する情報の提供，研修の実施，意識の啓発その他の医療の安全の確保に関し必要な措置を講ずるよう努めなければならない。
第六条の十	病院，診療所又は助産所の管理者は，厚生労働省令で定めるところにより，医療の安全を確保するための指針の策定，従業者に対する研修の実施その他の当該病院，診療所又は助産所における医療の安全を確保するための措置を講じなければならない。
第六条の十一	都道府県，保健所を設置する市及び特別区（以下この条及び次条において「都道府県等」という。）は，第六条の九に規定する措置を講ずるため，次に掲げる事務を実施する施設（以下「医療安全支援センター」という。）を設けるよう努めなければならない。
第六条の十二	国は，医療安全支援センターにおける事務の適切な実施に資するため，都道府県等に対し，医療の安全に関する情報の提供を行うほか，医療安全支援センターの運営に関し必要な助言その他の援助を行うものとする。

任者・医療機器安全管理責任者の配置が義務づけられた。さらに，すでに病院や診療所に義務づけられてきた安全管理の指針整備等の安全管理体制の確保について，入院施設をもたない診療所や助産所にも対象が拡大された。例えば，病院には必ず安全管理指針や院内感染対策指針等の各種規定やマニュアルが整備され，医療安全に関する職員研修会が実施されているが，これらは医療法によって規定されているものである。

　2014年の第6次医療法改正により，2015年10月から「医療事故調査制度」が始まった。これにより，助産所を含めたすべての医療機関の管理者に，予期せぬ死産と死亡事故が生じた場合は民間の第三者機関（医療事故調査・支援センター）への報告が義務づけられた。医療事故調査制度は，医療機関の管理者が予期できなかった死産や死亡医療事故が発生した場合に，医療機関において院内調査を行いその調査報告を医療事故調査・支援センターが収集・分析し，それを多くの医療機関にフィードバックすることで再発防止につなげる仕組みである。院内調査をする場合には外部委員が加わることになっており，その結果に不服であれば，遺族であっても医療機関であっても，医療事故調査・支援センターに第三者調査を依頼できる。このように第三者を入れた院内調査は行われ遺族に報告する制度が始まり，遺族が死因を詳細に知ることができるようになったことも大きな進歩である。

③診療報酬制度と医療安全

　診療報酬とは，保険診療における医療サービスの公定価格のことである。医療機関は，提供した医療について，保険者から支払いを受けるために診療報酬で決められた要件に沿って医療提供体制を整える。診療報酬要件に医療安全に関することを含めることで，医療安全対策を組織的に推進するための制度設計を推進することができる。

　表2に示したように，診療報酬については2002年に「医療安全管理体制が未整備の病院には，患者1人1日当たり入院基本料から10点減算」することとなった。10点は金額に換算すると100円である。例えば1日100人が入院している病院では，1日10,000円，1か月で約30万円の減収となる。これを防ぐためにも病院は医療安全管理体制を推進することとなった。

　さらに，2006年には，医療安全対策に係わる専門の教育を受けた看護師，薬剤師等を医療安全管理者として専従で配置している医療機関に対しては，患者の1回の入院につき50点の加算が付く「医療安全対策加算」が新設された。専

従というのは他の業務には従事せず，医療安全対策のみに従事するので，医療安全管理者の職務に専念できる。この診療報酬改定によって多くの病院が医療安全管理者を専従で配置するようになった。2010年には，専従配置には患者の1回の入院につき50点が85点になるとともに，新たに専任配置にも35点加算されるようになり，より一層，医療機関に医療安全対策が整備された。

3. 医療機関における医療安全への取り組み

　前述したように，1999年の医療事故以降，医療安全対策が整備されてきた。ここでは，これらが各医療機関でどのように運用され，医療安全を確保しているかについて，医療安全管理体制，報告制度について述べる。

1）医療安全管理体制

①基本理念

　医療法にも規定されているように，すべての医療機関に医療安全の取り組みが求められている。多くの病院は，医療機関の理念に医療安全を盛り込み，医療安全に関する基本方針を示し，広く公表している。例えば，京都大学医学部附属病院では，病院の基本理念の一番に，「患者中心の開かれた病院として，安全で質の高い医療を提供する」と掲げられている[7]。これらは病院の至るところに掲げられており，職員の名札やポケットに入るサイズの医療安全マニュアル等にも記載されている。

　これらに従って，各病棟や薬剤部門，リハビリテーション部門などは，自部署の方針や年度目標等に医療安全を盛り込んで，一人ひとりの行動にも反映させている。

②医療安全の組織体制

　図3に，日本看護協会のテキストから[8]，病院体制図の例を示した。

　大学病院などの特定機能病院や規模の大きな病院では，病院長のもとに，医療安全管理室を設置し，専従の職員を複数配置していることが多い。規模の小さな病院では，専従の職員が一人であったり，あるいは他部署と兼務していることもある。

　前述したように第5次医療法改正により，医療機関には医療安全管理責任者，感染管理責任者，医薬品安全管理責任者，医療機器安全管理責任者の配置が義務づけられているため，これらの配置は必須である。感染管理について，この病

院体制図には見当たらないが，感染対策は別の体制を整備していることが多い。

　医療安全管理責任者は医療安全を担当する副院長，医薬品安全管理責任者は薬剤部長，医療機器安全管理者は臨床工学技士を統括する部門の長があたることが多く，連携して医療安全対策がとられる仕組みになっている。また，医療

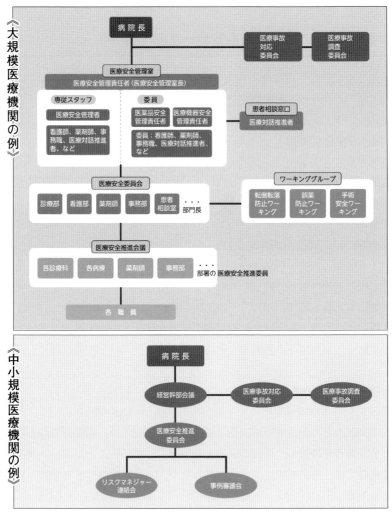

図3　病院体制図の例
日本看護協会　医療安全推進のための標準テキスト p.11
http://www.nurse.or.jp/nursing/practice/anzen/pdf/2013/text.pdf

安全委員会は診療部長や看護部長, 薬剤部長などの各部門の責任者で構成され, 組織横断的に対応を協議し決定できるようになっている。

　医療安全委員会の下部には「医療安全推進会議」が設けられている。これは各病棟や部署でリスクマネージャーやセイフティマネージャーと呼ばれる役割を担う者が集まる会議とイメージするとよいであろう。現場で起こっている問題を話し合って抽出したり, 病院から出される指針やマニュアルを伝達したりする場ともなる。このように, 多職種での横のつながりと, 現場と管理のラインによる縦のつながりによって, 問題解決していく仕組みがとられている。

　今後はより一層, 現場の意見や問題意識ができるだけ早く正確に医療安全管理責任者に伝わり, 予防の段階から有効な対策がとられるような関係づくりや仕組みづくりが求められよう。

　なお, この図3に示されているように, 医療事故対応の委員会は医療安全委員会とは別に設置されていることが多い。発生した医療事故に対する対応やその後の医療事故調査のような事後処理は別になっているのである。

2）報告制度

　国や医療機関が医療安全対策を行うために情報を収集・分析する報告システムとして,「インシデントレポート」や「ヒヤリ・ハット事例」,「アクシデントレポート」という用語が使われる。「ヒヤリ・ハット事例」は事故にはいたらなかったが, ヒヤリとしたりハッとしたりした事例, あるいはニアミスのことを指す。「インシデントレポート」はこのような「ヒヤリ・ハット事例」の報告書として用いられ, 実際の事故に至った場合の報告書として「アクシデントレポート」という用語が使われることが多い。しかし, 現場では「インシデントレポート」としてニアミスも事故も含んで使うことも多い。分類することよりも, どんなことでもすぐに誰でも報告できる仕組みが機能していることが重要である。

　国の取り組みとして, 医療事故調査制度により予期せぬ死産や死亡事故が報告されるようになった。現在, 医療事故調査・支援センターを受託している日本医療安全調査機構は, 報告事例から「入院中に発生した転倒・転落による頭部外傷に係る死亡事例の分析」などを再発防止策として提言し公開している[9]。また, 厚生労働省は日本医療機能評価機構に委託し, 医療事故収集事業を行っている。それら事例から, 警鐘事例として「禁忌薬剤の投与」や「移動時のドレーン・チューブ類の偶発的な抜去」などが医療安全情報として医療機関に

タイムリーに提供されている[10]。さらに独立行政法人医薬品医療機器総合機構（PMDA；Pharmaceuticals and Medical Devices Agency）は，医薬品や医療機器などの市販後の安全性に関する情報の収集，分析，提供を行っており，PMDA医療安全情報として「一般名類似による薬剤取り違えについて」などの情報を公開している[11]。

　各病院でも，名称はさまざまであるが，例えば「インシデントレポート報告システム」として，患者の事例を共有し，そこから改善する仕組みを作っている。報告することで，組織として対応が可能になるとともに，事例の集積により詳細な分析が可能になりより効果的な対策が実施できる。冒頭に述べたように，報告することは安全文化を創ることでもある。報告した人やミスをした人の責任追及ではなく，システムを改善するための報告制度を創り上げることが重要である。

4. おわりに

　本章では日本において，1999 年以降，医療事故が「個人の問題」から「システムの問題」としてとらえられるように変化してきた状況を医療安全施策の整備を中心に述べた。

　医療安全の確保のためには，患者やその家族を中心に医療の専門家ばかりではなく，さまざまな人々が対話をし，みんなで安全文化を創り上げることが求められる。

参考文献

1) 中川米造：医学の不確実性．日本評論社，東京，1996.

2) ジェームズ・リーズン著，（塩見弘監訳・高野 研一・他訳：「組織事故」．日科技日科技連出版社，東京，1999.

3) 横浜市立大学医学部附属病院の医療事故に関する事故調査委員会報告書（平成 11 年 3 月）http://www.yokohama-cu.ac.jp/kaikaku/bk2/bk21.html

4) 都立広尾病院の医療事故に関する報告書 —— 検証と提言 —— （平成 11 年 8 月）http://www.byouin.metro.tokyo.jp/hokoku/hokoku/documents/hiroojiko.pdf

5) Brennan, T.A. et al: Incidence of adverse events and negligence in hospitalized patients. Results of the Harvard Medical Practice Study I. *NEJM* 324(6): 370-376, 1991.

6) L. コーン・他・米国医療の質委員会／医学研究所，編著．医学ジャーナリスト協会，訳：人は誰でも間違える —— より安全な医療システムを目指して．日本評論社，東京，2000.

7) 京都大学医学部附属病院　http://www.kuhp.kyoto-u.ac.jp/

8) 公益社団法人日本看護協会：医療安全推進のためのテキスト．http://www.nurse.or.jp/nursing/practice/anzen/pdf/2013/text.pdf

9) 一般社団法人医療事故調査センター　https://www.medsafe.or.jp/

10) 公益社団法人日本医療機能評価機構　事故収集等事業　医療安全情報　http://www.med-safe.jp/contents/info/index.html

11) PMDA 医療安全情報
https://www.pmda.go.jp/safety/info-services/medical-safety-info/0001.html

第 22 章

医療人類学

池田　光穂

1. 生命倫理学と医療人類学の関係

　1960 年代末から 1970 年全般にかけて，先進国では，脳死や臓器移植，インフォームドコンセント，安楽死など，患者の権利や自己決定権などの問題が浮上する。と同時に，これまでの西洋近代医療の過度の生物学中心主義的な見方に対する反省も同時に生まれた。生物学中心主義の医学概念とは，デカルト的二元論における主客の二分割的思考法や機械論的人間観と言われるものである。この時期は，カウンターカルチャーや，エコロジー大衆運動などが派手に行われ，また補完的代替医療（CAM）への期待が生まれたという時代的符合もある。

　もっとも患者の権利や自己決定権に関する議論の嚆矢は，ナチスの戦争犯罪のうちユダヤ人を使った人体実験や精神障害児（者）を餓死や安楽死に至らしめた事件を裁いたニュルンベルク医師裁判（Nürnberger Ärzteprozess,1946-1947）後にできた，ニュールンベルクコードという，患者を被験者にして治療的介入を行う際に必要な倫理的な原則をまとめて示したものである。また，その裁判が結審した直後にパリに参集した世界医師会の第 1 回総会にて，医療倫理の国際的規約（The WMA International Code of Medical Ethics）についての提起がなされ，2 年後の第 3 回ロンドン総会時（1949 年）に採択され，その後，都合 3 度の改定が行われている。今から顧みれば，最初の改定が 1968 年であることも，1960 年代末の近代医療の倫理的転回（ethical turn），つまり医療や福祉にとって倫理遵守が今後不可欠になるであろうという社会状況の転換が，当時あったとみてよい。

　ちなみに，文化人類学の下位領域である医療人類学という学問が北米で提唱されるようになるのも 1960 年代末のこの時期である。医療人類学では，医療という制度を，医師と患者の関係を生み出す環境とみるのではなく，シャーマ

ンや呪術師と病者あるいはクライアントの関係などにみられるように，癒す人（healer）と苦悩する人（sufferer）が出会う人類にとっての共通で普遍的な現象として捉える。またその効能が化学的に同定された物質であり，その作用機序が証明された西洋近代的な医薬品を使う医療が，病人を診ずして，病気を見る要素還元主義の弊害の象徴であるかのように批判された。それらの反省のために，人類文化の中で今日まで続く呪術師や薬草師が行う施術が仔細に観察されて，呪術師やシャーマンなどの治療のエキスパート（専門職）は，苦悩する患者の心理や日常生活までケア全般に配慮しており，西洋近代医療の部分的な医療的事実を扱う医師や看護師とは異なるものであると報告された。

　この時期の生命倫理学は，西洋の先端医療の登場により浮上してきた，実験的医療への患者の参加の権利や人権保護，あるいは専門家がつねにその行為の倫理性を担保できるようにどのように権利用語を考えるべきなのかなど，西洋近代医療の現場を中心にして考えていた（図 a）。他方，同時期の医療人類学の研究の現場，すなわちフィールドの多くは非西洋世界であり，調査対象は施術師，呪術師，シャーマン，薬草師や，そのクライアントつまり病者や苦悩する人たちであった。そのため，21 世紀に入るまでは，臨床人類学や病院の民

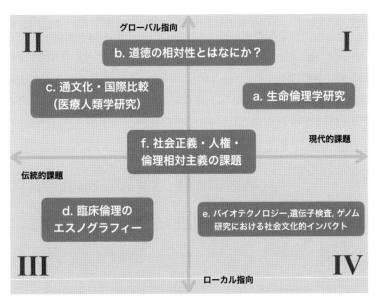

図　「生命倫理学」を医療人類学の立場から研究する

族誌と呼ばれる西洋近代医療の現場研究（図 d）を除いては，西洋近代医療を対象とする医療人類学研究は極めて少なかった。医療人類学の研究対象は非西洋世界で，彼らの道徳的判断ついては，当面脇に置いて，医療システムや疾病観に関する情報収集に専念してきたのだった。つまり生命倫理学と医療人類学は，それぞれ別のフィールドで，それぞれ別の研究テーマに邁進しており，両者の間に対話があったとは言いがたいものであった（図 a と c）。

2. 11 の用語で理解する医療人類学

医療人類学とは，医療と人類学を架橋＝ブリッジする学問である。具体的には，人間の健康や病気に，人間がもつ**文化**や，人間が帰属する社会がどのような影響を与えて，西洋近代医療のみならず，非西洋医学の多様なあり方（＝**多元的医療システム**と言う）があるのかを明らかにすることである。私は，生命倫理学を学ぶ人にとり，医療人類学がどのように役立つのかを解説してみようと思う。欄外の用語を参考にして，医療人類学の研究者が，いま生命倫理学に対して何が言えるのか解説してみよう（太字は囲み記事の中に登場する用語に対応している）。

医療人類学者が研究対象にする医療システムとは，単に西洋近代医療にとどまらず，呪術師や薬草師などが行う伝統医療なども含まれる**医療多元論**の状態が続いている状況である。そこでは多元的医療システムという環境において，人々の**多元的医療行動**が多くみられた。そして，医療人類学が考える医療とは個人の身体の変調から，病者とその家族が被る心理的変調や，それに対処する社会総体の動きに着目した。このような全体論的な医療モデルは，ジョージ・エンゲルにならい「生物－心理－社会モデル」と呼んでいる。

医療人類学者は，その学問的発想を人類学とりわけ文化人類学から大きな影響を受けている。そのため医療人類学者は，しばしば「**文化**」や「**文化の多様性**」という言葉を多用する。**文化**とは，ある社会に属し個人が後天的に学ぶことができるもので，その社会集団の知恵と創造により，伝統的に継承されるもののすべてを言う。その文化に属する人や集団は，その文化を当たり前のものとして受け入れる（＝自然化という）ことができるが，異なる文化に属する人は，それに無関心であったり，時には嫌悪感を覚えたりする。このような感覚を，**文化的感受性**と呼ぶ。

医療人類学：11 の用語

1．医療人類学

　医学と人類学を架橋する学問を医療人類学と呼ぶ。この学問には 3 つの目標がある。それは（1）人間の健康や病気という現象に，その人々が属している文化や社会はどのように関わっているか，（2）過去の人間の健康や病気という現象は今と違っているか。もし違っていたらなぜそうなるのか，共通しているのであれば，その理由はなにか，そして（3）人間の健康や病気を扱う現象は歴史的にも空間的にも異なる文化や歴史で，これまでどれくらい多様であるのか，また，それらの未来はどのようなものか，などという問題関心をもつ。

2．生物－心理－社会モデル

　バイオメディシン（生物医学）が，あまりにも生物学的着想と技術に傾斜しすぎているためにジョージ・エンゲルは 1977 年『サイエンス』誌において「新しい医療モデルの必要性：生物医学への挑戦」という論文を書き，自然科学中心の「疾病」に過度に焦点化した生物医学に対して，《生物－心理－社会モデル》の優位性を強調した。これは，人間は生物学的実体であると同時に，心をもつ個人であり，また帰属する社会や文化にも影響を受けるという全体論的な人間観にもとづく医療・保健の見方である。

3．文化

　文化とは，人間が後天的に学ぶことができ，集団が創造し継承している認識と実践のゆるやかな「体系」ないしは，そう理解できる概念上の構築物のこと。人間の社会的活動，およびその産物とされている。ある文化に属する人および集団は，その社会の文化を当たり前のものとして受け入れることができるが，異なる文化に属する人は，それに無関心であったり，時には嫌悪感を覚えたりする。つまり倫理観や道徳観は，その人の属する社会の文化と関連する。

4．文化的感受性

　保健に関わる専門家の仕事において重要なことは，患者の文化的背景，知識水準や意図を事前に十分に把握し，状況に応じて反応の観察や対話を通して，適切な保健に関わる活動（医療・看護・介護福祉）を柔軟に行うことにある。

5．文化的ステレオタイプ

　相手の文化を深く理解することなく，他者の行動や考え方を一方的に決めつけることを「文化的ステレオタイプ」と呼ぶ。文化的ステレオタイプは，**自文化中心主義**から生まれることが多く，また，異文化・異民族への差別の偏見の原因になるものもある。**自文化中心主義**とは，自分の属している社会の価値や規範を最上のものとみなし，他者の文化を低く見下す態度である。その反対語は，文化相対主義と呼ぶ（→7．倫理的相対主義を参照）

6．多元的医療システム

　世界の医療は西洋近代医療だけでない。西洋近代医療が生まれる前には，西洋でも伝統医療が占める部分が多く，また，家庭菜園などの薬草の伝統は伝統社会のみならず西洋近代社会にも残っている。人びとの病気の治療と健康維持に関わる制度や考え方が複数あり，それが共存していることを多元的医療システム（あるいは**医**

療的多元論）という。また，それらの利用者たちが，複数の医療システムを横断的に使っている（例：西洋近代医療のがん治療を受けている人が，漢方薬や除痛のための鍼治療を受ける）場合，それを**多元的医療行動**と呼ぶ。

7．倫理的相対主義

他者に対して，自己とは異なった存在であることを容認し，自分たちの価値や見解において問われていないことがらを問い直し，他者に対する理解と対話をめざす倫理的態度のことを**倫理的相対主義**と呼ぶ。**倫理的普遍主義**の反対語である。

8．倫理的普遍主義

人間の道徳は単一ないしは限られた原理から導き出せるという立場を**倫理的普遍主義**と呼ぶ。この立場は西洋社会で長く議論されてきたので，異文化や少数派の態度を認めない傾向にあるのでしばしば西洋中心主義と批判される（→9.**西洋倫理学の３つの伝統**）。

9．西洋倫理学の３つの伝統

西洋倫理学には大きく分けて３つの伝統がある。まず，（i）その人が持っている徳という属性で判断して，どのようなタイプのものが，徳があるつまり人の道（＝倫理）に適っていると判断する「**徳の倫理学**」（アリストテレス）。（ii）自分の行為の原則が，つねに誰もが従うべき普遍的原則として妥当しうるように，行為しなさいという「**義務論**」（カント）。（iii）ある行為が正しく望ましいと言えるのは，その行為の結果が生み出す効用（＝有用性）によって決まるのだという「**功利主義の倫理学**」（ベンサム）である。1970年代にはじまる生命倫理学は，このような論理から入る倫理をいったん棚上げする。そして，脳死や臓器移植，インフォームドコンセント，安楽死など具体的な問題から倫理を考えた。そのような発想法の展開を「**経験的転回**（empirical turn）」と言われる。

10．医療人類学者が考える相対的倫理

医療人類学者は倫理的相対主義（→7.）の立場に立ち，自分が調査している異文化の社会の基準に合わせて文化現象を描こうとする。ただし，完全に相手の文化に合わせるがあまり，自分の文化を忘れるというものではなく，最終的に自分のもつ文化との距離や乖離に自覚的になり，読者（第三者）に説明する責務を貫くことを理想的な態度とする。したがって，医療人類学者が描く，人々の倫理や道徳は，西洋倫理学の伝統のように合理的推論や思考実験よりも，経験的調査（→11.）にもとづく事例の分析や解説を通して**倫理的相対主義**を通して描かれることが多い。

11．質的調査法

医療人類学者の研究は，量的な研究よりも，訪問調査による**インタビュー**や，長期の住み込み調査による参与観察による質的研究の比重が高い。それらの調査をとおして，人々の生活や制度などの全般的な記述すなわち**エスノグラフィー**（民族誌）を書くことができるのは，質的調査法を駆使したフィールドノートや録音や録画記録を手がかりにすることができるからである。

　さて，医療人類学者は，自分がもつ文化的感受性に対してどうしても盲目的になりがちであり，自分の文化をもっとも価値が高いと考えたり（＝**自文化中心主義**），他者の文化を見下したり，自分たちのそれとは全く異なるものとして平板にかつ過度に対比的に考える。そのような態度を**文化的ステレオタイプ**と呼ぶ。その偏見からなんとか自由になろうと，医療人類学者は，自分たちが研究対象にする社会に対して，公平無私な態度で接近しようとする。そのような態度を，**倫理的相対主義**をとるという。文化人類学ではこの相対主義を文化の優劣という考え方を捨てるという意味で，文化相対主義とも呼び習わしてきた。医療人類学者は，経験主義的な方法（例えば，**質的調査法**）を駆使して，世界の医療的な実践を幅広くとり，そこにみられる倫理的ジレンマや葛藤などを調査することを通して，世界の人々に倫理概念の相対性（**相対的倫理**）について，考えることを訴えている。

　他方，生命倫理学は，地球上のどこでも倫理原則が通用するように，その学問の概念を鍛えてきた。それを**倫理的普遍主義**と呼ぶ。もし仮に北半球と南半球で，医療や保健の価値の重みや人権擁護の手続きが異なれば，その普遍原則が揺らぐからである。もっとも現実には，伝統医療にも地域差があるように西洋近代医療制度とりわけ保険医療制度は明らかに国別の違いがある。生命倫理学は，国別の違いを超えて，そこに普遍的な共通原則を導くように考えるのである。倫理的普遍主義は，西洋倫理学的伝統により育まれてきたので，倫理原則といっても西洋起源であり，それが全地球的に合意が得られているものではないという限界はある。しかしながら，それら（**徳の倫理学，義務論，功利主義の倫理学**）をまず学ぶことを通して，現在の全世界の生命倫理学者は，互いにコミュニケーションを開始している。

3. グローバル／ローカル指向と現代的／伝統的課題の四象限で，人々の病いを理解する

　本章の冒頭で，1960年代末から1970年全般にかけて生命倫理学と医療人類学がそれぞれ独自に急速に勢力を伸ばしてきたことを示した。さて，それが1990年代中期以降，この20数年間で，医療人類学はそれまでの伝統的なテーマ群から，より現代的な課題にむけて，生命倫理学が扱うようなテーマにも介入してきた，生命倫理学のほうも，倫理概念の相対性について，医療人類学者

が報告する呪術や心霊治療などに関心をもち，何が個人の自己決定権の問題で取り扱われるのか，人権概念はどこまで普遍的なのか，などについて意見や議論を医療人類学者と交換するようになった。それは，生命倫理学のテーマを深掘りするだけでなく，生命倫理学がもっている学問的前提を問い直したりするような内在的な批判を，両方の学問分野がもつようになったとも言える。先に紹介したが，ここで冒頭の，図にあるようにグローバル指向とローカル指向の縦軸と，現代的課題と伝統的課題の横軸の2X2で表現される四象限の中で整理することができるので，ここで整理し，解説してみよう。

まず先に述べたように，生命倫理学の出発点は，西洋世界の現代的課題を，医療技術の進歩とそれに苛まれる当事者たちの普遍的問題の解決を模索することからはじまった（図a）。他方，同時期に出発した医療人類学は，非西洋すなわち伝統社会の医療システムや職能（呪術師など）や病者の関係についての，通文化比較や国際比較を報告するようになった（図c）。ところが，1992年の国連地球サミット（環境と開発に関する国際連合会議）で「環境と開発に関するリオ宣言」が採択されて以降，世界の共通の開発目標において，持続可能な継続的努力が必要だという認識が掲げられるようになった。この時期には「地球変動に関する国際連合枠組条約（UNFCCC）」も締結され，2015年からは「持続可能な開発のための2030アジェンダ」が採択され，持続的な開発目標（SDGs）という17のグローバル目標と169のターゲットが掲げられるようになった。

人々が，生物多様性を尊重し，持続可能な自然資源を活用しつつも保全し，快適で健康な生活を持続的に続けていくためには，人々が貧困と飢餓からの不安から解放され，公正で質の高い教育を永続的に続けることができ，ジェンダー平等の原則のもとで女性の権利と能力の機能強化を行われ，安定した雇用のもとで，健全な生活と福祉を促進することの重要性が謳われているのである。このためには，生命倫理学と医療人類学は，人々の文化や社会の違いにおいて倫理や道徳に相対性があるという事実を確認するだけでなく，どのようにして，文化間の対話を通して，倫理に関する対話を進めてゆくことができるか検討する必要がある（図b）。

また，医療人類学者たちがこれまで手がけてきたを現代社会における臨床倫理のエスノグラフィー（民族誌記述）の知見が，世界の生命倫理学を勉強する研究者や市民にひろく報告される必要が生じてきた。なぜなら，人々が国際疾病分類11版（ICD-11）などにより共通した病名の診断のもとで，さまざまな

病いの経験をしているが，その文化や社会による違い，あるいは社会階層や，経済的条件による，人々の病いに関する語りの多様性に関する情報は研究者や研究機関などに独占されている。これからの病者や病者の家族たちは，医療者と協力して病いと「共に付き合い」またそれを克服してゆく必要があり，同じ悩みを抱える人たちの情報にアクセスすることが，大いに助けになるからである（図d）。

　同様に，生命倫理学は，バイオテクノロジー，遺伝子検査，ゲノム研究，最近は，サイボーグ化による心身のエンハンスメント，神経倫理学，ロボット倫理学など，新しい医療技術の発達や導入にともなう，人間の倫理概念の混乱について，その位相を整理し，ガイドラインを提唱することを通して，新技術とつきあうことなどを提案してきた（図e）。もちろん，医療人類学が明らかにしてきたように，人間とは，家族・共同体・地方・国家などのローカルからミドルレンジの社会的文脈の中で生活している保守的な動物である。生命倫理学者も研究対象の人びとと同様に，新医療技術の展開や導入に，当惑や混乱，そして新たな付き合い方を模索している。もちろん，専門の論文を読むことを通して非専門家以上の視野を持てるような努力をもしている。また，医療人類学者よろしく，生命倫理学者も頭だけで考えるだけでなく，事態の経過に関する報告を読んだり，自らインタビューや参与観察などの質的調査法を駆使したりして，それらの事実関係をより明確にするように心がけている。

　半世紀にわたる生命倫理学と医療人類学の誕生から，それらの関係の変化を通して，生命倫理とともに歩んできた医療人類学は，その最後に残された課題として，医療人類学がこれまで強調して止まなかった道徳概念の多様性にもとづく「相対性」のアイディアを生命倫理学に対してぶつける必要が生じている。その理由は，生命倫理学が近年その傾向を強くしている道徳概念の「普遍化・一般化」の傾向に対して，一定の歯止めをかけることでもある。医療や福祉の進歩を通しての全地球的な社会正義の実現とはなにか。このような人権概念が西洋近代社会で生まれて久しいのに，西洋社会のなかでも医療の現場では人権への配慮の欠如が起こるのか，そして，倫理的相対主義はどこまで可能なのか，という課題が，十分に解明されたとは言えないのではないか（図f）。

　その意味でも，生命倫理学者は現在以上に医療人類学者たちが今どのように考えているのかについて知る必要がある。もちろん，医療人類学たちにも，海外の，異文化の，あるいは歴史的に遠くの社会を，文化相対的に研究するばか

りでなく，自分たちの足元の社会で，生命倫理にまつわる事象がどのように展開しているのかについて，観察考察し，生命倫理学者たちに対話を求めてゆく必要がある。

追記

　およそ半世紀にわたる生命倫理学と医療人類学の誕生から，関係の変化を振り返ると，医療人類学と生命倫理学の関係は，私がこの教科書の第3版まで，それらの「医療人類学」の項目に記載してきたこと（特に「4. 生命倫理学への医療人類学の貢献」）に引き続くもののように思われる。関心のある学生や教員は，ぜひとも旧版の「医療人類学」（実質的に，その学問の考え方の入門になっている）の項目を参考にしていただきたい。

参考文献

1) ヘルマン，C.（辻内琢也・他訳）：ヘルマン医療人類学. 金剛出版，東京，2018.
2) 池田光穂：実践の医療人類学—中央アメリカ・ヘルスケアシステムにおける医療の地政学的展開. 世界思想社，京都，2001.
3) 池田光穂・他編：医療人類学のレッスン—病いをめぐる文化を探る. 学陽書房，東京，2007.
4) 池田光穂：看護人類学入門. 文化書房博文社，東京，2010.
5) クラインマン，A.（江口重幸・他訳）：病いの語り—慢性の病いをめぐる臨床人類学. 誠信書房，東京，1996.
6) 波平恵美子：医療人類学入門. 朝日新聞社，東京，1994.
7) ハルドン，A・他（石川信克・他訳）：保健と医療の人類学—調査研究の手引き. 世界思想社，京都，2004.
8) マッケロイ，A・他（丸井英二・他訳）：医療人類学—世界の保健問題を解き明かす. 大修館書店，東京，1995.
9) マーフィー，R.（辻信一訳）：ボディ・サイレント. 平凡社，東京，2006.
10) Marshall, P, B. Koenig: IX. Anthropology of Bioethics, *Bioethics*, B. Jennings (editor in chief), 4th ed., Vol. 1, pp.370-381, Springer International, 2014.

第 23 章

医療とジェンダー

根村　直美

1. はじめに

　ジェンダーという概念の根幹にあるのは，性別や性差，性的欲望・性的行動等，および，それらについての知など，性に関わる事柄を＜社会的に構築されている＞と把握する思考形式である。ジェンダーとは，＜社会構築性＞を根幹においた概念なのである[1]。しかし，＜社会構築性＞を根幹においたこの概念の力点には少しずつ変化が見られる。そこで，本章では，上述のようなジェンダー概念がどのように生まれ，どう展開し，現在ではどのような概念となっているのかをたどるとともに，それぞれのジェンダー概念が医療においてどのような知見を生み出してきたのか，また，生み出しつつあるのかについてまとめてみたいと思う。

2. ジェンダー概念の誕生：マネーやストーラーのジェンダー概念

　ジェンダーは，もともとは文法上の性の分類を示す用語であった。そのジェンダーという語が転用され「社会的・文化的な性」を指すものとして用いられはじめたのは，ジョン・マネーの研究やロバート・ストーラーの研究に遡ることができる[1-3]。

　1950 年代，マネーは，ハンプソン夫妻とともにインターセックス児の研究を行い，76 例の総数のうち 72 例において，性的役割および適応は認知され養育された性別と合致しており，それらが染色体の性別・性腺的に見た性別・内分泌上の性別・内性器の性別・外性器の性別の 1 つあるいはそれ以上と矛盾している場合でもこの関係は変わらないことを見出した[4]。インターセックス児の研究によって，人は「身体の性別（生物学的性別）」とは区別される「心の性別（心理的性別）」を持つことを発見したマネーは，後者にジェンダーとい

う語を当てた[2,3]。マネーにおいては，ジェンダーという語は，男性，あるいは，女性としてのアイデンティティに言及する際に使用されるほか，男性，あるいは，女性としての役割のような社会的側面に言及する際にも使用されており，「生物学的な性」以外の「社会的・文化的な性」を包括的に扱う概念として用いられることとなったのである。

　一方，精神分析学者ストーラーは，「性同一性障害」の患者らの研究について著した 1968 年の著作において[5]，ジェンダーとは，精神的・文化的な内容を持つ語であると説明し，セックスに対応する語が male ／ female（男／女）であるとするなら，ジェンダーに対応するのは，masculine ／ feminine（男らしさ／女らしさ）であるとした。そして，セックスとジェンダーは，おのおの全く独立していると論じたのである。

　これらの研究におけるジェンダー概念は，男性，あるいは，女性としてのアイデンティティ，すなわち，性自認に関する認識を軸にしているが，同時に男女の特性や役割もまた生物学的に決定されないという認識を示すものであった。しかし，性別による権利付与の制限など，性別が社会組織の中でどのように位置づけられ，固定化され，階層化されているかということを分析する視座にまでジェンダー概念を展開させることは，他の学問分野との接合なしにはあり得なかった[1]。また，マネーは，曖昧な外性器を持って生まれた子どもに対し，早期において，ペニスないしペニスのない性器を割り当てるという治療方針を推奨した[3]。この早期の「ジェンダー介入」の見直しもまた，さらなるジェンダー概念の展開を待たなければならなかったのである。

3. ジェンダー概念の展開：＜男性／女性＞間の権力関係を分析するジェンダー概念

　＜男性／女性＞間に生じているミクロ・マクロの権力関係を分析する概念としてジェンダー概念を発展させていったのは，社会学などの学問分野であった[1]。

　1970 年代，社会学者アン・オークレイは，ジェンダーを性役割として定式化し多大な影響を与えた。オークレイは，性役割は，生物学的に決定されていて「自然に」具現化するものではなく，社会が意図的に「男と女を非対称的に」形成した結果生じるものであることを明らかにしようとした[1,6]。

　このような「性差別」や「性支配」の解明の中で発展したジェンダー概念は，

性別カテゴリー間に生じているバイアスに敏感になり，そこにある権力関係に気づくことを意図するものであった[1]。そして，こうしたジェンダー概念の流れは，医療あるいは保健分野の学問や実践の中にある性差別や男性中心主義に対して異議を申し立てるフェミニストたちの動きと連動し，また，そのような動きを押し進めてきたのである。

1970年代から，フェミニズム理論家たちは，近代医学の方法論と学問分野がほとんど女性のニーズに合わない機械的・技術的テクニックに偏向していること（特に，生殖について）や，医学教育には性差別があり，女性の医療従事者に対する差別もあることを指摘するようになった[7]。先に挙げたオークレイのような研究者も，医学や医療では，女性についての価値判断が男性の医者によって行われていることを明らかにしてきた[8]。

一方で，1960年代になり，フェミニストたちは，自助を強調する草の根の女性健康運動を始めた。そして，1973年には「ボストン女の健康の本集団」が『からだ・私たち自身』という本を出版しているが[9]，この本の1984年改訂版の序においては，「この1冊の本の中に，女の健康についてできるだけ多くの情報をつめこむこと」「女たちが，自分自身の健康と生活をよりしっかりと管理し，既存の医療制度に対処し，必要なときにはいつでも改善と改革を求めて戦うことができるよう，その手段を多くの女たちに伝えること」「既存の保健，医療ケア制度の内でも外でも，変革を求めて努力している女たちを支援すること」「健康がぜいたくでなく，権利であるような公正な社会，男女両性間の不平等関係を永続させない社会をつくり出すために働くこと」といった目標が掲げられている[10]。こうした女性健康運動は，男性／女性間の権力関係に関し大胆な理解を示したラディカル・フェミニスト（「女性の抑圧はあらゆる抑圧構造の根源である」と考えるフェミニスト[11]）によって進められたものであった[12]。

他方，1980年代には，キャロル・ギリガンが，従来の道徳発達理論が実は男性の発達プロセスを基準にしているため，女性の発達を十全な形で捉えきれないばかりか，女性の道徳性を男性よりも劣ったものとして切り捨ててきたことを明るみに出した[13]。そして，看護学やフェミニズム理論などにおいて，ギリガンの研究に基づき，ケアの実践に光を当てた「ケアの倫理学」が構想されるという動きも現れた[14,15]。

ところで，こうしたジェンダー概念の系譜は，必ずしも，セックスという生物学的性別に関する認識がどのように構築されるかについての分析には踏み込

んではいない。それゆえ，ジェンダーは社会的に構築されたものであるが，セックスは所与のものという理解を生じさせることにもなった。そして，「人間の性別認識はどこまでがセックスによって決定され，どこまでがジェンダーによって形成されるのか」といった議論を生むことにもなったのである[1]。しかしながら，1980 年代半ばから，このようなセックス／ジェンダーの区分的な把握に対して，セックスという生物学的性別に関する知もまた人間の知の一形態であるということを見えにくくしてしまうことが指摘されるようになった。すなわち，セックスとジェンダーの区分は，かえってセックスという生物学的性別を心理的なもの，あるいは，社会的なものと無関係な基盤であるかのように見せかけ，結局は，＜女性＞や＜男性＞に不変の生物学的実体があるかのように思い込ませてしまうという逆効果をもたらしていることが批判的に検討されるようになったのである[16]。こうして，ジェンダーという概念は，セックスという生物学的性別に関する知の社会構築性をも解明する概念として展開していくことになる。

4. ジェンダー概念の現在：知を再構築するジェンダー概念

　現在人文科学・社会科学において主流となっているのは，＜性別や性差，性的欲望・性的行動等についての知は社会的・文化的に構築されている＞という認識を示すジェンダー概念と言うことができる。ジョーン・スコットが論じるように，ここで言う＜知＞とは，「社会を秩序立てる方法であり，それゆえ社会の組織化に先行するのではなく，社会の組織化と不可分なもの」であり，それ自体が説明を必要とする 1 つの可変的な社会組織に他ならない[17]。そして，そうした＜構築される知＞の中には，セックスというカテゴリーについての知も含まれるようになっている[1, 18-20]。

　＜構築される知＞の中にセックスというカテゴリーについての知が含まれると捉えることは，＜身体＞の物質性の否定を意味するわけではない。そうではなく，それは，＜身体＞の物質的次元の理解もまた，＜言語的に媒介され相互行為を通じて形成される知＞たらざるを得ないという認識を示している。言い換えれば，現在人文科学・社会科学において主流となっているジェンダー概念は，＜身体＞に関する知もまた，われわれの言説システムを離れて成立し得ないという理解を示す概念なのである。

さて，セックスというカテゴリーについての知の構築性を分析するジェンダー概念は，科学史や身体史の分野での研究成果によって鍛えられてきた。例えば，トマス・ラカーは，次のようなセックス観の変遷を明らかにした[19]。古代ローマの医者ガレノスの示したモデルは長い寿命と多大な影響力をもった。古代ギリシアから18世紀までは，ワンセックス・モデル（人間を1種類の基本型に属するものとして，男女の性差を種類ではなく程度の違いと考える思考枠）が信じられ，女性の身体は男性の身体の不完全なバージョンと見なされていたのである。しかし，18世紀には，2つの性別による身体，すなわち，根本的に異なる女性と男性の身体という視点が出現した。この新しい展開によって，以前は同じ名称を有していた器官（精巣と卵巣）は個別の名前を与えられ，かつて命名・分類されていなかった器官（ヴァギナ）が分節化されるようになった。そして，生殖機能からはほど遠い部位，例えば骨格および神経系さえ，女性と男性が区別されるように描かれ始めたのである。ラカーがこうした研究を通じて歴史的根拠に基づき示したかったのは，セックスについて語ろうとすれば，必ずジェンダーについての主張が含まれるということであった。ラカーは，セックスが状況によって左右されることは，ジェンダーや権力をめぐる戦いというコンテクストにおかれて初めて明らかにされると述べた。また，苦痛や不公正がジェンダーに基づくものであり，それがセックスという身体上の記号と結びついているからこそ，セックスの形成について論じることが重要になるのだとも論じた。

このラカーの研究に代表される科学史・身体史の研究成果は，セックスというカテゴリーもまた文化と社会の産物であることを明らかにした。その結果，セックスとジェンダーを区別する考えは勢力を失っていき，現在のジェンダー概念へと発展していったのである。

こうしたジェンダー概念は，インターセックス児の治療をめぐる動きとそれが生み出してきた考えとも呼応しつつある。先述したように，従来のインターセックス児への治療は，マネーの考えに基づき，早期の「ジェンダー介入」がよしとされてきた[3]。しかし，治療を受けた当事者たちが成長するにつれ，その治療に対して疑問が発せられはじめた。例えば，肥大化していたことを理由に陰核の切除を受けた女性や，ペニスが小さかったことにより女性性器を割り当てられ女性として養育された者たちから，怒りや抗議の声が起きてきたのである。これに対して，ミルトン・ダイアモンドは，1990年代後半，様々な性

器の状態は多様性の1つであるとし，曖昧な性器に対しての保存的対処方法を提唱するようになった。針間克己によれば，これらのインターセックスの治療をめぐる動きは，「セックスすなわち身体的性別もまた，ジェンダーすなわち社会的な男性らしさ，女性らしさの反映に過ぎないのではないかとの考え」を生み出してきたのである[3]。

そうしたジェンダー概念は，インターセックス児の新たな治療方針のみならず，「個々人が，彼らの自己定義されたジェンダー・アイデンティティやそれについてのジェンダー表現にのみ基づき，精神的障害や疾病であるとして精神医学的診断や治療にさらされるようなことがあってはならない」[21]といったトランスジェンダー当事者たちの声を尊重する動きをもたらしている。世界保健機関（WHO）が2018年6月に公表した「国際疾病分類」の最新版（ICD-11）では，「性同一性障害」が「精神疾患」からはずされた[22]。ICD-11は2022年に発効する。新たな分類では，「性の健康に関連する状態」の中のGender Incongruence（厚生労働省の仮訳では「性別不合」）という項目に組み込まれた。なお，「同性愛」は，1990年に採択されたICD-10（出版・発表は1993年）においてすでに「精神疾患」からははずされている[23]。

トランスジェンダー当事者たちはまた，精神医学的診断や治療にさらされないことばかりではなく，美容的・化学的・外科的に身体を変える権利や適切で専門的な医療的ケアを受ける権利も主張するようになっている[24]。当事者たちの動きが実現しようとしているのは，あらゆる人々のジェンダーに関する自己定義と表現の自由なのである。

現在人文・社会科学において主流となっており，インターセックスやトランスジェンダーをめぐる議論などでも取り入れられてきたジェンダー概念は，我々の身体が秘める無限の解釈可能性から鍛えられてきたものであると同時に，その無限の解釈可能性を確保していくものである。すなわち，このジェンダー概念は，セックスあるいは＜女性＞＜男性＞というカテゴリーが固定的な指示内容をもち，その固定化された指示内容が硬直した規範として働くことに異議を申し立てることにより，個々人の＜差異＞を個々人のものとして等しく尊重する知の地平を切り開く。そして，そうした知の地平を切り開くことによって，その概念は，医療分野それ自体を含め，社会がこれまでつくり出してきた＜女性＞や＜男性＞のそうあるべき姿に基づき医療というサービスを提供していくのではなく，現実の具体的な個人の意思や関心に基づいて医療を提供して

いくという実践を可能にしてきたのである。

　近年，LGBT（レズビアン，ゲイ，バイセクシュアル，トランスジェンダー）という言葉の認知度が急速に高まっているが，性の多様性に対応するための概念はさらなる広がりを見せている[25]。例えば，二元論的ではない性自認のあり方が注目されるようになったことにともない，「X ジェンダー」という概念が，女性／男性のどちらでもないと自認していることを表すために用いられるようになっている。性的指向に関しては，恋愛感情や性的欲求をもたないことを表す「アセクシュアル」や性別に関係なくあらゆる人に恋愛感情や性的欲求を抱くことを表す「パンセクシュアル」といった概念が使われるようになっている。また，性自認や性的指向が定まっていないことを表す「クエスチョニング」といった概念も生まれている。

　のみならず，自分の体の性に違和感をもたない人を指すために「シスジェンダー」という言葉が使われるようになっている[26]。これは，性的マイノリティを指す言葉のみが存在することが性的マイノリティを当たり前ではないものとしている，と考えられるようになったことによる。こうした状況を受け，異性愛者（ヘテロセクシュアル）やシスジェンダーの人を含む全ての人に対して使用することができる SOGI（Sexual Orientation and Gender Identity）という表現の使用も広がっている[27]。

　ジェンダー概念はこれからも様々な領域の性に関わる知を見直し，それらの知，そして，その知とともにある実践を再構築していく概念として展開していくであろう。もちろん，我々は，こうした知や実践の再構築を拒否することもできる。しかし，そうすることは，＜自然＞か＜文化＞かという議論を繰り返し生み出し続けるだけであろう。医療にとって大事なのは，＜自然＞か＜文化＞かという議論を際限なく繰り返すことなのであろうか。それとも，個々人の＜切なる声＞に耳を傾けることなのであろうか。その答えは明らかではなかろうか。

======= **参考文献** =======

1) 舘かおる：ジェンダー概念の検討．ジェンダー研究第 1 号：pp.81-95，1998.
2) 小倉千加子：セクシュアリティの心理学．有斐閣，2001.
3) 針間克己：新時代のジェンダー概念 —— 男女二極モデルから多様性モデルへ．深津亮他：こころとからだの性科学．星和書店，pp.49-67，2001.
4) ジョン・マネー・他：ある種の基本的性概念に関する研究 —— ヒトの半陰陽につい

て．ジョン・G・ハウエルズ編（大原健士郎・他訳）：家族精神医学 —— 理論篇．岩崎学術出版社，pp.199-217，1970．

5) ロバート・J・ストーラー（桑畑勇吉訳）：性と性別 —— 男らしさと女らしさの発達について．岩崎学術出版社，1973．

6) Ann Oakley: *Sex, Gender and Society*. London：Maurice Temple Smith, 1972.

7) マギー・ハム（木本喜美子・他監訳）：フェミニズム理論辞典．明石書店，pp.136-137，pp.191-192，1999．

8) メアリ・エヴァンス（奥田暁子訳）：現代フェミニスト思想入門．明石書店，pp.39-66，pp.131-159，1998．

9) Boston Women's Health Book Collective: *Our Bodies, Ourselves*: *A Book by and for Women*. New York: Simon & Schuster, 1973.

10) ボストン女の健康の本集団（「からだ・私たち自身」日本語版翻訳グループ訳）：からだ・私たち自身．松香堂，1988．

11) リサ・タトル（渡辺和子監訳）：フェミニズム事典（新版）．明石書店，pp.314-316，1998．

12) ソニア・アンダマール・他（奥田暁子監訳）：現代フェミニズム思想辞典．明石書店，pp.132-134，2000．

13) キャロル・ギリガン（岩男寿美子監訳）：もうひとつの声 —— 男女の道徳観のちがいと女性のアイデンティティ．川島書店，1986．

14) Hilde Lindemann：Feminism. *Bioethics*. 4th edition. Farmington Hills: Gale, pp. 1185-1192, 2014.

15) 根村直美編著：ジェンダーと交差する健康／身体 —— 健康とジェンダーIII．明石書店，2005．

16) ジョーン・W・スコット（荻野美穂訳・解題）：ジェンダー再考．思想 No.898：pp.5-34，1999．

17) ジョーン・W・スコット（荻野美穂訳）：ジェンダーと歴史学（増補新版）．平凡社，2004．

18) リンダ・ニコルソン（荻野美穂訳・解題）：＜ジェンダー＞を解読する．思想 No.853：pp.103-134，1995．

19) トマス・ラカー（高井宏子・他訳）：セックスの発明 —— 性差の観念史と解剖学のアポリア．工作舎，1998．

20) Ellen K. Feder and Edgardo Menvielle: Sexual Identity. *Bioethics*. 4th edition. Farmington Hills: Gale, pp. 2936-2942, 2014.

21) ティモシー・F・マーフィ：ジェンダー・アイデンティティ．生命倫理百科事典翻訳刊行委員会編：生命倫理百科事典．丸善，pp.1219-1224，2007．

22) WHO: ICD-11. https://icd.who.int/. 2018.

23) WHO: *The ICD-10 Classification of Mental and Behavioural Disorders; Diagnostic Criteria for Research*. 1993.

24) Timothy F. Murphy: Gender Identity. *Bioethics*. 4th edition. Farmington Hills: Gale, pp. 1248-1254, 2014.

25) Label X 編著：X ジェンダーって何？―日本における多様な性のあり方．緑風出版，2016.

26) 渡辺大輔：性の多様性ってなんだろう？ 平凡社，2018.

27) 中西絵里：LGBT の現状と課題―性的指向又は性自認に関する差別とその解消への動き．立法と調査：No. 394．pp.3-17，2017.

外国語索引

（外国語と外国語を冠した言葉と頭書が数字の項目のうち主なものをまとめた）

日本語索引

（五十音順に分類した。── は上記の単語を表す）

生命倫理と医療倫理

2004年9月30日　第1版第1刷
2006年9月1日　第1版第3刷
2008年3月5日　第2版第1刷
2011年5月10日　第2版第4刷
2014年3月25日　第3版第1刷
2018年3月25日　第3版第3刷
2020年3月10日　第4版第1刷Ⓒ

2022年2月20日　第4版第2刷

編　集　　伏木信次　FUSHIKI, Shinji
　　　　　樫　則章　KATAGI, Noriaki
　　　　　霜田　求　SHIMODA, Motomu
発行者　　宇山閑文
発行所　　株式会社金芳堂
　　　　　〒606-8425　京都市左京区鹿ヶ谷西寺ノ前町34番地
　　　　　振替　01030-1-15605
　　　　　電話　075-751-1111（代）
　　　　　https://www.kinpodo-pub.co.jp/
印刷・製本　創文堂印刷株式会社

落丁・乱丁本は直接小社へお送りください．お取替え致します．

Printed in Japan
ISBN978-4-7653-1816-7